REGARDS

Collectif d'auteurs sous la bannière de

La fédération « Grandir sans cancer – Antenne Oise »

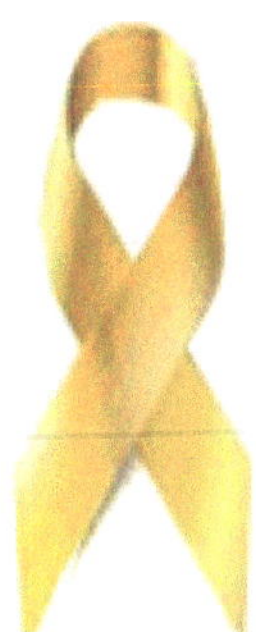

Éditions Les Plumes d'Ocris

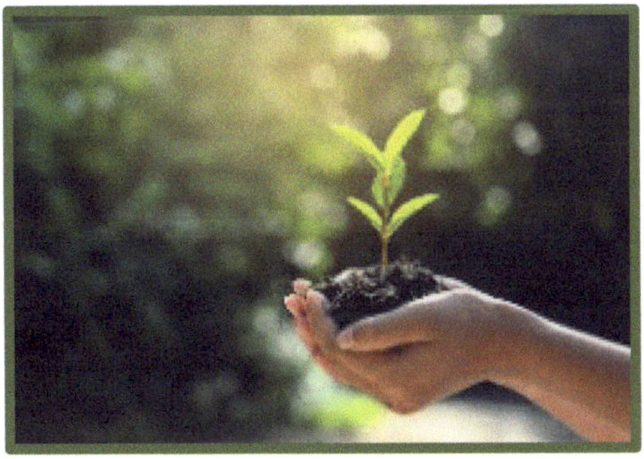

PRÉFACE

« Notre maison brûle et nous regardons ailleurs. »
Jean-Paul Deléage, historien des sciences de l'environnement.

Il faut entendre tous les témoignages recueillis dans ce livre. Les entendre encore plus que les lire. Car plus que des témoignages individuels, c'est un cri collectif qui est lancé : « Nous ne voulons pas que d'autres que nous vivent ce que nous avons vécu », c'est cette expression qui m'a frappé le plus dans les discussions que j'ai pu avoir avec les responsables de la Fédération *Grandir Sans Cancer*. Ce livre est tout sauf une plainte, c'est un appel collectif à agir, un appel à refuser ce qui est présenté comme la fatalité et qui n'est que le trop rapide renoncement à rechercher les causes, mais qui est, surtout, un grand renoncement à agir, sous couvert d'une prétendue rigueur scientifique. La rigueur scientifique, c'est au contraire, se donner les moyens de comprendre ce qui nous échappe. Certainement pas à invoquer la fatalité. Cela ne doit pas, à aucun moment, être prétexte à l'inaction. Car, si on ne sait pas tout, on en sait suffisamment pour agir. Pour les cancers de l'enfant, les études épidémiologiques sont claires, nombreuses, cohérentes, par exemple sur le lien entre pesticides et leucémies, lymphomes et cancers du cerveau. Mais où sont les politiques pour éliminer ces sources ? Le cancer de l'enfant progresse, le diagnostic est posé depuis plusieurs décennies, mais ce n'est pas seulement le cancer, ce sont aussi les maladies infantiles (autisme, asthme, obésité, hyperactivité, troubles du langage…) qui progressent. Toute nouvelle génération débute dans la vie avec un fardeau plus élevé que celui de la précédente. Cela nourrit les maladies de l'adulte qui, elles aussi, progressent… Le mot « épidémie » est utilisé pour décrire cette montée des maladies non transmissibles par l'Organisation Mondiale de la Santé, en Europe depuis 2006, dans le monde depuis 2008. L'assemblée générale de l'ONU a voté des résolutions en ce sens, en 2011 et 2018, mais les politiques de santé en France et dans le monde restent encore axées sur l'ancien paradigme, qui ne s'intéresse à la maladie que lorsqu'elle survient et qui ne s'intéresse pas ou très peu à ce qui se passe avant. **La Santé Environnementale est le parent pauvre de la politique de santé.** La crise de la Covid19 est venue rappeler que cette fragilisation de la société fournit le terreau favorable aux épidémies infectieuses. « Notre maison brûle et on regarde ailleurs », a-t-on pu dire devant l'inaction face au réchauffement climatique. L'expression vaut aussi face à l'inaction devant l'épidémie de maladies chroniques. Ce livre est un appel à la mobilisation citoyenne pour protéger les générations futures. Merci à Laurent, à Marie, à Stéphane et à Stéphanie qui animent la Fédération ***Grandir Sans Cancer,*** merci à toutes celles et tous ceux qui ont rédigé ces témoignages. Agissons ensemble pour que votre appel soit entendu !

André Cicolella

Chimiste toxicologue

Réseau environnement santé

http://www.reseau-environnement-sante.fr/

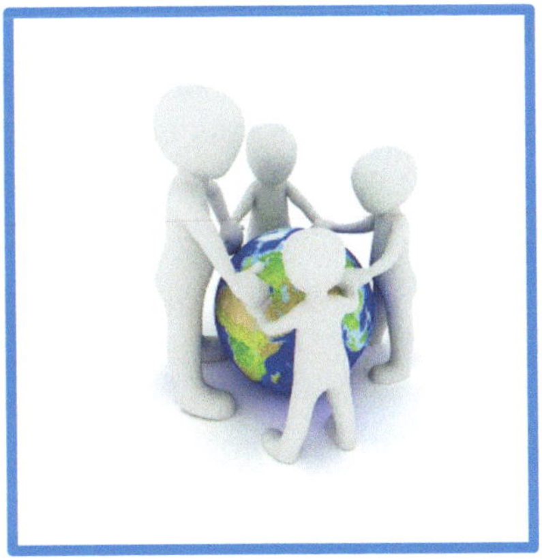

INTRODUCTION

« La résilience, c'est l'Art de naviguer dans les torrents »

Boris Cyrulnik

L'idée de proposer un livre collectif m'est venue en mai 2018, alors que je participais au premier colloque de la fédération ***Grandir Sans Cancer*** à l'Assemblée nationale. Ce projet est resté dans un coin de ma tête jusqu'en février 2020, à l'occasion d'une table ronde sur la thématique de la santé environnementale au XXIe siècle, à nouveau au palais Bourbon. J'ai « tâté le terrain » en parlant de ***REGARDS***, j'avais déjà en tête le nom de l'ouvrage que vous tenez entre les mains. Entre amabilités, intérêt, motivation, j'ai très vite compris que ce projet – que j'ai voulu caritatif – devait être expliqué, cadré, piloté. Naturellement, j'ai endossé le rôle de la locomotive et ai proposé, via les réseaux sociaux, un appel à contribution, au début du mois de juillet 2020. En moins de deux semaines, plus de cinquante familles ont manifesté leur intérêt pour notre noble cause des cancers et maladies graves et incurables des enfants et adolescents. Ce sont finalement 34 familles qui ont participé à ce projet fédérateur dont l'objectif principal est de sensibiliser un maximum de citoyens et de décideurs au sujet de ce fléau qui emporte encore trop d'enfants chaque année. Résolument positifs, les témoignages sont poignants, sincères, emplis de larmes et de joie. Notre « train de la résilience » est désormais sur les rails grâce à notre aiguilleuse en chef et éditrice Hélène Rollinde de Beaumont, qui a cru à ce projet et l'a accepté puis publié sans aucune hésitation en faisant confiance à la locomotive que je suis et aux très nombreux wagons qui constituent le socle, le cœur de cette aventure solidaire.

Laurent Lalo

« Le temps mûrit toutes choses ; par le temps toutes choses viennent en évidence ; le temps est père de la vérité. »

François Rabelais

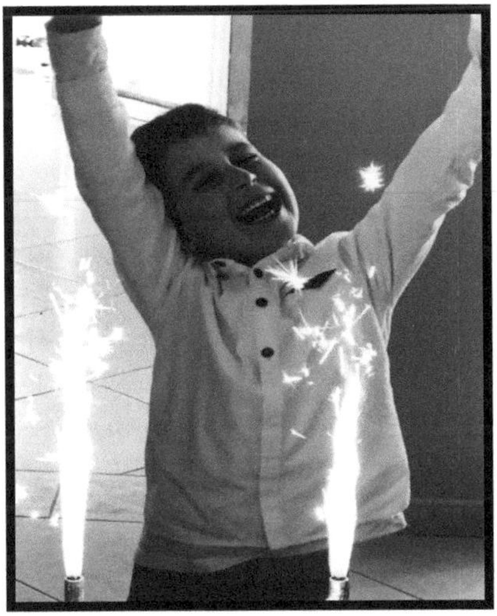

- 1 -
ALBAN

« Les batailles de la vie ne sont pas gagnées par les plus forts mais par ceux qui n'abandonnent jamais ».

Hassan II

Nous sommes le vendredi 11 décembre 2015, une soirée de marché de Noël a lieu dans l'école de nos enfants. Alban est alors en moyenne section, tout juste quatre ans, son grand frère en CP, six ans et bébé frère est encore bien au chaud dans mon ventre. C'est une merveilleuse soirée où nous nous éternisons avec nos amis. Alban mange beaucoup de chocolats de Noël, il court, il rit avec ses petits copains d'école et se couche tard. Le samedi, il n'est pas très en forme, fatigué, mais reprend de l'énergie quand des amis arrivent le soir pour dîner. À nouveau, il profite, il joue. Dimanche 13 décembre, Alban n'est vraiment pas en forme. Il est très pâle, mou. La fièvre monte à 38° mais descend vite avec du Doliprane. Je trouve son comportement très particulier, il est comme en dehors de son corps. Je ne le reconnais pas. Il ne fait plus son clown. Il s'était plaint dans la nuit d'une douleur au bas-ventre, un peu sur le côté. Je crois apercevoir qu'il boitille un peu. J'appelle le 15 une première, puis une deuxième fois dans l'après-midi. Le médecin du Samu me conseille de l'emmener chez notre médecin traitant le lendemain. Nous sommes tous bien fatigués de notre week-end, mais pour Alban, ce n'est pas de la fatigue, c'est une impossibilité à réagir. Il n'est plus mon Alban, je le sais, je le sens ! Contre l'avis de tous, nous décidons de l'emmener aux urgences du CHU de Nantes. Je prépare un sac pour lui, un autre pour moi et n'oublie surtout pas son « Hippoum », doudou qui ne le quittera plus. Nous partons tous les 4, Alban, son grand frère, papa et moi. Il est 19 heures. Échographie abdominale, radio, il n'a rien, ouf, nous voilà soulagés… Quoi que… je le trouve toujours aussi « bizarre ». En observation jusqu'à minuit, il n'est ni mieux ni plus mal, l'interne nous invite à rentrer chez nous. Nous nous dirigeons alors vers la sortie et j'interpelle, dans le couloir, mon mari « Mince j'ai oublié de leur dire que je crois avoir vu Alban boiter ». Cet instant est gravé à jamais, l'odeur, les lumières, le personnel soignant, les « bips-bips » ! Il marque le début de la fin de notre jolie vie tranquille… Notre chance ? Le médecin de garde, ce soir-là aux urgences pédiatriques, est une oncopédiatre. Un oncopédiatre est un médecin spécialiste du cancer chez l'enfant. Elle m'entend de loin prononcer cette phrase. Elle nous rejoint et demande alors à Alban de marcher encore et encore dans ce couloir. Elle appelle un, puis deux, puis trois collègues pour regarder ses allers-retours. Oui, Alban boite certainement un peu. Nous ne partons plus ! Mon mari rentre donc sans nous ce soir-là. Nous n'imaginions alors pas que nous ne dormirions plus ensemble avant très longtemps. Alban a alors une série de prises de sang jusque tard dans la nuit, bras, poignets, paume de sa main, ils ne savent plus où piquer. Mon loulou en a marre, il voudrait dormir mais les allées venues sont incessantes pour surveiller son état général. À 4 heures du matin, un interne vient nous indiquer qu'on nous transfère dans un étage de pédiatrie pour y passer le reste de la nuit et que nous verrons un médecin le lendemain matin. Je demande, ou plutôt j'insiste pour savoir ce qu'ils ont trouvé dans le sang de mon petit cœur. Un peu gêné, il balbutie… « Il y a des blastes ». Il termine à peine sa phrase que je lui envoie tel un cri de détresse « Vous êtes en train de me dire que mon fils a une leucémie ? »

C'est ici et maintenant que TOUT BASCULE. Notre vie, notre regard sur le monde, notre famille, TOUT CHANGE. Plus rien ne sera jamais plus comme avant. Alban a une leucémie aiguë lymphoblastique de type B. Alban vivra pendant les heures, les jours, les semaines, les mois et les années qui s'ensuivront, ce qu'un enfant a de plus horrible à vivre. Souffrance, peur, cris, hurlements, larmes, colère, détresse, solitude, la mort de beaucoup de ses camarades de combat, la sienne qu'il a dû affronter de près à deux reprises...

Il a du courage, de la force, de la combativité, un humour, des rires. Un vrai petit clown notre loulou. Et il nous a, Papa, Maman, son grand frère, qui ne le quittons jamais, puis son petit frère arrivé au milieu de cette hécatombe, terrible période. Quel autre choix, ai-je, maman que je suis, que celui de me battre à ses côtés ? Quand il hurle de douleur, j'ai aussi mal que lui. Quand il pleure de ne pas pouvoir jouer avec ses copains, mon cœur de maman est meurtri. Quand il doit, pour la millième fois, gérer ses frustrations de ne rien pouvoir faire comme son frère, comme les autres, j'ai à chaque fois envie de craquer, de lui donner ce tout petit plaisir, mais non ce n'est pas le moment, il doit vivre pour y avoir droit après. Alors je respecte scrupuleusement les règles pour que mon petit loulou ne rechute pas. Avec ce même déchirement qui me fend à chaque seconde, dans tous ces moments du quotidien où la vie ne ressemble plus à la vie, je m'oblige à inventer, proposer autre chose, parce qu'il se bat tellement fort que je ne peux pas me battre moins fort que lui. Alors, on vit, ou plutôt on « SUR-Vit ». Cette SUR-vie pour vivre encore plus fort chaque instant que la vie nous offre avec Alban. Cet instant sera-t-il le dernier ? En aurons-nous beaucoup d'autres à partager ? Je frissonne en repensant aux arrêts respiratoires, puis cardiaque d'Alban, à ce choc anaphylactique lié à l'une des chimios, l'Asparaginase. Une dose de plus et ce jour-là, c'était la dose de trop. Son corps ne l'a pas supportée.

Dans mes bras, Alban nous quitte peu à peu. Les machines s'affolent, bipent dans tous les sens, plus de pouls et ce trait du cœur qui se dresse en une ligne indéfiniment droite. Je crie, je hurle au secours dans cette salle de soins de l'hôpital de jour. L'oncologue et une infirmière arrivent avec un chariot prêt juste pour Alban. Les gestes du Docteur T. sont précis et ne laissent rien au hasard. Les injections d'adrénaline se succèdent, elle le choque, une fois, deux fois… Je suis là avec lui, je ne le quitte pas. Le temps s'est arrêté ici pour moi. Je ne me souviens ensuite que de ce trait sur la machine, qui, de nouveau, oscille. Alban est en vie ? Elle et son chariot l'ont sauvé ! Cette SUR-vie qui nous caractérise alors, frôle la mort d'Alban et de tant d'enfants. Nous réagissons et avançons parce que nous n'avons pas le choix. Il est fort, à aucun moment il ne baisse les bras, alors nous non plus, mais quelle fatigue, quelle peur… Non ce n'est pas ça, la VIE. La famille, les amis, les connaissances sont à mille lieues d'imaginer l'envers du décor. Nous nous autorisons à sortir, à côtoyer le monde dès lors qu'Alban ne flirte plus avec l'aplasie. Nous sommes alors vigilants à ce que notre entourage ne soit pas vecteur de transmission de virus ou microbes en tous genres. Nous apprenons chaque jour davantage comment protéger Alban des risques extérieurs de contamination. Les espoirs et les désillusions sont notre lot du quotidien. Le verbe prévoir ne se conjugue plus.

Bonne nouvelle ce soir-là, Alban sort juste d'aplasie. Ses bilans sanguins remontent. Il peut retourner à l'école demain matin. Quelle joie non dissimulée dans son regard que de retrouver les copains après de longs mois sans contact. 8 heures réveillé, 9 heures, il est en classe, avec un protocole bien ficelé que son enseignante maîtrise. 9 h 30, appel de la directrice, un enfant de sa classe vient de déclarer une maladie infantile appelée érythème infectieux. Il s'agit de la cinquième maladie infantile, totalement bénigne, sauf pour un enfant immunodéprimé ! Je contacte l'hôpital, comme presque chaque jour d'école pour connaître la démarche à suivre. Son oncopédiatre me demande d'aller le chercher de toute urgence en prévenant son enseignante de le sortir tout de suite de sa classe. Par chance, encore cette fois, Alban n'attrape pas ce virus qui aurait pu lui être fatal au vu de son état de santé général du moment. Il ne pourra retrouver le chemin de l'école que plusieurs semaines plus tard, quand les 15 jours d'incubation du dernier enfant déclarant cette maladie furent passés. Ce matin-là, Alban me rejoint, il ne pleure pas. Il connaît l'enjeu mieux que quiconque. Mais son regard est vide, il ne parle pas. De retour à la maison, il reste seul. Il apprend, à cinq ans, à digérer encore et encore ses frustrations, nos inquiétudes… Ses colères sont là et bien là ! Chacun de nous, son grand frère, son bébé frère, son papa et moi essayons de l'apaiser. Que faire ? Le remplir d'amour, de câlins, de rires et de dérision… Parfois décider de ne pas sortir voir des proches, juste pour lui éviter une souffrance supplémentaire de ne pas pouvoir manger le même gâteau que les autres, ou de ne pas pouvoir jouer au ballon !

Et ces phrases que nous n'entendons que trop et qui résonnent avec douleur : « Il a bonne mine », « Oh ça y est, il va bien, ça se voit, il est moins pâle que d'habitude ». « Non il ne va pas bien, il a un cancer ; Il est moins pâle parce qu'il vient d'avoir quatre heures de transfusion sanguine ; s'il a si bonne mine, il faut remercier les corticoïdes qui lui déforment le visage et le corps ! » Mais au lieu de répondre cela, nous acquiesçons, sourire au bord des lèvres, bien élevés. Le rapport à la maladie de l'enfant dérange souvent, elle fait peur. Heureusement, cela n'arrive qu'aux autres !

Au cours des trois années de traitements chimio thérapeutiques, nous avons appris qu'après un haut, il y a un bas. Ceci signifie aussi qu'il y aura forcément un autre haut qui s'ensuivra. Alors on fait avec, juste avec, avec cet AMOUR inconditionnel, en se raccrochant à chacune de nos belles journées. Je vois combien Alban a cette capacité à balayer ce qui fait mal pour ne garder que le meilleur, des qualités que je retrouve chez tous les « *Warriors* ». Jamais ils n'abandonnent. Dès qu'il en a eu l'autorisation par son oncopédiatre, Alban a participé aux activités, sorties, week-ends proposés par une association extraordinaire qui intervient au service d'oncologie pédiatrique du CHU de Nantes, l'AOPA (***Association d'Onco Plein Air***). Il y a trouvé tellement de soutiens auprès de ses petits camarades de combat, des plus petits aux plus grands ! Ces temps de partage, se retrouver, se dépasser, rire en dehors de l'hôpital sont autant de petites bouffées d'oxygène. Nous avons la chance d'avoir deux magnifiques associations à nos côtés au sein du CHU de Nantes, ***Leucémie Espoir Atlantique Famille*** (LEAF) et l'AOPA, sans qui nos enfants et nous, les familles, n'aurions pas tant d'espaces de respiration. Au milieu de ce tumulte émotionnel permanent qui m'embarque parfois, je partage avec les autres familles qui vivent le cancer de leur enfant, dans notre salon des parents, dans les couloirs, la nuit par messages… Finalement les seules qui me comprennent, ce sont elles. Souvent nous n'avons pas les mots justes pour exprimer ce que nous ressentons. L'entourage, les proches, sont en décalage. Ils essaient de rassurer, de comprendre, certains nous montrent parfois leur lassitude de ce combat. Alors on sourit, ne leur montrant que ce qu'ils peuvent voir, on parle de tout et de rien. Mais cette famille-là, celle du cinquième, n'a pas besoin de mots, ou de faux-semblants, un REGARD suffit. Il ne porte aucun jugement, il est juste. (N.B. : le cinquième étage de la pédiatrie du CHU de Nantes est le service d'hématologie oncologie immunologie pédiatrique dans lequel Alban est suivi). C'est au cinquième que je découvre que le cancer de l'enfant touche beaucoup d'enfants, beaucoup trop. Quelle que soit la catégorie socioprofessionnelle, l'âge ou le lieu de vie, les familles doivent faire face à cette bombe. Et puis finalement… Non ! Pas le lieu de vie…

Nous habitons au sud de Nantes, à proximité de la mer, dans notre campagne où il fait bon vivre. Jamais je n'avais entendu parler de cancers pédiatriques avant le cas d'Alban. Quelle sidération quand je rencontre au salon des parents, une première famille qui habite près de chez nous. Puis, dans ce même mois de mars 2016, je reconnais un enfant de l'école de notre loulou, jouer en salle de jeu du service d'oncologie pédiatrique. En moins d'une année ce sont finalement six enfants que je connais, habitant autour de cette petite ville de Sainte-Pazanne, qui déclarent un cancer. Je m'interroge sur ce hasard bien particulier. Je lance l'alerte officiellement auprès de l'Agence Régionale de Santé (ARS) en leur écrivant en avril 2017. L'ARS saisit instantanément Santé Publique France (SPF). Je suis rassurée, ces deux agences sanitaires vont prendre les choses en main. Je découvre un nouveau mot : « *cluster* ». Oui, ils parlent déjà de cluster de cancers pédiatriques. Je ne me suis pas trompée, il se passe véritablement quelque chose qui n'a rien à voir avec le hasard.

Quelle déception quand en juillet 2018, je reçois un courrier conjoint de l'ARS et de SPF m'expliquant qu'ils closent l'étude. Mais pourquoi ? Je ne comprends plus. Ils n'ont rencontré aucune famille. Ils n'ont retranscrit que ce dont la littérature scientifique parle comme facteurs de risques connus des cancers pédiatriques, sans faire de lien avec nos lieux et modes de vie. Dans leur rapport ils notent : « Parmi l'ensemble des facteurs de risques environnementaux étudiés, quatre n'ont pu être totalement exclus : l'exposition à des sols pollués aux hydrocarbures, celle au benzène liée aux rejets industriels et au trafic routier, les expositions au radon et aux pesticides » … « ces quatre pistes d'exposition sont cependant considérées dans notre investigation comme étant peu probables… Ce qui précède (absence d'événement environnemental particulier probant) conduit l'ARS et la cire (SPF) à ne pas poursuivre ».

En colère avec cette décision qui laisse les enfants et nous, les familles, seules, je m'y résous néanmoins. Que faire d'autre ? Ma seule priorité est alors de continuer à soutenir Alban dans son combat contre cette bombe. Notre quotidien est encore, à ce moment-là, voué à la lutte contre la leucémie, embarquant chacun de nous cinq dans ses filets. Nous vivons tous au rythme des chimios quotidiennes, des aplasies, des bilans hépatiques catastrophiques, des allers-retours à l'hôpital, des journées suspendues à l'appel de l'oncologue. Nous profitons heureusement, de moments de pause, presque en suspension. Chaque seconde d'air pur compte pour en profiter en famille. On sort, toujours équipé du sac de chimio, thermomètre, anti-vomitif et tout un tas d'autres traitements, mais nous sortons. Quelques amis et membres de nos familles se plient, pour nous, pour Alban, aux exigences de la maladie. Ils sont une oreille, un instant volé, un message, une disponibilité quand nous en avons besoin au risque d'encore une fois chambouler leur planning, une maison toute désinfectée pour nous recevoir, des plats sans risque qu'Alban peut partager et quelques minutes/heures de répit pour nous. Son papa tient comme il peut, entre rythme de travail, déplacements, maison, hôpital. Il gère à la fois son travail et toute l'intendance au quotidien pour me laisser le plus de disponibilité auprès d'Alban. Il m'est très difficile de parler de la place qu'a dû prendre son grand frère, lui et Alban étant inséparables. Pendant la maladie de son frère, il a perdu son copain de jeu, son binôme de rigolade, ses chamailleries d'enfants, toute son insouciance et sa naïveté. Nous avons tout fait pour essayer de l'épargner et lui rendre la situation la moins douloureuse possible. Il savait que c'était grave. Il savait qu'il pouvait perdre son frère. Une seule fois je l'ai vu craquer. Il était caché derrière le canapé, en pleurs. Il sanglotait *« Nous ne sommes plus une famille, soit je suis à la maison avec toi et papa est avec Alban à l'hôpital, soit c'est papa avec moi et toi avec Alban... »*. Mon cœur de maman explose en pleurs à côté de lui. Il a raison, cette bombe nous enlève vraiment tout. Son regard et ses interventions de grand frère protecteur, je les apprends par ses copains de l'école. Dès lors qu'Alban y retourne, il est à l'affût, en toute discrétion, il s'assure que tout se passe bien pour Alban. L'arrivée du petit frère en avril 2016, malgré notre grande indisponibilité a été une bouffée d'oxygène. Il nous a tous décentrés de la maladie, et disons-le, de la mort. Il était la joie, le plaisir, le partage. Il nous réunissait tous autour de lui. Alban a alors créé une relation très fusionnelle avec son petit frère N. Au point où notre petit bouddha N. nous alertait en avance, par des pleurs bien différents, des inconforts, aplasies, ou malaises d'Alban. Avec amour, nous continuons le combat tous ensemble. Ne rien lâcher, faire semblant parfois, mais y croire encore et toujours car de toute façon, il est hors de question de laisser cette bombe reprendre du terrain sur notre champion à nous.

Lundi 25 février 2019, cette journée reste gravée dans nos têtes et dans nos cœurs. Alban a sept ans, il est en RÉMISSION, plus de trace de cellules cancéreuses au dernier myélogramme (ponction et analyse de sa moelle osseuse). Il passe au bloc opératoire pour se faire retirer son site, aussi appelé chambre implantable. Il s'agit d'une petite boîte implantée sous sa peau, au-dessus de la poitrine, reliée à une grosse veine du cœur par un tuyau. L'infirmière pouvait ainsi lui injecter les chimios directement pour une diffusion large et rapide dans tout son corps. La retirer est lourd de sens : plus de boîtier, donc plus de traitement… Nous allons pouvoir sortir du monde de la SUR-Vie pour revenir dans la VIE. Ce jour, Alban l'avait coché sur le calendrier. « Fin de Maladie », ce sont ses mots.

Mais ce matin-là, il n'est pas seul à partir au bloc opératoire… Non ce n'est pas possible, nous voulons nous réveiller. Pierre *(nom d'emprunt), un de ses petits camarades de classe est ici, au 5e ! Il vient de déclarer lui aussi une leucémie ! Le lit qui emmène Alban au bloc s'arrête au milieu de ce long couloir orange pour faire coucou à Pierre qui partira juste après lui au bloc. Alban me dit alors : « je le garde mon site, comme ça Pierre ne sera pas obligé d'en avoir un, lui ! » Puis il me demande combien de ses camarades vont encore tomber malades ? Lesquels vont mourir ? Il ne comprend pas pourquoi « ceux qui devaient venir chercher les causes ne sont jamais venus pour empêcher que ça continue ». Il sait sa chance d'être là, lui. Malheureusement, à son âge, il connaît aussi beaucoup de ses petits camarades du cinquième déjà morts. Son rapport à la mort, la sienne et celle des autres enfants n'est en rien similaire à ce déchirement que je ressens, maman que je suis. À chaque nouvel enfant qui nous quitte, Alban me dit : « Tu sais maman, on meurt tous au bout de sa vie, c'est plus long ou plus court ». La première fois qu'il m'a dit ça, il avait quatre ans et demi, c'était après le départ de la petite Juliette. Elle nous faisait rire dans les couloirs du service avec son pied à perfusion qu'elle appelait Monsieur Chatouille. Chloé, notre « *Warrior* Chloé », au moment de son décès, il me redit : « Tu vois c'est ça, tu te rends compte tout ce qu'elle a déjà fait Chloé, elle n'aurait jamais pu faire plus fort ! ». Il a certainement raison. Chloé, du haut de ses onze ans, venait d'embarquer tout un monde pour créer le premier festival, un véritable show, dédié aux cancers pédiatriques, dont la première édition sera en septembre 2021, le *« Festi'Warrior »*. Oui, ce jour-là, ce lundi 25 février 2019, je pleure. Je pleure de fierté en regardant mon guerrier avoir combattu sans jamais abandonner. Je pleure d'un bonheur immense d'oser l'imaginer grandir. Mais je pleure aussi de tristesse de savoir qu'un autre enfant va devoir traverser cet enfer. Cet autre enfant que je connais, un petit de chez nous, encore. J'essuie mes larmes et je laisse la rage, pas celle qui détruit mais celle qui porte et rend plus fort m'envahir. Pourquoi ? Pourquoi autant d'enfants qui habitent tous à moins de quinze kilomètres les uns des autres ont-ils des cancers ? Pourquoi ? Ce mot ne me quitte plus. J'alerte de nouveau l'ARS avec, pour la première fois, le soutien de l'équipe médicale du cinquième, qui ne peut plus ne pas voir cette évidence. Au moment de cette alerte, je connais onze enfants atteints de cancers. L'ARS, saisit de suite SPF. Je comprends que nous repartons dans les mêmes méandres de fonctionnement que lors de ma première alerte. Pas question. Il est temps que nos enfants aient le droit de vivre et de grandir sans cancer. Je ne dois plus être seule. Avec le soutien d'un ami, je crée le collectif « Stop aux Cancers de nos Enfants » (SCE) en ce début du mois de mars 2019. De nombreux parents de notre secteur nous rejoignent spontanément, parce que le cancer de l'enfant peut aussi toucher leur enfant, parce qu'ils savent que la situation est grave et se sentent prêts à s'engager pour la santé de tous les enfants. Jamais je ne pourrai assez les remercier de leur investissement. Grâce à la pression médiatique, l'ARS et SPF concèdent deux réunions publiques d'information à la population et des comités de suivi mensuel où le collectif Stop aux Cancers de nos Enfants, les élus locaux, Députés et Sénateurs, préfecture, DREAL, IRSN, ANSES, DDEC… sont représentés. Nous comprenons mois après mois qu'aucune recherche de terrain n'aura lieu pour comprendre ce qui rend nos enfants malades. La recherche environnementale n'existe pas dans notre pays lorsqu'il s'agit de cluster. Nos autorités sanitaires que sont l'ARS et SPF nous ont très explicitement développé leur méthodologie qui ne prend pas en compte la sphère environnementale. Cette même méthodologie s'est illustrée dans la non-résolution des clusters des bébés nés sans avant-bras. Cette même méthodologie est aussi appliquée aux deux autres clusters de cancers pédiatriques aujourd'hui connus en France et en cours. Chloé Fourchon, maman d'une petite Zoé atteinte elle aussi d'un cancer, (à découvrir ici, dans le dernier chapitre de Regards), lance, elle aussi, l'alerte dans le Haut - Jura en 2019, tout comme Charlène Bachelet dans l'Eure en 2019 également. Partout, cette même méthode de SPF ne consiste qu'à réaliser un questionnaire ensuite envoyé aux familles. En ce qui concerne le cluster de cancers d'enfants autour du secteur de Sainte-Pazanne, ce questionnaire a été envoyé à dix-sept familles. À l'été 2019, ce sont bien dix-sept enfants souffrant de cancers ou décédés d'un cancer. SPF conclura en novembre 2019 avec, à nouveau, la validation d'un cluster de cancers pédiatriques en ne retenant pourtant que onze enfants sur les dix-sept. Comment n'en retenir que onze ? SPF décide de ne pas prendre en compte les enfants ayant déménagé après la déclaration du cancer, ni ceux de plus de quinze ans, ni ceux de la commune voisine, ni les enfants qui déclarent des cancers depuis 2019. Pour autant en limitant au maximum l'impact du nombre d'enfants, ils attestent le cluster. Sans surprise aucune, mais avec une immense déception, ils concluent à la fin de leur étude : « *Santé Publique France* conclut à la présence d'un agrégat de cancers pédiatriques avec confirmation de l'excès. L'investigation épidémiologique indique la présence de certaines caractéristiques communes partagées par des familles de l'étude. Toutefois, elle ne met pas en évidence d'exposition à un facteur de risque documenté spécifique à ce secteur géographique et susceptible d'expliquer le regroupement de cancers. Il peut y avoir des facteurs de risques individuels mais aucun n'apparaît expliquer ce regroupement. L'investigation ne peut pas exclure qu'une partie des cas de cancers soient, comme partout ailleurs, en lien avec des facteurs de risques environnementaux et qu'ils aient pu interagir pour certains entre eux. L'interprétation de Santé Publique France est celle d'une situation compatible avec un regroupement spatio-temporel sans cause commune identifiée. »

Sans surprise, les mêmes conclusions de SPF ont été apportées aux familles dont l'enfant a déclaré un cancer dans le Haut-Jura ces dernières années. Les résultats concernant les familles dans l'Eure devraient aboutir d'ici la fin de l'année 2020. Au sein du collectif

« Stop aux Cancers de nos Enfants », ces conclusions, sans aucune démarche de recherche environnementale ni de terrain, ne nous satisfont évidemment pas. Avec conviction et détermination, les soutiens arrivent de toutes parts, chercheurs, scientifiques, médecins, instituts de recherche, quelques élus politiques très engagés tels que Sandrine Josso, Députée. Grâce à la générosité de donateurs via une cagnotte en ligne, nous avons pu lancer de nombreux prélèvements et analyses environnementales que nous avons tous portés à la connaissance de l'ARS et SPF. Ils se refusent à utiliser ces résultats pourtant alarmants. Lors du dernier comité de suivi de septembre 2020, revirement de situation totalement improbable. SPF, avec une modélisation spatio-temporelle du nombre de cancers d'enfants sur le département de la Loire-Atlantique, annonce qu'il n'y a plus de cluster sur notre secteur. Je traduis, avec écœurement, « circulez, il n'y a rien à voir ». Vraiment nous dérangeons !

À l'automne 2020, nous comptons pourtant avec horreur 24 enfants atteints d'un cancer, toujours sur ce même secteur autour de Sainte-Pazanne, et cela depuis 2015. Tous ces cancers sont reconnus pour ne pas avoir d'origine génétique. La seule vérité est qu'il ne se passe pas six mois sans qu'un enfant ne déclare un cancer ici. Lors de l'appel de cette maman en août dernier, je me suis effondrée… Non, non, non, pas encore un petit ! Impossible d'accepter l'inacceptable. Nos enfants ne tombent pas malades par hasard, nous le savons et ils le savent. Pourquoi ne pas tout mettre en œuvre pour les protéger ? Qu'y a-t-il de plus important à défendre que leur santé ? Quel parent peut se résoudre à se dire que son enfant devra peut-être lutter contre une bombe, qui le rongera, cellule après cellule, dans son corps ? En ne cherchant pas ce qui rend nos enfants malades, nous sommes certains de ne pas trouver ! Et maintenant, en sachant, comment puis-je regarder Alban grandir et laisser les autres enfants à leur « hasard » de vie ? Personne ne pourra plus dire qu'il ne savait pas ! C'est ainsi qu'avec le collectif ***Stop Aux Cancers De Nos Enfants*** nous nous battons pour que leur santé ne soit pas une loterie. Pour rappel, en France, il n'existe que 20 % des départements dotés d'un registre des cancers, et ceux-ci doivent faire face à plusieurs années de retard d'enregistrement des données.

Nous sommes donc face à des chiffres nationaux de cancers toujours extrapolés à partir de ce petit nombre. En parallèle, nous avons la chance qu'un registre national des cancers pédiatriques existe. Il n'a malheureusement transmis aucune donnée depuis 2014, et n'a pas pour vocation la veille sanitaire.

Accompagnée par un membre du collectif, je fus auditionnée à l'assemblée nationale le jeudi 19 novembre 2020 dans le cadre de l'enquête parlementaire sur les politiques publiques de santé environnementale initiée par Sandrine Josso, députée de Loire-Atlantique, et dont elle est la rapporteuse. Nous avons pu y dénoncer des dysfonctionnements et des méthodologies pas ou plus adaptées à la résolution de clusters ; des manques de transparence de nos autorités sanitaires ; une absence de partage et de croisement des données entre les multiples instituts et agences nationales en santé et environnement ; un refus de prendre en compte les effets cocktails et les durées d'exposition de nos enfants aux polluants environnementaux. Peut-être est-il important de revenir sur les facteurs de risques ? Aujourd'hui, en France, le cumul des facteurs de risques liés à l'environnement n'est pas pris en compte, pesticides, hydrocarbures, ondes, champs électromagnétiques, métaux, radon, perturbateurs endocriniens… Une norme est établie pour un polluant. Aussi, un certain nombre de polluants n'ont pas encore de seuil, de valeur à ne pas dépasser. D'autant que, parfois, ce n'est pas la dose qui fait le poison mais la présence même du poison qui est toxique pour nous. Cette dernière remarque renvoie notamment aux perturbateurs endocriniens. Prenons l'exemple de l'école où étaient nos enfants. Des quantités importantes de Radon y ont été retrouvées. Des travaux ont été réalisés et depuis le taux de radon surfe avec la norme. Sachant qu'il n'a jamais été fait état de risque de cancer pédiatrique lié aux remontées de radon seul. Dans cette même école, quatre lignes à haute tension passent sous la cour de récréation et génèrent des champs électromagnétiques (CEM) extrêmement basse fréquence, dans des taux reconnus comme à risque de leucémies infantiles d'après l'Organisation Mondiale de la Santé. Néanmoins, ils sont en dessous de la norme française. Ces taux de radon et de CEM cumulés ne sont donc pas pris en compte. Aucune mesure de précaution n'est mise en place pour protéger les enfants de cette école face à cette addition de deux facteurs d'exposition différents.

Pourtant, des études scientifiques, notamment une étude Danoise, reconnue par SPF et l'IRSN (Institut de Radioprotection et de Sûreté Nucléaire), a prouvé l'augmentation du risque de développer une leucémie pédiatrique lors de la présence cumulée de Radon et de CEM ! Qu'en est-il du cumul d'un pesticide avec un autre, quand bien même chacun est dans « sa » norme ?

Cette audition nous aura permis de proposer des axes d'amélioration au niveau national tels que le maintien à jour du registre national des cancers pédiatriques, une cartographie de veille sanitaire « en temps réel » départementale et nationale, la nécessité d'une veille sanitaire dédiée aux clusters de cancers pédiatriques et autres pathologies graves de l'enfant, un questionnaire aux familles assorties de prélèvements systématiques (urine, sang et cheveux), des analyses génomiques et épigénétiques chez tous les enfants développant un cancer, la prise en compte de l'effet cocktail. Sur notre territoire plus particulièrement où les enfants continuent de tomber malades et de mourir, nous demandons la création d'un observatoire de la pollution EN SANTÉ ENVIRONNEMENTALE avec des prélèvements et investigations de terrain sur l'eau, l'air, les sols, l'alimentation… J'ai espoir que nous puissions davantage prévenir l'arrivée des cancers des enfants dès lors que nous aurons de véritables données croisées, en santé environnementale. Et si cet observatoire, ici, apportait une nouvelle méthodologie transposable à tous les clusters (Saint Rogatien-Perigny, le Haut-Jura, l'Eure…). Et si nous permettions ainsi à nos enfants de manger, boire, respirer, utiliser des produits plus sains pour eux et pour nous. Et si mon rêve que moins d'enfants ne soient frappés par le cancer devenait réalité…

Jamais je n'oublierai ces années de SUR-VIE. Jamais je ne serai complètement sereine pour Alban. J'apprends à vivre avec.

À neuf ans, Alban, va bien. Il a repris le cours de sa vie, loin de celle d'avant mais belle d'un avenir tant espéré.

En ce début d'année 2021, Alban est déclaré guéri. Après l'arrêt des traitements puis la rémission, ce mot de guérison est tellement puissant. Celui-là que nous n'avons jamais osé prononcer, même penser, de peur qu'il n'arrive jamais. Mes yeux sont mouillés, mes larmes ne s'arrêtent plus de couler, difficile de réaliser. Alban, lui, s'envole de joie dans les couloirs du CHU. Ce même soir, au moment du coucher, il me demande, presque solennellement : « Maman, tu me promets que si je meurs quand même avant toi, tu écriras sur ma tombe « mon champion du monde », parce qu'au moins je ne serais pas mort de ma maladie ». Quel incroyable petit bonhomme tu es. Tu regardes toujours la mort en face, elle n'est, comme tu nous le répètes, que la fin de la vie. Nous sommes tellement fiers de toi, tu nous as tellement appris. Ce n'est plus une nouvelle bataille de gagne mais LA VICTOIRE. Ta guerre est finie. Merci la VIE de nous donner cette chance de voir notre champion grandir. Merci la VIE de t'offrir un demain.

Ma guerre à moi, elle ne s'arrête pas pour autant. Cette injustice qui frappe nos enfants jusqu'à la mort de tellement d'entre eux doit être stoppée. J'engage mon énergie avec cette détermination sans faille dans la prévention du cancer de l'enfant. Nous savons qu'il est sournois. Nous savons que notre environnement peut créer des conditions favorables à son développement. Il n'est plus possible de faire comme si les risques n'étaient pas réels. Nous avons le pouvoir de changer ce jour d'après. La Santé environnementale ne doit plus être un gros mot. Déterminer les causes des cancers de l'enfant, c'est promouvoir leur santé et offrir un avenir à cette nouvelle génération. Cette nouvelle direction qu'est la prévention des maladies chroniques, maladies auto-immunes de l'enfant est tout autant indispensable que l'amélioration des traitements pour guérir plus de nos enfants et en limiter les séquelles à long terme. Tous ensemble, papas, mamans, papis, mamies, tontons, tatas, voisins, voisines que nous sommes, je fais le vœu que nous permettions à tous les enfants de grandir sans cancer.

« Les batailles de la vie ne sont pas gagnées par les plus forts mais par ceux qui n'abandonnent jamais ».

Marie Thibaud

Collectif : **Stop Aux Cancers De Nos Enfants**

Émail : collectif.sce@gmail.com
Site : www.stopauxcancersdenosenfants.fr

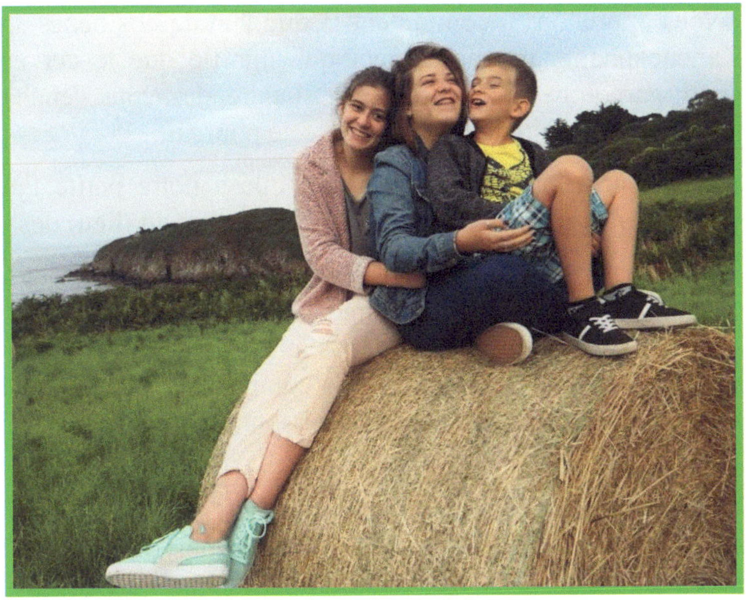

- 2 -
ALICE ET LOUIS, ARTHUR, PAULINE,

« Vis pour ce que demain a à t'offrir
et non pour ce qu'hier t'a enlevé »

Au printemps 2006, notre vie bascule. Jusque-là tout était simple : nous étions les heureux parents de Pauline, un an et demi, et nous attendions des jumeaux pour la fin de l'année.

Alors que nos discussions tournaient autour de notre nouvelle organisation à cinq, du choix des prénoms etc., une échographie de contrôle chamboule à tout jamais notre existence.

Nous apprenons à ce moment-là que l'un de nos bébés souffre d'une anencéphalie, un mot savant qui signifie que le cerveau de notre petit garçon ne se développe pas. Les rendez-vous s'enchaînent dans différents hôpitaux et ma grossesse se poursuit.

Bizarrement, sans rien avoir expliqué à notre petite Pauline, elle ne fait plus qu'un bisou sur mon ventre au lieu des deux habituels.

Le 27 octobre, nos bébés viennent au monde, Louis en premier, mort-né, puis vient le tour d'Alice. Pas le temps de pleurer mon petit Louis puisque rapidement je me rends compte que quelque chose ne va pas, je le sais, je le sens… Mais personne ne veut me croire, ni mon entourage, ni le corps médical.

Après trois semaines de vie, j'appelle la pédiatre qui suit Pauline et lui demande d'avancer le rendez-vous d'Alice. Enfin, je suis entendue ! Elle pose son stéthoscope quelques secondes sur le torse de notre fille et nous explique que nous devons nous rendre au plus vite au centre hospitalier de Beauvais ; elle a décelé un problème cardiaque mais ne rentre pas dans les détails.

Ensuite tout va très vite, de Beauvais Alice est transférée à Amiens puis en hélicoptère à l'Institut Jacques Cartier de Massy pour y subir une intervention à « cœur ouvert » : elle a de multiples malformations cardiaques.

Les médecins nous avouent que, sans leur intervention, elle serait décédée une douzaine d'heures après son arrivée à Amiens.

Notre petite fille a donc passé son premier Noël à l'hôpital, séparée de sa grande sœur. Une période difficile à vivre pour toute notre petite famille mais nous nous sommes rattrapés à notre retour à la maison. Pauline était d'une douceur infinie avec sa petite sœur, voulait prendre soin d'elle, la couvrait de bisous…

Nous avons retrouvé notre vie de famille, rythmée par les rendez-vous au centre hospitalier universitaire, mais heureux que notre Alice ait été sauvée et qu'un lien fort se crée entre nos deux enfants.

Les années passent, et j'apprends que je suis de nouveau enceinte… Un bébé « surprise » comme on dit. Je suis partagée entre la peur que quelque chose se passe mal et la joie d'accueillir un nouveau petit bébé dans notre foyer. Les questions ne se bousculent pas longtemps dans ma tête puisque quelques mois plus tard je fais une fausse couche.

Seulement le désir d'un quatrième enfant grandit. Nous avons vu plusieurs médecins pour être certains que ces malformations ne sont pas génétiques. Tous étaient d'accord, il s'agissait de « la faute à pas de chance ».

Un beau petit Arthur est donc venu compléter notre famille en septembre 2011. Quelle joie et quel bonheur, notre famille est au complet. Les filles ont cinq et sept ans, ce sont de vraies petites mamans…

Un mois après sa naissance, nous recevons un appel du CHU d'Amiens… Encore un coup de massue : notre petit Arthur est atteint de mucoviscidose. De nouveau, nous nous sentons désemparés, abattus… Pourquoi le sort s'acharne-t-il sur nous ?

C'est reparti pour les allers-retours incessants vers Amiens, les examens, les hospitalisations, les contrôles etc.

Cependant nous avons appris qu'il existait plusieurs mucoviscidoses et que celle d'Arthur n'était pas l'une des plus sévères. Il doit faire sa kiné, ses examens, prendre quelques médicaments mais jusqu'ici nous ne pouvons pas nous plaindre ! Pour un enfant malade de mucoviscidose, il se porte plutôt bien, et nous faisons tout ce qu'il est possible pour que cela continue ainsi tout en respectant ses soins et les règles d'hygiène (que maintenant tout le monde connaît bien à cause de la Covid).

Notre histoire n'a pas été simple, d'ailleurs, elle ne l'est toujours pas mais je pense que nous avons su faire preuve de résilience. Toutes ces épreuves ont soudé notre famille, les enfants sont complices, nous aimons notre vie à cinq.

Il est évident que pour traverser toute cette souffrance, nous avons pu nous appuyer sur le soutien de quelques personnes qui comptent énormément pour nous et nous ne les remercierons jamais assez.

C'est d'ailleurs entourés de ces derniers que nous nous sommes investis dans l'association ***Vaincre la Mucoviscidose***, nous en sommes membres et bénévoles depuis 2012. Nous y avons appris beaucoup, fait des rencontres, pris confiance en nous… Et nous voilà maintenant organisateurs de *la virade Hondainvilloise*. Il s'agit d'une manifestation nationale qui a lieu chaque année le dernier dimanche de septembre au profit de l'association.

Aujourd'hui, Pauline, Alice et Arthur ont respectivement seize, quatorze et neuf ans. Tous trois s'entendent très bien et se soutiennent mutuellement. Nous les trouvons très mûrs pour leur âge et empathiques. Ils se portent aussi bien que possible compte tenu de leur pathologie.

Stéphanie Pentak

Association : **Vaincre la Mucoviscidose**

https://www.vaincrelamuco.org/

https://www.facebook.com/viradehondainvilloise

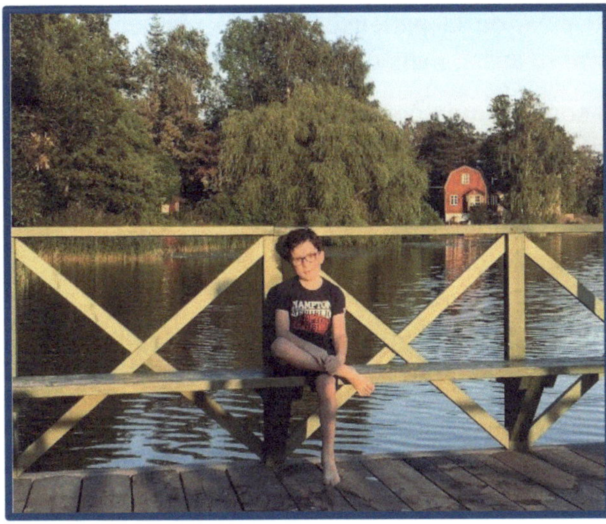

- 3 -
ANATOLE

« Pour ce qui est de l'avenir, il ne s'agit pas de le prévoir, mais de le rendre possible. »

Antoine de Saint-Exupéry

Le 9 mai 2018, nous avons entamé, avec notre fils Anatole, un long voyage au pays des enfants malades. D'abord, voyage immobile dans la sidération et la détresse de la découverte de son cancer. Puis voyage initiatique dans les services d'oncologie pédiatrique, un drôle de pays complexe et redoutable. Voyage également dans le monde de la santé, de la médecine et de la recherche. Et voyage bien réel et indispensable aux USA, voyage d'espérance pour obtenir l'accès à un traitement expérimental prometteur. Aujourd'hui, ce long voyage continue au pays de la patience et de la résilience, voyage long et sinueux, sombre aussi, mais ô combien ardent.

Nous sommes une petite famille ordinaire et résidons en Suède avec nos deux enfants, Anatole et sa grande sœur. En mai 2018, Anatole a presque 8 ans. Il aime jouer aux *Lego*, regarder les films de *Star Wars*, se défouler au rugby. Il adore parler de ses voyages et rêve d'être ingénieur-technicien-chercheur-explorateur. Il a aussi la main gauche qui tremble. Nous n'imaginons pas que notre vie va être totalement bouleversée lorsque nous l'emmenons à une visite médicale pour ce que nous pensons être une faiblesse musculaire.

Le diagnostic tombe : Anatole est atteint d'une tumeur cérébrale au thalamus, appelée gliome diffus de la ligne médiane (Diffuse Midline Glioma, DMG). Une mutation H3 K27M rend le pronostic encore plus alarmant puisqu'elle classe la tumeur directement au grade 4 de l'OMS, le plus agressif. Le taux de survie des patients est de 10 % à deux ans, 1 % à cinq ans. Des chiffres qui donnent la nausée.

Nous sommes hébétés, abasourdis, sidérés. Cette stupeur, c'est pour nous le premier contact avec le cancer de notre enfant. Nous n'y croyons pas, c'est un mauvais rêve, une blague de très mauvais goût, une erreur. Il faut attendre le moment où l'on doit en informer notre entourage, entendre les mots sortir de notre propre bouche pour comprendre que la maladie est dorénavant devenue notre réalité. Qu'elle vient de rentrer, dans nos vies, par la grande porte, et n'a aucune intention d'en sortir.

Les semaines qui suivent, nous vivons comme des automates. Tout cela nous dépasse. Nous nous reposons essentiellement sur ce que nous disent les médecins. Nous soumettons notre fils aux soins prescrits par les oncologues de l'hôpital universitaire de Stockholm, dans les mains desquels nous remettons la vie de notre enfant. Nous sommes désemparés, dépassés mais nous tentons d'ingurgiter tout un tas de mots pour essayer de comprendre ce qui arrive à notre fils. Nous avons la chance d'avoir une équipe abordable et patiente qui prend le temps de nous expliquer, et parfois, de tout nous réexpliquer. Rapidement, elle reconnaît qu'il y a peu de cas en Suède et préfère demander de l'aide à ses homologues internationaux. Nous apprécions cette humilité. Puisque nous sommes Français, l'équipe de Stockholm se met en contact avec le Dr Jacques Grill de l'institut Gustave Roussy. Celui-ci travaille sur un essai clinique destiné aux enfants atteints de DIPG (similaire au Gliome Infiltrant du Tronc Cérébral). Nous nous sentons en confiance. Durant l'été 2018, jusqu'à la fin de l'année, Anatole suit un premier protocole élaboré conjointement, alliant protonthérapie et chimiothérapie. Nous nous laissons guider, tenir par la main, nous nous en remettons entièrement à la science, persuadés que les médecins font tout leur possible pour sauver notre enfant.

Malgré cela, la tumeur d'Anatole progresse. Au fil des mois, son état se dégrade. Il est mis un temps sous corticoïdes afin d'enrayer l'inflammation autour de la tumeur. Il doit subir une ventriculostomie pour aider le liquide céphalo rachidien à mieux circuler. On lui pose une chambre implantable pour éviter les piqûres à répétition dans le bras. Autant d'interventions chirurgicales qui sont des coups au cœur. La maladie se voit à présent. Peu à peu atteint d'hémiparésie, Anatole perd en autonomie. Les muscles fonctionnent mais il n'arrive plus à contrôler le côté gauche de son corps, il ne s'en sert plus, il l'oublie. Il ne bouge plus sa main gauche ni son bras, sa jambe gauche ne le porte plus, il se déplace en fauteuil roulant la plupart du temps. Il a la moitié du visage figée, il parle de moins en moins distinctement, il salive tout le temps. Il est fatigué et se repose beaucoup. Jamais il ne se plaint.

C'est tout à fait légitime de faire confiance à la médecine moderne, claire, nette, précise et chirurgicale. Mais quand l'opération n'est pas possible ? Quand le traitement n'apporte aucune amélioration ? Nous nous tournons vers d'autres avis, demandons une seconde opinion à différents docteurs, explorons d'autres pistes, découvrons d'autres approches. Nous nous renseignons auprès d'associations, discutons avec d'autres familles, surfons sur Internet et les réseaux sociaux, regardons des documentaires, consultons des données, lisons, souvent en anglais, de nombreux articles et publications, fruits de la recherche scientifique. Au-delà des statistiques, des mots si durs à entendre, du pronostic si pessimiste, nous cherchons quelque chose à quoi nous retenir, un peu d'espoir caché dans tous ces mots savants. Nous sommes conscients d'avoir la possibilité de le faire et le temps, ce que beaucoup de parents n'ont malheureusement pas devant la fulgurance du cancer de leur enfant. Nous comprenons que l'accès aux soins est limité, non adapté et soumis à conditions. Nous nous sentons bien seuls, devant cette masse d'informations, ces options balbutiantes, ces microchances de survie. Nous remuons ciel et terre pour trouver ce qui se fait de mieux partout ailleurs dans le monde. De nouvelles thérapies sont en développement. Des options sont possibles, des pistes existent. De rares cas de rémission ont lieu. Nous nous accrochons de toutes nos forces à cette idée.

Nous nous écoutons en tant que parents, nous allons dans le sens de nos croyances les plus intimes, déterminés à ne pas baisser les bras. On nous parle de courage. Il s'agit plutôt d'un instinct de survie, au nom de notre fils. Cela ne veut pas dire que nous rejetons en bloc les protocoles qui nous sont offerts mais nous étudions la question sous des angles différents. Nous prenons conscience d'une bien triste réalité. Les services d'oncologie ne connaissent pas tous les traitements existants ni les essais thérapeutiques en cours, et plus la tumeur est rare, plus c'est vrai. Les docteurs sont prisonniers de leur carcan, limités par les protocoles et les règlements des hôpitaux qu'ils ne peuvent enfreindre. Ils sont également concentrés sur leur domaine d'expertise et ne prennent pas la santé du patient dans sa globalité. Nous discutons avec eux, nous venons avec nos listes de questions, nous leur soumettons nos propositions. Nous les embêtons, les dérangeons, les poussons dans leurs derniers retranchements. Nos réflexions les interpellent, ils y adhèrent ou non, mais jamais, nous ne nous sentons jugés. Libre à nous d'adapter notre quotidien selon nos convictions. Il s'agit de la vie de notre petit garçon et c'est à nous de choisir. Quelle responsabilité pour nous, parents ! Quelle culpabilité de ne pas tout savoir, tout connaître, tout maîtriser !

Nous changeons beaucoup de choses dans notre quotidien : alimentation, environnement, cadre de vie, nous limitons ce qui constitue à nos yeux toute source potentielle de prolifération cancérigène. Nous ajoutons au protocole d'Anatole des suppléments, des médicaments repositionnés, des cannabinoïdes. Nous nous tournons vers les médecines intégratives et alternatives. Nous faisons appel à des médecins non conventionnels, magnétiseurs, auriculothérapeutes… Nous avons l'impression de faire feu de tout bois. Tout est bon à prendre. Au pire, ce que nous faisons ne sert à rien d'autre qu'à nous donner l'impression d'agir et cela nous fait du bien. Au mieux, nos initiatives ont une réelle influence sur la santé de notre fils et peuvent aider à une amélioration de son état.

Assez vite, dans nos recherches, nous entendons parler d'un traitement expérimental, l'ONC 201, disponible uniquement en essai clinique aux USA. C'est encore là-bas que la recherche médicale est la plus active et la plus novatrice. Nous sommes en contact avec deux associations américaines, la fondation ***Musella* et *Cancer Commons*** qui nous aident à nous y retrouver dans la jungle des protocoles et autres essais cliniques. Elles nous confortent dans l'idée que cette molécule conviendrait à Anatole. De l'avis des équipes de Stockholm et de Paris, ce traitement est le plus prometteur pour ce type de tumeur. Il a donné de très bons résultats chez les adultes atteints de glioblastome, une tumeur extrêmement agressive, et est désormais proposé aux enfants. Nous en parlons à notre équipe suédoise, nous voulons savoir comment l'obtenir, elle nous dit qu'elle se renseigne. Cela lui prend-il trop de temps ? Le médicament n'étant pas disponible en Europe, l'équipe ne souhaite-t-elle pas nous donner de faux espoirs ? La tumeur de notre fils est-elle déjà trop importante et son état déjà trop avancé ? Y a-t-il d'autres urgences dans le service, et pour des cas plus nombreux ? Nous ne le saurons jamais. Mais l'hôpital ne donne pas suite. C'est à ce moment-là que nous réalisons pleinement le fait que nous sommes seuls face à la maladie, seuls à pouvoir aider notre enfant. Nous devons compter sur nous seuls. Les médecins sont de bonne volonté. Pour eux, Anatole est un petit patient comme les autres mais, malheureusement, nous sentons qu'ils l'ont déjà condamné.

En janvier 2019, la tumeur d'Anatole progresse toujours. Elle tend tout doucement vers le cervelet. Elle a la taille d'un citron. L'arrêt des médicaments est préconisé. Nous entendons les mots « soins palliatifs », sortir tout droit de la bouche de notre oncologue. Nous les refusons en bloc. Nous décidons d'aller chercher aux USA ce fameux ONC 201. Nous endossons la responsabilité de faire de notre fils un cobaye. Les systèmes de santé suédois et français ne couvrent pas les essais hors Europe, même s'ils sont prometteurs. Nous devons donc nous débrouiller seuls. Nous montons notre dossier pour vérifier l'éligibilité d'Anatole à l'essai clinique. Sur quatre centres acceptant de nouveaux patients à cette époque, trois nous refusent d'emblée, soit parce que nous vivons hors du territoire américain, soit parce qu'Anatole est trop faible, ou la tumeur trop agressive… Seul le *MD Anderson Center*, à Houston, accepte de nous recevoir pour refaire une évaluation complète. Nous ne nous posons pas de questions. Nous fonçons tête baissée dans cette brèche qui nous offre un peu d'espoir.

Début mars 2019, nous plaquons tout : nos vies, nos boulots. De toute manière, notre vie est déjà cul par-dessus tête depuis neuf mois. Nous montons une cagnotte pour pouvoir palier les frais de déplacements et au coût exorbitant des soins aux USA. Nous n'arrivons pas à scinder la famille. Nous partons tous ensemble, chaque parent étant incapable de vivre cette épreuve sans le soutien de l'autre, et ne pouvant nous résoudre à laisser notre aînée seule, notre grande fille, si petite. Nous restons soudés.

L'arrivée aux USA est tumultueuse. Au vu des résultats des tests réalisés à Houston, Anatole ne peut intégrer l'essai. Il y a trop d'examens de contrôle, trop lourds pour lui, ils lui seraient fatals.

C'est la douche froide. Sous le choc, en désespoir de cause, nous lançons un appel au secours. Grâce à la fondation ***Musella*** et à ***Cancer Commons***, en quelques jours, le laboratoire pharmaceutique *Oncoceutics* accepte de nous faire bénéficier du médicament en usage compassionnel. Nous devons nous rendre au *Children's National Medical Center* de Washington DC où nous serons pris en charge par le Dr Kilburn. L'hôpital nous suivra le temps qu'il faudra. Nous filons sans plus tarder à Washington.

Pour qu'Anatole ait accès aux soins et commence le traitement, une garantie financière de plus de 100 000 dollars nous est demandée par l'hôpital. Grâce à la cagnotte, à la générosité de centaines d'inconnus et au soutien de nos proches, nous pouvons payer sans hésiter. C'est un soulagement énorme. Par la suite, les frais connexes sont minimisés grâce à l'aide de personnes extraordinaires qui prennent en charge nos billets d'avion ou notre logement, qui nous accueillent chez elles ou qui se mettent simplement à notre disposition. Nous sommes reconnaissants envers tous ces gens qui nous portent pour que nous ne nous épuisions pas avec le quotidien et les aspects matériels, pour que nous réservions notre énergie à Anatole, pour que nous puissions franchir les étapes, les unes après les autres sans nous poser de questions. Dans cette période très angoissante, alors que la santé de notre fils se dégrade encore et toujours, nous tenons le choc grâce à cette générosité sans bornes, cette solidarité qui nous est offerte sans condition. Nous acceptons cette bienveillance extrêmement stimulante et bénéfique, nous nous en nourrissons, elle nous empêche de céder au désespoir.

Anatole commence son traitement le 4 avril 2019. Nous restons encore un mois aux USA, le temps d'effectuer les premiers tests. La tumeur n'est pas tout à fait stable mais nous obtenons l'autorisation de rentrer en Suède début mai. Anatole est fatigué mais heureux de retrouver sa maison. Les premières IRM de mai et juin montrent une stabilité de la tumeur. En juillet, l'IRM montre une nette amélioration. La tumeur régresse. À la lecture de l'image, l'émotion nous submerge. C'est un vertige étrange et bouleversant, quand tout à coup, nous réalisons que le traitement fonctionne. Les IRM se suivent ensuite tous les deux mois et l'on observe encore une diminution de la tumeur. Après un an de traitement, elle a régressé de plus de 60 %. À l'été 2020, plus de deux ans après, elle est plus petite qu'au moment du premier diagnostic et a la taille d'une noix.

Anatole revient à la vie petit à petit. Il est encore faible du côté gauche, figé sur le bas du visage, mais il va à l'école, il apprend, il joue, il rit. Il vit. Il revient de loin. C'est incroyable, jubilatoire, c'est fantastique. Et tellement effrayant. Au plus profond de notre être, nous voulons espérer que nous n'aurons pas à voir la courbe de progression de la tumeur s'inverser. La peur ne nous lâchera jamais plus. Mais aujourd'hui, Anatole va bien. Nous pouvons recommencer à respirer sans devoir agir dans l'urgence ou dans le flou, sans arrêt dans une tension perpétuelle.

Nous entrons dorénavant dans une drôle de phase. Anatole n'est pas guéri. Est-il en rémission ? Le mot paraît trop beau pour être vrai, presque surréaliste. Pourtant, il s'agit bien de cela, les symptômes de la maladie sont atténués, sa vitalité est bonne. Nous essayons de ne pas trop nous projeter dans un monde sans tumeur, nous ne sommes pas si naïfs. Mais nous voulons croire à un avenir pour notre fils. Et pour cela, nous devons aujourd'hui passer à une autre épreuve : intégrer le monde du handicap.

Nous portons en nous tant d'espoirs pour Anatole comme autant de nouveaux défis : améliorer sa motricité et le voir marcher à nouveau correctement, améliorer sa vue et le voir mieux lire, améliorer sa résistance à la fatigue et le voir mieux apprendre… Sa vie a été mise à rude épreuve et nous aimerions qu'elle retrouve un peu plus de simplicité, de souplesse à défaut de pouvoir redevenir « comme avant ». Et nous parents, retroussons de nouveau nos manches pour continuer ce que notre fils a commencé : progresser malgré la maladie, en dépit des difficultés et des obstacles du quotidien, s'adapter à toutes les situations, faire preuve d'une certaine abnégation pour affronter la vie telle qu'elle est, sans jamais rechigner. Il s'agit pour nous de l'accompagner au mieux dans ce parcours de vie extraordinaire, en suivant son exemple.

Nous n'avons toujours aucune idée de là où ce voyage nous mène. Nous vivons à côté d'un enfant qui aujourd'hui, si l'on en croit les statistiques, ne devrait plus être parmi nous. Alors oui, Anatole est encore marqué physiquement mais nous voulons continuer d'avancer en confiance, en lui tenant la main, comme nous l'avons fait depuis plus de deux ans. Notre itinéraire a été jalonné de petits miracles, autant de petits cailloux blancs qui nous ont permis de ne pas nous perdre en chemin.

Nous sommes conscients de la chance que nous avons, notre enfant est en vie, et il est lui-même présent à sa propre vie. Nous avons côtoyé assez de familles pour savoir que nous faisons partie des « heureux élus ». Nous avons malheureusement pleuré, le cœur serré, l'âme meurtrie, le départ de bien trop d'enfants, fauchés bien trop vite. Nous essayons de ne pas vivre avec la culpabilité du survivant, ce sentiment qu'il faut s'excuser de ne pas vivre le pire. Pourquoi Anatole est-il en vie alors que tant d'autres ont été emportés par le cancer ? Nous ne sommes pas de meilleurs parents, nous n'aimons pas plus ou mieux notre enfant. Nous gardons en tête que tout aurait pu être différent si le cancer avait été plus agressif. Nous avons de la chance. C'est facile d'accepter ce hasard de la vie lorsque l'on se trouve du bon côté. Et ce serait aussi si facile d'oublier cette épreuve, de passer à autre chose aujourd'hui.

Mais nous estimons avoir une responsabilité, un rôle à jouer. Celui d'informer, d'aider, de soutenir du mieux que nous pouvons les familles des enfants confrontés à ce diagnostic. Nous voulons relayer l'information, faire bouger les choses, faire entendre la douleur des familles touchées. La maladie sidère, mine, affaiblit, isole, détruit. Nous voulons pouvoir être une épaule sur laquelle s'appuyer, ou pleurer. Nous sommes passés par là, nous savons que parfois il n'y a pas de mots, parfois pas de remède non plus.

Durant ce voyage au pays des enfants malades aux côtés de notre fils, nous avons ouvert les yeux. Nous avons réalisé combien être en bonne santé semble être aujourd'hui un fait acquis et combien la maladie, surtout lorsqu'elle concerne des enfants, reste encore tabou. Le cancer pédiatrique n'est pas rare, c'est d'en parler qu'il est rare. Nous voulons continuer d'évoquer notre parcours qui a débuté de manière si abrupte le 9 mai 2018 et qui ne se limite pas à ce jour-là, à ce simple diagnostic. L'histoire de notre fils, c'est devenu l'histoire de notre vie. Une histoire sans fin, mais certainement pas sans lendemain.

Et… pour narrer plus complètement, mon roman à paraître en mai 2021 :

« Un été exceptionnel », éditions Denoël, Prix révélation littéraire Matmut.

Anne et Fabrice Donguy

Site : www.tousavecanatole.com

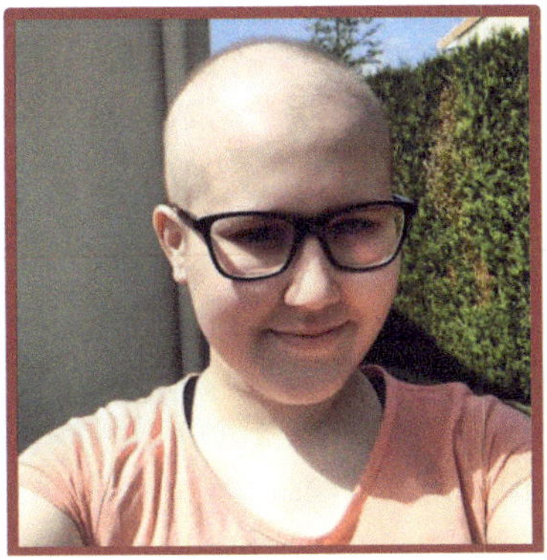 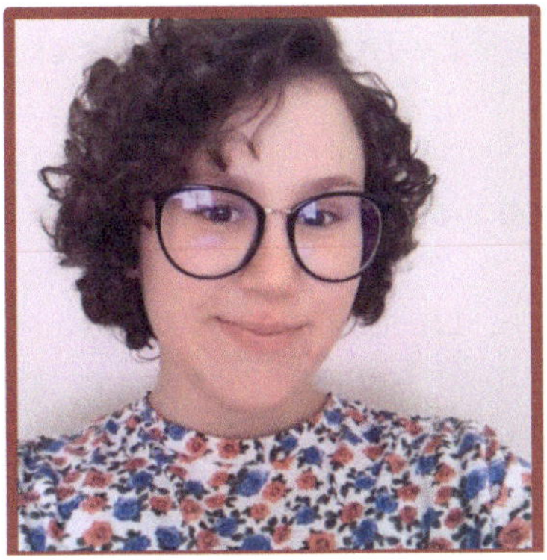

- 4 -
ANNE-LAURE

« J'ai pas trouvé les mots pour expliquer l'inexplicable,
J'ai pas trouvé les mots pour consoler l'inconsolable,
Je n'ai trouvé qu'ma main pour poser sur ton épaule,
Attendant que les lendemains se dépêchent de jouer leur rôle. »
Grand Corps Malade

Cancer et Enfant, ce n'est pas possible !

Deux mots tellement antinomiques que je ne pensais pas avoir à les associer un jour. Et pourtant c'est ce qui nous est arrivé en cette froide journée du 26 février 2018…

Je n'avais pas conscience alors du tsunami qui allait bouleverser nos vies. Ni de la palette d'émotions et de sentiments contradictoires que nous allions subir. Être confronté à la maladie grave de son enfant vous transforme, vous transcende. Ce combat sournois contre la mort que va assumer notre fille avec tant de courage et de ténacité va déterminer notre nouveau chemin de vie, notre vie d'après.

Le Diagnostic, choc et stupéfaction.

Anne-Laure a été diagnostiquée d'un cancer du sang, une leucémie lymphoblastique de type B, le 26 février 2018.

La maladie est sournoise, insidieuse, elle ne se déclare pas d'un coup comme une grippe. Elle s'immisce doucement, par petites touches, des petits symptômes semblant n'avoir aucun lien les uns avec les autres. D'abord des petits maux d'hiver, rhume, otite, puis une fatigue intense, des essoufflements, une pâleur, un teint terne, des douleurs au côté droit… Sur plusieurs mois, ça n'a l'air de rien, on consulte plusieurs fois le médecin de famille, qui ne détecte rien d'alarmant. Mais Anne-Laure le sait, elle le sent, il y a quelque chose qui n'est pas normal. Elle insiste pour changer de médecin. Suspectant une anémie, ce nouveau médecin demandera enfin une prise de sang qui nous amènera au CHU de Nantes.

C'est dommage que les médecins généralistes ne soient pas plus formés à l'écoute de leurs patients, on a perdu tellement de temps, cela faisait plus de deux mois que notre fille n'était pas bien ! Anne-Laure m'a souvent dit pendant ces semaines précédant son hospitalisation « Je ne vais pas bien, Maman, ce n'est pas possible, j'ai un cancer ». Et comment ai-je réagi moi-même ? J'ai dédramatisé, je prenais ça pour une affabulation d'ado. Alors que… Alors que les résultats de sa prise de sang sont arrivés.

Il est de ces moments étranges où vous avez la sensation vertigineuse de tomber dans un vide infini pendant que le temps autour de vous semble suspendu… En vérité tout s'accélère et s'enchaîne à une vitesse grand V. Appel du médecin à 17 h 00, nous ordonnant d'aller au CHU de Nantes « pour des examens complémentaires », et là-bas, nouvelle prise de sang et radios, et trois heures plus tard, le couperet tombe : 93 % de blastes (cellules cancéreuses) dans son sang, seuils de transfusion en globules rouges et en plaquettes atteints. Notre fille a un cancer du sang et va rester hospitalisée au minimum 5 semaines… Anne-Laure est alors à l'aube de ses quatorze ans, sa vie d'adolescente insouciante sera à jamais différente.

Les traitements : elle a gravi son Everest !

Après les examens des premiers jours et l'intervention chirurgicale pour poser le site implantable, faire une première ponction lombaire et un myélogramme (ponction de moelle osseuse), le diagnostic s'affine. Anne-Laure souffre d'une Leucémie Aiguë Lymphoblastique de type B, classée haut risque, en raison de son âge et surtout de deux délétions de ses gènes qui rendent le pronostic plutôt défavorable.

Cela ne fait que quelques jours qu'Anne-Laure a été admise, et pourtant cela nous parait une éternité. Au fil des jours, au fil des résultats, on nous annonce qu'elle résiste aux premiers traitements, qu'il faut intensifier les chimios, qu'il faudra peut-être une greffe… Bref, la combinaison de moments d'euphorie quand tout va bien, et de douches froides quand les résultats ne sont pas ceux qu'on espérait !

La durée du traitement aussi : on nous annonce d'abord quelques mois, pour finalement nous dire que ses traitements intensifs dureront un an et le traitement d'entretien un an encore, avec ensuite trois ans de surveillance avant qu'on puise la déclarer guérie.

Avec le recul, je reste stupéfaite de voir tout ce qu'elle a dû subir…

Cette première année de traitements, cela représente tellement de montagnes à gravir ! Personne ne peut imaginer, s'il n'est pas confronté à la maladie, le nombre d'examens, d'actes douloureux, d'hospitalisations qu'elle a eus (et pourtant c'est peu par rapport à d'autres enfants, elle a été plutôt chanceuse !).

Si je compte seulement sa première année de traitement intensif, elle aura vécu 163 jours à l'hôpital, dont 90 nuits. Le séjour le plus long était le traitement du début avec 39 nuits ! Les autres ont été les cures de méthotrexate sur 4 à 5 jours, et la mise en place d'un traitement pour le diabète, effet secondaire d'une combinaison de chimios, sur 10 jours, et par chance, pas de séjour pour aplasie fébrile ! À part une semaine de pause de temps en temps, à part quelques week-ends, tous les jours, elle avait quelque chose.

Je n'avais pas conscience non plus qu'on pouvait faire autant d'actes douloureux à des enfants : 17 ponctions lombaires, avec IT (intrathécale, c'est-à-dire injections de 3 produits directement dans le liquide céphalo-rachidien), et 4 myélogrammes (prélèvement de moelle osseuse, directement dans les os iliaques, afin d'aider à déterminer la maladie résiduelle). Ces actes sont faits « à vif », c'est-à-dire sans anesthésie, seulement des antidouleurs et un peu de prémédication. Certains médecins ont le coup de main, heureusement, mais nous étions dans un hôpital universitaire, et quand un interne pratiquait l'acte, c'était quitte ou double… et c'est terrible de voir les larmes couler sur les joues de votre enfant, qui gémit doucement en vous demandant qu'on arrête de lui faire mal !

Grâce au don de sang, Anne-Laure a aussi pu bénéficier d'environ huit transfusions de sang et de quatre transfusions de plaquettes. C'est impressionnant de voir son enfant « reprendre vie » après ces transfusions ! Elle aurait pu bénéficier aussi d'un autre Don de Vie, puisque ses premiers résultats semblaient la destiner à être greffée (par chance, un de ses frères était compatible). Mais finalement, elle a répondu au protocole de chimios, bien que tardivement.

Ces chimios (je ne compte pas les comprimés pris par la bouche, à certaines périodes) représentent pendant cette première année 80 injections, d'un à trois produits par séance. Tous ces produits, faits pour guérir, sont cependant des poisons qui cumulent un nombre impressionnant d'effets secondaires préjudiciables à long terme : effets sur le cœur, sur le foie, tous les organes peuvent être touchés. Sans compter les aplasies profondes (aucune défense immunitaire), les vomissements, les allergies… Son corps a été tellement malmené, mais Anne-Laure a résisté, elle a tenu bon.

Alors je lui dis BRAVO ! Bravo pour le chemin parcouru, bravo pour son courage et sa persévérance, bravo pour son sourire, qui, quand la fatigue et le ras-le-bol se faisaient sentir, revenait toujours malgré tout illuminer son visage ! C'est une championne, qui est restée attentive aux autres, elle a créé tant de liens au CHU, elle y a suivi ses cours de 4e, puis de 3e, elle a essayé, tant que ses forces le lui permettaient, et quand elle n'était plus en chambre stérile, de participer aux activités de l'éducatrice, de rencontrer les autres enfants et ados, de faire du sport (eh oui, faire du sport, reliée au pied de perfusion, c'est possible) ! Elle a su gérer, malgré tout, l'isolement par rapport à ses camarades et sa famille, dans les périodes d'aplasie.

Depuis le sommet de son Everest, elle peut contempler le chemin parcouru et va pouvoir ensuite, au cours de son année de traitement d'entretien, redescendre en douceur et retrouver, nous l'espérons, la vie normale d'une ado de 15 ans.

Une nouvelle vie, un monde nouveau.

Pendant cette première année, notre vie a donc été ponctuée de nombreux séjours à l'hôpital. Ce qui est formidable au cinquième étage de l'unité pédiatrique du CHU de Nantes, c'est qu'un des parents peut rester dormir avec l'enfant. Cette possibilité nous a été précieuse, elle m'a permis de rester avec Anne-Laure pour la soutenir. Et c'est là qu'arrive le paradoxe : rester « hospitalisée » en même temps que mon enfant m'a apporté tant de sentiments ambivalents ! N'avoir qu'une envie, celle de rentrer à la maison, jusqu'à haïr ce long couloir orange ! Mais être heureuse dans le même temps de voir Anne-Laure bien soignée, bien entourée et bien occupée. Cela me rassurait finalement de rester avec elle, j'avais l'impression de la protéger.

Pendant les hospitalisations, son papa devait aller travailler. Nous avons donc vécu séparés pendant de longues semaines, même s'il se hâtait de venir nous rejoindre dès que cela lui était possible. À ces moments-là, nous avons été tellement focalisés sur la guérison de notre fille, que nous avons mis de côté notre vie de couple. Je ne suis plus une femme, je suis une mère avant tout… La vie sociale aussi s'interrompt. J'ai arrêté de travailler quelques mois, pour passer mon temps au CHU. Et quand j'étais là-bas, j'ai perdu mon identité, le personnel ou les autres parents ne me connaissaient pas par mon nom ou mon prénom, j'étais rebaptisée « la maman d'Anne-Laure », ça fait bizarre, on n'est plus vraiment soi-même.

Il faut aussi s'adapter au monde médical, acquérir le vocabulaire nécessaire pour comprendre ce qu'on va faire pour guérir votre enfant. Je me souviens des premiers jours où j'entendais à tout bout de champ que ma fille allait bientôt « tomber en aplasie », je ne savais pas du tout ce que ça voulait dire ! Mais à la longue on s'habitue, au vocabulaire, aux résultats, aux soins lourds, aux bips incessants qui rythment les journées et les nuits. Savoir gérer la douleur de son enfant, savoir gérer ses angoisses, savoir soulager sa peine… Il faut le vivre pour se rendre compte que le rôle d'aidant fait tout autant partie du traitement que tous les soins, chimios et autres traitements qu'on va donner à Anne-Laure ! On est tout à la fois psy, aide-soignant, masseur, animateur, mais avant tout maman ou papa soucieux de faire en sorte que la vie lui soit plus douce !

Pendant les traitements, et même après, il est difficile de partager notre vécu avec notre entourage. Certes, notre famille et nos amis sont là, font ce qu'ils peuvent pour nous aider et on leur en est reconnaissant, mais ils sont tellement loin d'imaginer ce qu'on vit au plus profond de nous-mêmes ! Le cancer de son enfant, on le vit, on est pris aux tripes, on a mal… On voit son enfant souffrir, et on ne peut rien faire, sinon veiller sur lui. On voit son enfant pleurer, on a envie de pleurer avec lui, mais non, on arbore un large sourire et on lui propose une activité, on l'encourage, on le booste. On lit la peur dans les yeux de son enfant, on est soi-même terrorisé, mais on se blinde, on se fige dans un rôle de roc insubmersible et on le rassure. Ceux qui ne vivent pas ce quotidien ne peuvent pas comprendre. Pendant tout ce temps j'ai vraiment eu l'impression de vivre sur une autre planète. Seuls, le papa et les deux grands frères d'Anne-Laure me permettaient de maintenir le lien avec notre vie d'avant, Ils étaient pour moi le phare qui clignote pour que je maintienne le cap ! Ils étaient là aussi pour relayer les informations auprès de nos proches. Car non, on ne peut pas donner de nouvelles tous les jours, c'est épuisant émotionnellement, et on n'a pas le temps, on se consacre à 100 % à notre enfant.

Heureusement, il y a le soutien précieux des autres parents, ceux que j'ai côtoyés à l'hôpital pendant ces deux longues années. J'aimerais témoigner ici de la solidarité exemplaire des familles qui ont eu un enfant touché par un cancer. Un lien particulier se crée entre eux, un lien quasi familial ! On partage tellement de choses, le quotidien des soins, la « coloc » dans les espaces réservés aux familles, comme dans le salon des parents. Dans ce lieu, les discussions, les échanges d'informations sur l'état de santé de nos enfants ont leur part. Mais aussi quelquefois juste une parole, juste un geste de réconfort quand ça ne va pas, quand le découragement nous gagne. Se serrer les coudes, être unis dans le même combat, à jamais. Se réjouir lorsque les résultats des traitements sont bons, se soutenir lorsqu'ils ne le sont pas, être unis pour soutenir les « Par'Anges » lors de l'envol de leur enfant vers les étoiles. C’est ce qui est le plus difficile justement : accompagner des enfants que l’on a connus dans leur dernier voyage, alors qu’on a quotidiennement côtoyé leurs parents… Je ne croyais pas au début que cela était possible, je ne pensais pas voir partir autant de petits anges et, à chaque fois, cela me ramenait à cette dure réalité : le cancer tue des enfants, décime des familles, et même si nous gardons l’espoir et un esprit combatif, j’ai développé un tel sentiment de tristesse… Pendant ces moments difficiles, où plusieurs anges nous ont quittés pour un monde meilleur, je me suis sentie malgré moi coupable d’avoir, moi, un enfant survivant. Mais on arrive, malgré tout, à surmonter ce sentiment, on se serre les coudes !

Plus que des compagnons d'infortune, tous ces parents sont ainsi devenus des amis, une famille de cœur, la « famille du 5e » !

Ma cathédrale à moi c’est toi !

Avant qu’Anne-Laure ne tombe malade, j’étais sensible, bien sûr, aux témoignages de parents d’enfants atteints par le cancer. Mais je n’avais aucune conscience de l’ampleur des dégâts occasionnés par ce fléau ! Avec l’expérience que notre famille a vécue, j’ai réalisé que je n’allais pas en rester là, que, quoiqu’il advienne je me mobiliserais pour soutenir la recherche et la prévention des cancers pédiatriques. Pour ma fille bien sûr, mais aussi pour l’avenir de tous ces loulous qui se battent chaque jour et qui n’ont pas toujours la chance de pouvoir guérir. La leucémie de notre fille avait un pronostic défavorable. Ainsi on nous a proposé un essai clinique, ce qu’on a accepté immédiatement. Cependant, elle a fait une allergie à ce traitement et n’a donc pas pu en bénéficier jusqu’au bout. Sa réaction à ce traitement va peut-être faire avancer la recherche, mais ce n’est pas suffisant. D’autres enfants qui ne réagissent pas bien aux traitements « classiques », dont le type de cancer est de pronostic défavorable, pourraient peut-être avoir l'espoir de survivre avec des traitements mieux adaptés ou novateurs. Au fil des semaines, j'ai découvert que chaque jour, six enfants déclarent un cancer en France. Chaque jour ou presque, deux enfants vont décéder de ces cancers, parce qu'on ne sait pas les soigner, parce que la recherche manque de moyens pour ces cancers souvent très spécifiques.

On connaît la mobilisation des pouvoirs publics et de la population sitôt qu'une catastrophe se produit : catastrophe naturelle, accident de car, on en parle pendant des jours, c'est normal. Mais pour les enfants atteints de cancer et leur famille, il n'y a pas de mobilisation des médias. Ils restent isolés avec leur douleur. Pour ces enfants atteints de cancer et leur famille, on n'arrive pas à réunir les fonds nécessaires à la recherche sur les cancers pédiatriques. Nos politiques, sur fond de restrictions budgétaires, n'ont pas voulu voter l'octroi de 20 millions d'euros pour cette recherche sur les cancers pédiatriques. 5 millions, c'est suffisant selon eux…

À l'occasion de l'incendie de Notre Dame de Paris, j'ai vu la mobilisation de tous ces gens, tous ces mécènes, tous ces politiciens. Un sentiment d'unité nationale émergeait, c'était beau. Mais j'ai alors éprouvé un malaise profond. Il faut sauver notre patrimoine, cela est évident, c'est un des piliers de notre civilisation, ce qui relie le passé au présent. Mais nos enfants ne sont-ils pas les piliers d'un splendide édifice : celui de l'amour, de la famille ? Nos enfants sont tout simplement notre avenir ! Chaque enfant représente chacun, une magnifique cathédrale qu'il convient de préserver. Je pense que si le destin nous a fait subir cette épreuve, ce n'est peut-être pas en vain, c'est peut-être pour que nous nous mobilisions, pour que nous puissions être les échafaudages qui préservent les piliers de notre cathédrale !

Je ne peux que laisser le mot de la fin à Anne-Laure. C'est une adolescente qui a su aller au-delà de la maladie qui a bouleversé son existence : « *Quand on me demande si je regrette d'avoir eu cette maladie, je réponds que non. Même si, par moments, j'aurais aimé ne pas avoir à subir tout ça, j'ai pu beaucoup apprendre et ça a transformé ma vie.*

La maladie m'a appris à être plus patiente et plus courageuse. Moi qui aimais la science, j'ai découvert tant de choses lors de mes séjours à l'hôpital et cela me réconfortait de poser plein de questions aux docteurs pour comprendre mes traitements. J'ai fait des rencontres incroyables, j'ai pu me rendre compte de l'importance de certains événements par rapport à d'autres. J'ai pu voir qui sont mes vrais amis... Il y a tellement de choses que je ne peux pas toutes les citer. Tout ça pour dire que je ne regrette pas d'avoir eu cette maladie, et que je suis prête à aller de l'avant. Pour tous ceux qui ont une maladie ou un handicap, ne pensez pas seulement aux choses horribles que vous apporte ce truc, mais plutôt aux choses qui vous rendent heureux... »

Qu'ajouter d'autre, à part que toi aussi tu m'as permis d'évoluer, et de vivre ma vie, pour le meilleur.

Je t'aime ma Coquillette.

Avec le soutien de son papa Laurent, et de ses frères Alexandre et Maxime, Emmanuelle Audebeau

Association : **Warrior Chloé,** au nom de tous les « *Warriors* » que nous avons eu la chance de connaître, ici-bas et dans les étoiles !

https://www.helloasso.com/associations/association-warrior-chloe

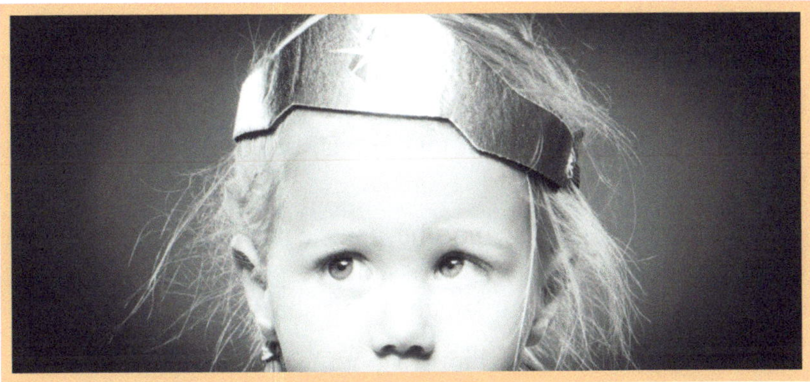

- 5 -
AUGUSTINE

« C'est quand il pleut qu'il faut penser à l'arc-en-ciel,
c'est quand il fait sombre qu'il faut penser aux étoiles »
Oscar Wilde

Huit octobre deux mille dix-huit après-midi, l'âme d'Augustine a décidé qu'elle ne pouvait plus supporter notre monde et quitte ce petit corps frêle, de quatre ans et deux mois. Car voilà deux mois que ce petit corps a commencé à se fragiliser. Je soupçonne que ce mal est en elle depuis longtemps. Avec le recul je connais ce regard, ce regard malade, ce regard qui a été le premier signe que quelque chose se tramait. Un léger strabisme, des pertes d'équilibre, et me voilà, en quelques instants, projetée du bonheur à l'horreur. Après de longues heures d'attente, le diagnostic tombe et il nous assomme, fort, très fort. On nous indique suite à l'IRM, la présence de lésions cérébrales, on nous dit que c'est grave. Il faut attendre encore quelques heures pour connaître le nom de ce mal : Gliome Infiltrant du Tronc Cérébral (GITC, ou DIPG en anglais pour *Diffuse Intrinsic Pontine*

Glioma). Ce cancer du cerveau ne laisse aucune chance à l'enfant, aucune thérapie n'existe, aucun traitement efficace, aucun enfant n'a guéri de ce cancer : 0 % de survie.

Dans deux jours elle aura quatre ans, dans quelques semaines elle nous quittera.

Commence alors un chemin hésitant, entre l'envie de la garder auprès de nous le plus longtemps possible, l'espoir que quelque chose de miraculeux arrive et l'angoisse de la voir souffrir.

On nous propose une biopsie pour confirmer le diagnostic, pour connaître le stade et en apprendre un peu plus sur ce cancer, puisque oui, en 2018, nous ne savons rien de ce cancer, rien de son origine, rien de son évolution qui est imprévisible. La seule chose que nous connaissons, ce sont les symptômes, qui peuvent être plus ou moins virulents, plus ou moins repérables : des maux de tête, des vomissements, un léger strabisme ponctuel, des pertes d'équilibre, des troubles de la déglutition et de la parole, pour s'aggraver en perte de vue, perte des facultés motrices, perte de la parole, impossibilité de s'alimenter, puis difficultés respiratoires.

Je suis, sur Facebook, depuis quelques mois, une petite fille qui a ce cancer en Angleterre et dont la famille est française, je connais donc cette maladie par le biais des réseaux sociaux. Je pleurais à chaudes larmes lorsque sa maman décrivait l'état de cette petite fille, j'avais le cœur meurtri d'imaginer une seule seconde que cela puisse arriver à l'une de mes filles. J'avais, au fond de moi, ce mauvais pressentiment, celui qui fait peur et que l'on veut effacer à tout prix de son esprit. Alors, lorsque l'ophtalmologiste avec qui j'ai eu rendez-vous en urgence pour ce léger strabisme, qui ne m'inquiétait que très peu, m'indique qu'il ne s'agit pas d'un problème aux yeux, mais de quelque chose de plus grave, quelque chose de neurologique, je sens mon cœur crier de douleur et ma tête me dire que c'était réellement un pressentiment, que je le veuille ou non.

Plongée dans le milieu médical à toute vitesse, sans autre recours possible, avec un poids énorme sur les épaules et un cœur brisé, je n'ai de cesse de penser à son bien-être au maximum.

C'est l'été, nous avons dû annuler nos vacances à 6 jours du départ, il fait beau, Augustine a l'autorisation de sortir de l'hôpital pour passer la journée de ses quatre ans en famille.

Augustine sait qu'elle est malade, que cette maladie est très méchante, qu'elle va lui causer beaucoup de soucis, mais qu'elle sera bien entourée. Je vais poser tous mes congés, et demanderai même l'autorisation de déclencher dans mon entreprise le don de congés, afin de pouvoir être auprès d'elle.

Augustine est contente de rentrer à la maison après seulement deux petits jours à l'hôpital, mais deux jours tellement éprouvants avec deux anesthésies générales et une intervention risquée dans son cerveau.

Deux jours que le diagnostic est tombé, que sa marche est difficile, que sa voix se modifie. Elle doit prendre de grandes respirations pour sortir du son. Nous passons donc sa journée d'anniversaire tous les quatre, Papa, Maman, Augustine, et sa petite sœur Léontine de sept mois. Une balade en poney, un petit donut à la fraise en guise de gâteau, elle n'arrive pas à souffler sa bougie, je dois souffler au-dessus de son épaule pour ne pas qu'elle s'en rende compte… C'est une journée avec beaucoup d'amour et de câlins. On l'étouffe de nos regards, on l'embrasse de notre amour, car nous savons, au fond de nous, que la fin de sa petite vie approche à grands pas.

Elle veut rester à la maison avec nous, nous allons alors passer le maximum de temps à la maison, là où elle se sent, je pense, en sécurité, où la famille et les amis défileront pour la voir, pour nous soutenir, sans forcément en parler. Nos relations sont pudiques, mais il suffit d'un regard compatissant, d'un geste amical, et nous savons que nous sommes bien entourés.

L'état d'Augustine se dégrade rapidement. Il faut tous les jours apprendre à encaisser une mauvaise nouvelle, une énième situation de stress, mais dans le calme, avec retenue, puisqu'elle est là, qu'elle ressent et qu'elle entend.

« Maman j'ai peur… Peur pour toi ». Elle sait que je vais mal dedans, elle sent ma détresse, mon impuissance, ma colère, mon désarroi, elle sent que je ne maîtrise rien de ce qui nous arrive, alors que je maîtrisais pourtant tout. Elle sait que je suis là, mais qu'un jour je me retrouverai sans elle, et peut-être a-t-elle peur de me blesser, de me laisser.

Je décide inconsciemment de prendre la barre du navire, je me pare de mon armure, solide, presque incassable. Je tiens un petit carnet avec tous les soins, les prescriptions, les rendez-vous, pour apprendre cette nouvelle vie, pour comprendre que telle action peut avoir telle conséquence sur son petit corps.

Nous faisons beaucoup de voyages aux urgences, pour finir fin août, à devoir rester à l'hôpital.

Je ne quitte jamais la chambre d'hôpital, uniquement lorsque Papa est là à ses côtés, pour aller me doucher ou me restaurer, mais cela ne dure jamais longtemps. Léontine, sa petite sœur est gardée chez mes parents, ils nous rendent visite tous les jours pour que je puisse passer un peu de temps avec ma petite, mais que très peu car Augustine a appris à affronter sa nouvelle vie seulement à mes côtés. Nous profitons de chaque moment ensemble, nous prenons les bons pour qu'ils surpassent les mauvais, pour qu'on ne retienne que le meilleur dans cette chambre d'hôpital, dans ce lit où elle ne peut presque plus bouger.

Alors nous décorons sa chambre, je dors là puisqu'un seul parent le peut. Papa se charge des allers-retours à la maison pour amener des jouets, pour varier les activités. Sa chambre d'hôpital est devenue notre lieu de vie. Rassurant pour elle et pour moi.

Nous savons que nous ne pourrons pas la sauver, mais nous sommes prêts à tout tenter. Augustine n'est pas mobilisable, le moindre mouvement lui fait mal à la tête, même lors de sa toilette, alors nous savons qu'elle sera uniquement suivie ici, dans cet hôpital.

Nous tentons une chimio, ça fait peur, mais même si ça ne la sauve pas, peut-être que ça fera avancer les choses pour les futurs enfants qui souffriront de cette maladie prétendue rare.

Les soins, les allées et venues du personnel soignant très gentil, des amis, de la famille, fatiguent beaucoup Augustine qui entre, alors qu'elle est en chimiothérapie depuis quelques semaines, dans une petite déprime qu'on ne comprend que difficilement puisqu'elle n'a plus la capacité de parler. C'est alors qu'on nous propose de l'hospitaliser à domicile. On nous cite ce terme « soins palliatifs », ce terme qui explose mon cœur, remplit mon ventre de douleur, mais qui est bel est bien le terme de la situation : plus de traitement possible, le seul testé n'a pas été efficace, on ne peut plus rien pour elle, uniquement la soulager de ses douleurs. Alors, on écoute, on se laisse guider, mais de toute façon, prendre sa température régulièrement, vider sa poche d'urine, et lui injecter ses médicaments ou son alimentation via la sonde gastrique n'est pas bien difficile finalement, ça fait des semaines que je vois faire, que je connais tout par cœur. Pourtant l'idée de rentrer à la maison me fait peur. Et si je faisais une bêtise, si quelque chose se passait mal, si elle mourait alors que je suis seule avec elle. L'idée me panique, mais en lui parlant et lui expliquant que c'est possible, elle acquiesce, elle sourit malgré sa paralysie faciale. Je comprends donc qu'il est temps qu'elle retrouve son nid.

À la veille du départ à la maison, la chambre est vidée, Papa est rentré, nous nous apprêtons à nous coucher, main dans la main, le projecteur d'étoiles allumé éclairant le plafond, quand soudain, elle vomit à n'en plus pouvoir respirer, elle s'étouffe, tout le monde s'agite autour d'elle, elle s'endort tant bien que mal, s'attachant à l'idée que demain elle sera à la maison. Mais moi je sais qu'elle ne pourra pas rentrer, cet épisode a fait peur aux médecins, elle doit rester sous surveillance. Je le lui apprends au réveil le lendemain matin, elle pleure, elle tape du poing sur le lit. Elle est déçue, tellement déçue. Alors ça devient mon objectif premier : rentrer chez nous, peu importe ce qui se passera.

On nous octroie enfin, quelques jours après, la sortie ! L'hospitalisation à domicile peut commencer. Augustine qui ne communiquait plus depuis quelques jours reprend l'envie de communiquer par des gestes, et celui qui montre qu'elle est joyeuse, c'est celui de mettre le doigt dans son nez, ça la fait rire, habituellement, j'aurais trouvé ça sale, mais je ris aussi. Elle est contente d'être dans l'ambulance et de rentrer chez elle, même si je l'ai bien prévenue que son lit sera un lit d'hôpital dans le salon. On réaménage le salon, les infirmiers viennent livrer tout le matériel et les médicaments, ma maison est toute retournée, mais elle est tellement contente d'être là. Je prends en photo les jeux qu'elle peut encore faire, tous les livres qu'on a, et je lui montre les photos pour qu'elle choisisse, c'est un des moyens de communication qu'on a trouvés.

Ma grande fille de quatre ans parlait tellement bien, des belles phrases, des jeux de mots, toujours le mot pour rire, il est donc tellement difficile de ne plus savoir échanger aussi bien. C'est frustrant pour elle et pour nous.

La petite sœur rejoint également le foyer, tous les quatre réunis pour quelques jours qu'on espère calmes.

Mais évidemment, ça ne se passe pas aussi calmement, Augustine se vide par le bas, cinq fois dans la nuit. C'est, certainement dû au fait de l'avoir mobilisée. Nous sommes épuisés, la petite sœur ne dort pas beaucoup, elle est perturbée de revenir ici alors que cela fait des semaines qu'elle vit avec ses grands-parents, elle n'a plus de repères. Difficile d'encaisser ça aussi, mais je suis épuisée et je ne veux pas que mes nerfs prennent le dessus, Augustine est encore là, il faut que je sois avec elle jusqu'au bout.

Mes parents comprennent ma détresse et reprennent Léontine pour nous soulager d'un bébé perturbé alors que nos nuits le sont également. Les journées deviennent longues, le temps passe au ralenti, mais il passe, nous approchant de plus en plus de cet après, la vie après son départ. Bien sûr, nous le savons, bien sûr, nous y pensons, mais nous faisons face.

Nous avons énormément de soutien depuis la création de l'association ***Wonder Augustine***, décidée par l'un de mes cousins et une de mes amies. Je donne, régulièrement, des nouvelles d'Augustine sur les réseaux, tout d'abord pour la famille et les amis, puis la communauté grossit sans que je ne comprenne comment ni pourquoi. Nous recevons des centaines de messages, de lettres, de jouets, de dons, nous sommes dépassés par cette solidarité ! Dans mon village, une « cantine » se met en place avec un planning pour nous faire des repas, pour ne pas que nous perdions du temps avec les courses et la cuisine ! Une solidarité comme jamais on n'aurait pu l'imaginer.

Ma famille, mes amis, des connaissances sont très impliqués, et nous apprendrons même que des personnes inconnues seront très présentes pour nous jusqu'au bout et encore aujourd'hui.

Bien sûr, nous sommes portés par une telle solidarité, nous nous sentons soutenus. Augustine passe à la télé (en photos), je lui montre, elle est heureuse, elle regarde en boucle. Je lui dis qu'énormément de monde l'aime alors qu'ils ne la connaissent même pas, car elle est courageuse, car c'est un exemple pour beaucoup de monde, elle est fière !

Les jours passent, seulement deux petites semaines en hospitalisation à domicile, mais nous avons pris un rythme, même fatigués. Augustine reprend des forces, elle bouge un peu plus les bras, commence à ressortir des sons, elle rigole, elle nous fait des blagues en se cachant sous sa couette, elle accepte les visites des infirmières, de la kiné, de l'entourage. Je sens que ça s'améliore, ce n'est pas grand-chose, mais pour mon cœur de maman, c'est beaucoup.

Je vide son urine comme tous les matins, et je sens que l'odeur a changé, il n'y a plus les dépôts habituels dans sa sonde, je sens que quelque chose m'échappe. Je demande au médecin une analyse d'urine, et le lendemain, Augustine montera en température très vite, sera inerte, tremblera de tout son petit corps. Quel calvaire de la voir souffrir aussi fort, elle n'évacue plus ses urines, son ventre est gonflé, elle a mal.

Mon Dieu, je suis en colère, pourquoi tous ces efforts ces derniers jours pour finalement la voir si mal.

Nous sommes transportés à l'hôpital le plus proche, nous sommes fatigués, stressés, et pour une fois je suis en colère. Le personnel aux urgences dans cet hôpital qui n'a pas suivi Augustine ne sait pas réagir face à cette situation, je sens qu'ils ne font rien qui va dans le bon sens, ils ne lisent même pas le cahier de suivi, je m'énerve, je m'agace. Augustine fronce les sourcils, me regarde et me montre du doigt le coin de la pièce, « tu me demandes d'aller au coin ? » Elle acquiesce. Alors je comprends que de m'emporter comme cela devant elle, est mauvais pour elle, je m'excuse. Mais c'est le dernier échange que l'on aura ensemble. Elle s'endort, pour deux jours, puis pour toujours.

Les résultats de son analyse d'urine nous arrivent trop tard, l'antibiotique qu'elle a reçu ne faisait pas effet, le germe était plus résistant.

Son petit corps n'a pas supporté cette infection, en plus de toutes les métastases qu'elle avait aux méninges, dans la moelle épinière, et de cette tumeur mal placée…

Son départ est forcément un choc, même si l'on s'était préparé, enfin, on ne se prépare jamais au décès de son enfant, même si on sait que ça arrivera.

Alors que ses yeux sont clos, que son teint est pâle, je l'ai dans mes bras, froide, j'ai envie de la réchauffer, c'est bête.

Papa me rappelle alors la discussion que nous avions eue quelques jours auparavant, même dans ces moments-là, nous restons sensés, les pieds sur terre, alors que son âme est déjà au ciel. Cette discussion portait sur la décision de faire don de la tumeur d'Augustine à la recherche. Car ce qui me révoltait le plus dans la maladie, c'était que cette recherche n'avançait pas. Ce sera alors l'objectif premier de l'association ***Wonder Augustine*** : financer la recherche. Quand nous faisons part de notre décision au médecin qui vient d'entrer dans la chambre, étonnée, elle ne sait même pas quelle démarche elle doit réaliser. Sa tumeur sera prélevée le lendemain, avant qu'Augustine soit emmenée au funérarium, là où elle restera quelques jours, un peu défigurée, mais tellement apaisée dans son costume de « *Wonder woman* ».

Perdre un enfant c'est tragique, quelles qu'en soient les circonstances. Mais perdre un enfant c'est aussi s'ouvrir à d'autres possibilités… Je reçois régulièrement des paillettes bleues comme celles de son costume de *Wonder Woman,* dans des endroits improbables, dans des endroits qu'elle n'a pas connus. Alors je sais que notre monde n'est qu'un passage, quand je me sens mal je ferme les yeux, je respire et je sais qu'elle m'attend, du moins, c'est l'espoir du reste de ma vie.

Nous reprenons notre vie d'avant, nos emplois, notre deuxième chérie qui doit se réadapter à nous, mais finalement, c'est elle qui nous permet de continuer, de rire, d'aimer, de ne pas sombrer. Elle nous oblige à nous lever le matin, c'est devenu notre seule motivation. Et grâce à elle, à son innocence, le prénom d'Augustine résonne toujours dans notre foyer, parce que c'est et ça restera sa grande sœur.

La vie est faite d'épreuves, certains dégustent plus que d'autres, certes, mais il faut pouvoir surmonter, même si nous ne sommes pas des surhommes. Nous avons appris que l'amour est bien le lien le plus important, le plus fort, entre la vie ici et ce que l'on considère comme la mort. Cette mort n'est peut-être qu'en fait une renaissance, un retour à l'essence, l'essence de l'âme. L'âme de ma fille reste auprès de nous et même si la douleur de l'absence est forte, je vis pour elle, pour qu'elle continue de vivre à travers moi.

Deux ans après son départ, l'association ***Wonder Augustine*** finance un troisième projet de recherche, dont les échantillons de tumeur utilisés seront ceux d'Augustine.

Pour toujours, de la Terre au Ciel.

Pauline Desplanque

Association : **Wonder Augustine**

https://www.wonderaugustine.fr/

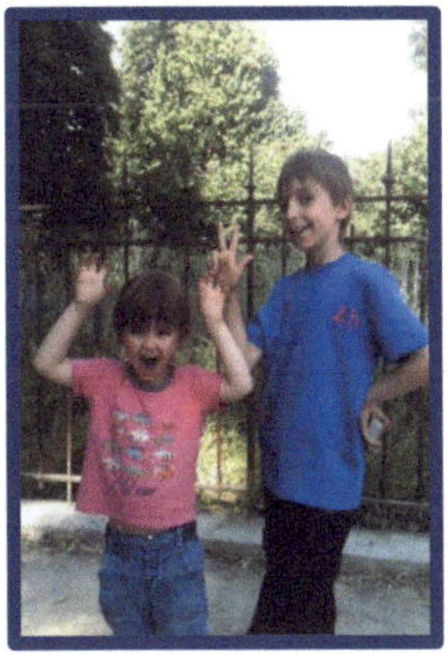 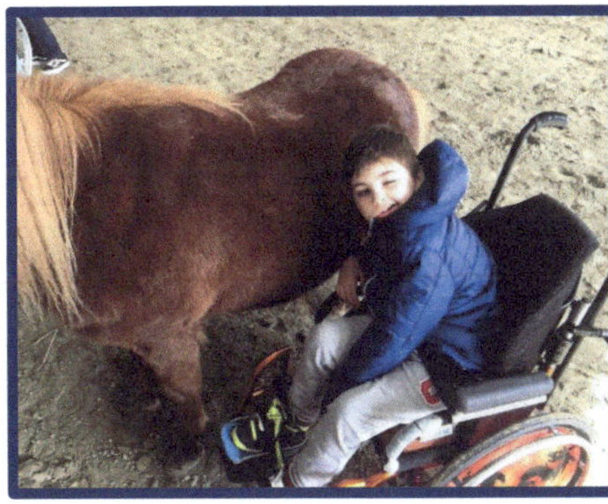

- 6 -
BAPTISTE

« Je t'enverrai un baiser avec le vent. Et je sais que tu l'entendras. Tu te retourneras et sans me voir, je serai là »
Pablo Neruda.

Préambule.

Après deux ans et demi de combat inégal et sans relâche contre une terrible maladie : le cancer, notre fils Baptiste est décédé le 12 mars 2019 à l'âge de neuf ans et demi.

L'annonce d'un tel diagnostic pour notre enfant fut ressentie par chacun d'entre nous comme un véritable tsunami intérieur. L'irruption de cette annonce insensée dans notre sphère familiale jusqu'alors plutôt préservée d'événements tragiques a définitivement bouleversé le cours de notre vie.

Lors du parcours qui s'ensuivit, notre petit garçon a été propulsé dans une réalité cruelle et inimaginable. Il a subi et enchaîné traitements et interventions en tous genres, dans différents hôpitaux pendant des mois entiers. Notre vie s'est organisée autour de lui pour le soutenir au quotidien et l'accompagner autant qu'il était possible. Bien que déchirés à l'intérieur par cette découverte monstrueuse, nous avons trouvé la force et l'énergie de continuer pour lui. Parce que son courage et sa volonté de vivre nous obligeaient nous les adultes, à ne pas lâcher prise et à garder espoir. Parce que nous étions soutenus par nos familles et nos amis. Parce que nous avions à nos côtés et au chevet de Baptiste, des soignants exemplaires (médecins, infirmières, rééducateurs).

À différents moments, nous avons même cru que nous pourrions l'extraire de tout cela. Malgré les rechutes (au nombre de deux). Et parce que dans notre monde d'avant auquel nous nous raccrochions tant bien que mal, les histoires se terminent bien et les enfants ne meurent jamais. Force est de constater que la Vie nous a obligés à changer de point de vue et à faire preuve de réalisme… Et à rechercher un peu de poésie, de beauté, de lumière…

Un matin de mars, Baptiste s'en est allé vivre ailleurs et loin d'ici. Certains pourront se sentir gênés de cette dénomination, comme si cela signifiait que nous refusions de voir la crudité de la chose. Absurdité de ces raisonnements rationnels et implacables, qui donnent à la Mort une lourdeur et une implacabilité qui pourraient nous abattre définitivement. Oui, l'enveloppe charnelle de notre fils Baptiste s'est envolée mais il nous reste bien d'autres choses que peut-être d'autres parents cherchent encore sans succès : un Amour indéfectible et transcendant, une attitude noble et fière face aux douleurs de l'existence. Son grand frère Raphaël en est l'exemple le plus frappant.

Les textes qui suivent, ont été écrits dans les semaines et les mois postérieurs au décès de notre petit garçon. Leur présentation et leur contenu sont tous différents mais ils ont un fil conducteur incassable : une déclaration d'amour à notre enfant parti et l'envie de le prolonger autrement.

Pour conclure : à ceux et celles qui liront ces lignes, je demande de parler de nous autour d'eux : « Parlez des enfants malades et handicapés, du combat quotidien qui est le leur. Tout comme celui de leur famille dont la vie est suspendue à celle de leur enfant. Parlez des enfants décédés et de leurs parents, de leurs frères, leurs sœurs, grands-parents, oncles, tantes, cousins, amis. Tous ceux pris dans cette réalité cruelle et inacceptable. Parlez de nous tous pour nous rendre visibles et fiers. Car le silence cruel et persistant qui nous entoure, nous enferme dans une réalité et un monde qui peuvent nous enterrer vivants. Alors, tendez-nous la main pour nous faire sentir que nous sommes toujours humains parmi les humains. Et parlez-nous de nos enfants car c'est ainsi que vous comprendrez que nous sommes et resterons à jamais des parents… »

Doudou Lapinou. 06 04 2019.

Le soir je me suis longtemps couchée avec ton doudou Lapinou contre ma poitrine. La nuit je me réveillais lorsque la petite peluche s'échappait, s'évanouissait, s'envolait vers d'autres contrées inconnues. Comme si le Lapin bleu jouait à cache-cache avec moi et était à la recherche de son véritable propriétaire. Lui aussi, désormais se sent esseulé, inanimé, orphelin. Ce petit bout de tissu affectueux t'a longtemps suivi dans tes aventures enfantines, tout comme il t'accompagnait chaque nuit au pays des rêves. À l'entrée en crèche, aux premières semaines à l'école et dans nos escapades familiales, Lapinou était là, fidèle à son petit-maître. J'en avais acheté trois exemplaires. Au cas où… Histoire peut-être de conjurer les mauvais sorts…

Jusqu'à un jour où tout cet univers enfantin, normal, habituel s'est effondré brutalement. Lapinou t'a accompagné un matin de novembre 2016, sur un brancard, en direction de la salle d'opération. Nous ignorions si nous nous reverrions ensuite. Nous n'avons pas pu te suivre ni demeurer à tes côtés dans cette salle dont je cherche encore à imaginer le décor, les protagonistes, le déroulement de cette si longue journée. Tu portais au poignet ainsi que ton fidèle compagnon, un bracelet bleu en plastique pour t'identifier. Pas terrible en fait ces bracelets alors que toi, Baptiste tu as toujours su confectionner et m'offrir de si jolis bijoux.

Lorsque tu es enfin ressorti de la salle d'opération (environ dix heures plus tard), la nuit était bien avancée. Entre-temps, combien de fois cette question est-elle venue nous assaillir : vivant ou mort ? Nous t'avons alors retrouvé intubé de partout, sous assistance respiratoire et entouré de machines qui sonnaient de manière intempestive.

Tu as ensuite dormi pendant deux jours non-stop. Nous assistions impuissants à ces ballets perpétuels de soignants en tous genres, sidérés et accrochés désespérément à ton souffle, aux battements de ton cœur qui s'agrippait aux nôtres.

Quelques jours après, tu as été transféré dans un hôpital pédiatrique, en service de réanimation. L'Enfer sur Terre. De ce jour, tu n'as plus sucé ton pouce et tu t'es détourné de ton doudou. Tu n'as plus pu t'alimenter normalement pendant de nombreux mois et tu n'as finalement recouvré l'usage de la parole qu'un an plus tard. Peu de temps avant Noël.

Avec Raphaël ton grand frère, ta mamie et ton copain Enzo, nous t'avons cherché d'autres peluches. Dans cette chambre sans âme où tu as séjourné pendant six longues semaines, nous avons envahi ton lit de peluches toutes différentes. Comme des grigris pour tenter d'écarter les maléfices, te rassurer, nous rendre utiles. Par la suite, quelques doudous ont encore suivi cette poursuite d'hospitalisations dans d'autres services spécialisés aux noms barbares : oncologie, chirurgie, radiothérapie, médecine rééducative. Deux ans et demi d'un parcours que nous n'arrivons toujours pas à nommer.

Quand finalement cette saloperie de maladie a mis définitivement ton corps K.-O., nous avons dû nous résoudre à te préparer une dernière couche douillette pour le Grand Départ. Doudou Lapinou s'est naturellement installé auprès de toi pour toujours. Désormais, son double se console difficilement auprès de moi et doudou Koala, son acolyte, a pris ses quartiers dans la chambre de Raphaël. Désormais, je transporte Lapinou dans mon sac avec le secret espoir que son propriétaire viendra peut-être un jour le récupérer : parce que les doudous restent éternellement fidèles à leurs propriétaires.

Petite histoire douce et amère. 08 04 2019.

Quatre, nous étions quatre
Deux parents et deux garçons.
Une famille banale, sans histoire,
Une famille « Ricoré », comme aimaient le dire nos espiègles enfants.

Quatre, nous étions quatre
Deux parents et deux garçons
Une famille brutalement touchée, dévastée par la maladie.
Quatre, nous étions quatre
Deux parents et deux garçons
Et bien d'autres, autour, encore,

Qui ont lutté avec ténacité, courage et amour
Pour protéger l'un des leurs
Encore si petit, si fragile
Bien trop jeune pour quitter les siens
Et partir vivre ailleurs

Trois, nous sommes trois maintenant, dorénavant
Deux parents dévastés
Un grand frère esseulé
Tous remplis de larmes et de pourquoi ?
Face à un vide sidéral et abyssal

Trois, nous sommes trois
Maintenant, dorénavant
Souhaitant survivre à ce marasme
Par amour malgré tout de la vie
Par amour pour Lui et pour chacun d'entre nous.

Déjà le rideau était en train de tomber. 11 04 2019

Déjà le rideau était en train de tomber mais je l'ignorais
Aveuglée par mon amour indéfectible et par ma peur de te perdre.
J'ai quelques fois détourné la tête face à l'évidence.
J'ai refusé de voir l'inexorable quand pendant quelques jours, tu conservais un torticolis, un rictus étrange.
Quand tu te levais nauséeux, pleurant au réveil.
Quand tu nous disais avant la découverte de ce qui se tramait dans ton cerveau : « je dors les yeux ouverts. »
Déjà le rideau était en train de tomber quand l'opération terrible a eu lieu.
Quand les traitements aux noms barbares, se sont succédé.
Quand nous redémarrions une autre vie : nouvelle maison, nouvelle école pour notre nouvel enfant que nous apprenions à aimer différemment.
Déjà le rideau était en train de tomber et tu l'avais bien compris, quand quelques jours avant tu m'as dit « maman, je n'arrive plus à lire. »
Et que je t'ai répondu : « mon cœur, tu es fatigué, tes yeux ont besoin de se reposer également. »
Déjà le rideau était en train de tomber quand tu t'endormais brutalement,
Quand ton corps se tétanisait et que ton esprit s'évanouissait.
Quelques heures plus tard, le rideau est définitivement tombé.
Nous l'avons vu peu à peu descendre sur toi.
Telle une délivrance à tes nombreuses souffrances.
Tel un accès à un ailleurs plus doux mais trop loin de nous.
Le rideau est définitivement tombé sur notre vie à quatre.

Restent nos souvenirs avec toi. Reste à jamais notre amour pour toi… Reste notre vie sans toi. Reste notre vie à trois.
Reste la nécessité de te prolonger, en vivant doublement pour toi Baptiste, mon fils céleste…

Si ta Mort n'est pas la fin. 30 05 2019

Si ta Mort n'est pas la fin,

Notre Amour ne s'arrête pas.

C'est au contraire, le début d'une autre histoire,

Différente, Impalpable, secrète, Magique !

Si ta Mort n'est pas la fin,

Je peux continuer à te voir, te sentir, t'entendre me parler…

Tu peux encore et toujours rire, danser, chanter, jouer !

Autant qu'il te plaît !

Si ta Mort n'est pas la fin,

Nos cœurs peuvent toujours, encore…

Se rejoindre, s'émouvoir de leurs retrouvailles.

Nos âmes peuvent toujours et plus encore,

S'étreindre tendrement dans une félicité infinie de leur existence éternelle.

Et fidèles l'une à l'autre…

La boîte à souvenirs. 31 07 2019.

Je viens de retrouver une boîte oubliée et qui t'appartenait. Je laisse mes doigts se promener sur les motifs en relief sur le couvercle et mes pensées se perdre et s'envoler… Loin d'ici…

Je redécouvre cette boîte en terre rouge, fabriquée de manière artisanale en Kabylie et offerte par Hamza qui fut pendant de nombreux mois, le gardien de tes nuits à l'hôpital. Doux et délicat Hamza, qui veillait sur tous les enfants de l'Hôpital, comme s'ils étaient les siens.

Ce bibelot est resté longtemps sur une de tes tables de nuit, au milieu d'une multitude d'autres objets hétéroclites : petits jouets, livres, doudous, mais aussi pansements, pommades et ta précieuse télécommande ! Une accumulation d'objets qui se sont installés au fil des semaines puis des mois ; sortes de paravents contre les maladies et les tristes sorts…

Cette boîte colorée était devenue le symbole d'horizons lointains, d'exotisme, de voyages toujours possibles et désirables. À réaliser un jour, c'est certain, tous les quatre…

Et puis, cette boîte est revenue un jour à la maison, plus tôt que prévu et sans son propriétaire.

Je la chéris depuis lors, comme je chérissais et aimais tout ce que tu étais ici-bas…

Intention dérisoire et pourtant témoignant de mon amour éternel et inconditionnel pour toi, mon enfant.

Pour toi, mon fils Baptiste.

Pour toi, le petit frère de Raphaël.

Haïkus inspirés par ce que fut Baptiste et par sa présence toujours aimante et continue… Été 2019.

Lumière d'été
Capitule et recule
Voici la brise du soir.

Le chat se réveille
Promène son regard :
Magnétisme et Beauté de l'Instant.

Dragon Céleste
Promets-moi ton retour
Car je reste saisie ici-bas.

Une fenêtre sur le Monde
Ouvre mon cœur
Moment d'oubli de moi-même.

Dans la torpeur de l'été,
Je frissonne et m'abandonne
À mon chagrin et à ta perte.

Le dégel du Cœur
Pour accueillir la douleur du Monde
Et nos rires célébrant ton retour.

Petit Prince des Étoiles,
Nos âmes sont reliées
S'aiment et se rejoignent à l'envi…

J'accroche mon cœur à la Lune,
Astre brillant d'Amour
Au milieu des étoiles à la lumière éternelle.

La Nature est sage et puissante,
L'Humanité est sauvage et incandescente.
Écoute le bruissement de la Vie !

Ton sourire s'envole
Et vient se poser sur ma joue.
Vis, aime, jouis de ta vie Bel Enfant au Firmament !

Quand tout à coup, tu apparais,
Au détour d'un regard, d'un songe, d'un toucher délicat,
Mon cœur bondit de joie et nos liens du cœur se resserrent éternellement.

Lettre au Père Noël. 08 12 2019.

Aujourd'hui dimanche, nous avons fait le sapin de Noël, sans toi. Tu étais comme à l'habitude, parmi nous, dans nos cœurs ainsi que dans chacun des objets que tu affectionnais tant et que nous nous efforcions d'installer sans trop nous appesantir sur cette réalité.

Ta perte est irréelle, abyssale… Les mots sont tellement dérisoires et en deçà de ce que nous ressentons. Jusqu'à présent nous faisions partie de ces parents qui avançaient dans la vie en pensant que leurs enfants sont et seront toujours en bonne santé et prémunis contre les sales coups du sort. Nous avancions dans la vie avec cette idée répandue, que lorsque la séparation se produit, elle n'a lieu que parce que l'enfant est devenu adulte et apte à voler de ses propres ailes… Expression étrange et ironique si on la rapporte à notre réalité.

Mort à l'âge de 9 ans et demi ça laisse sans voix et ce n'est pas très compatible avec la magie de Noël… Bientôt neuf mois que mon esprit et mon cœur se heurtent à cette réalité insensée, incompréhensible. Réalité qui nous a fait basculer de l'autre côté, dans un monde parallèle, où les gesticulations et les postures d'une partie du monde nous semblent maintenant souvent absurdes et mesquines.

Bientôt neuf mois que nous sommes séparés. À neuf ans on ne vit pas loin de sa famille, c'est insensé ! Pendant combien de temps vais-je faire le décompte des semaines et des mois, puis des années ? Bientôt le premier Noël sans toi et encore combien à venir… ? Et puis Pâques, la Fête des Mères puis celle des Pères ! Sans oublier bien évidemment les anniversaires : le tien et celui de ton Dé… part ? Dé… cès ! Comme il est douloureux et scandaleux à prononcer ce mot-là.

Si seulement je pouvais avoir encore quelques fois, l'espoir de te toucher, de te parler, de t'embrasser et de te regarder. Ne serait-ce que quelques minutes… C'est le seul et unique cadeau que je me souhaite. Que je nous souhaite. Cadeau inaccessible et que je vais taire pour ne pas peiner ton papa et ton grand frère qui ont déjà fort à faire…

Même le Père Noël n'a pas ce pouvoir et ton grand frère a largement passé l'âge pour appeler à la rescousse le gros Bonhomme Rouge.

Alors pour se consoler, mon cœur de maman t'imagine vivre autrement et éternellement. Je te souhaite vivant, libéré de tes souffrances et heureux dans cette nouvelle vie. Je te souhaite protégé et aimé par tes ancêtres. Je t'imagine joyeux et partageant tes jeux avec tes nouveaux et nombreux amis.

Baptiste, mon fils, l'Amour que nous te portons est sans limite et éternel, sois-en convaincu !

Baptiste, mon fils, j'apprends, nous apprenons à vivre avec ton absence et à réinventer ta présence parmi nous.

Baptiste, nous t'aimions, nous t'aimons et nous t'aimerons… toujours, éternellement, sans faillir.

Aujourd'hui c'est la fête des Mères... 07 06 2020

Baptiste, mon fils,

Aujourd'hui c'est la fête des Mères... La deuxième sans toi...

Je viens de retrouver un joli poème illustré que tu m'avais offert en 2018 à cette occasion. Tu l'avais écrit et décoré avec Cyrille, ton maître d'école à l'Hôpital. Un maître avec lequel tu avais partagé des moments complices et stimulants, une parenthèse de normalité dans un quotidien tellement étrange. Ce fut une merveilleuse rencontre, porteuse de beaucoup d'espoir : ta force de caractère et ton humour l'avaient ému et comblé. Un avenir se dessinait, une scolarité à l'école se préparait...

Le vide que représente ton départ m'oblige à te penser, te vivre et t'aimer différemment. Mais contre cela, je sens que je résiste et me révolte très souvent. Aujourd'hui, bien évidemment, et surtout depuis ce passage fatidique et cruel de la première année. Une date anniversaire dont la portée est indicible.

Le 12 mars, cela a fait un an que tu t'es envolé. Coïncidence étrange, cette date est venue percuter un moment tout aussi stupéfiant : celui du confinement. Au dehors, beaucoup de gens s'agitent, s'affolent, s'énervent... De quoi ? Pourquoi ? Nous, nous avons déjà perdu l'essentiel. Nous, nous avons vécu et vivons l'impensable, le monstrueux. Nous, nous savons que parfois la vie est insensée et que certaines choses sont irréparables...

Et que notre Monde d'après se fera désormais sans toi.

Passer de quatre à trois, du jour au lendemain... C'est incroyable, irréel et tellement injuste ! Je me remémore lorsque tu es né. Tu nous as obligés par moments, à te faire une place, à vivre autrement. Cette place, tu as su très vite la trouver, t'y installer. Car même bébé, tu étais incroyablement débordant de vitalité et d'amour.

Aujourd'hui, il nous faut effectuer le chemin inverse, un parcours douloureux, car, évidemment, on ne pensait jamais devoir effectuer cette forme de renoncement définitif.

Face à cette réalité, mon cœur de maman est meurtri, blessé définitivement. L'amour que je te portais est comme enfermé en moi. Il t'était destiné, alors qu'en faire maintenant, à qui l'offrir, quoi en faire pour ne pas te trahir ? Car l'amour que je porte à ton grand frère est tout aussi fort, puissant, profond, durable mais… différent, unique.

Baptiste, mon magnifique petit garçon, cette nouvelle route, nous l'empruntons désormais sans toi, physiquement à nos côtés. Nous apprenons quotidiennement à chercher et retrouver ta présence aimante et réconfortante auprès de nous d'autres manières. Un chemin de longue haleine et extrêmement tortueux.

C'est pourquoi Baptiste, je te fais aujourd'hui un serment de Maman à la Vie, à la Mort : je vais continuer à avancer dans cette vie qui est désormais la mienne. Je vais continuer à prendre soin de ceux que j'aime. Je vais continuer à t'aimer autrement dans ma nouvelle vie, malgré ma douleur, malgré ma révolte, malgré mon incompréhension. Parce que ta courte existence terrestre fut une leçon de vie dont je souhaite m'inspirer désormais. Mon fils, je fus et demeurerais éternellement fière de ce que tu étais. Mon fils je t'aimais, je t'aime et je t'aimerai éternellement.

Emmanuelle

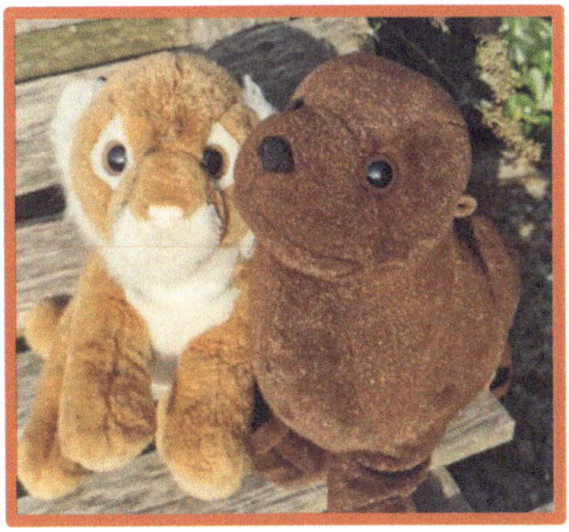 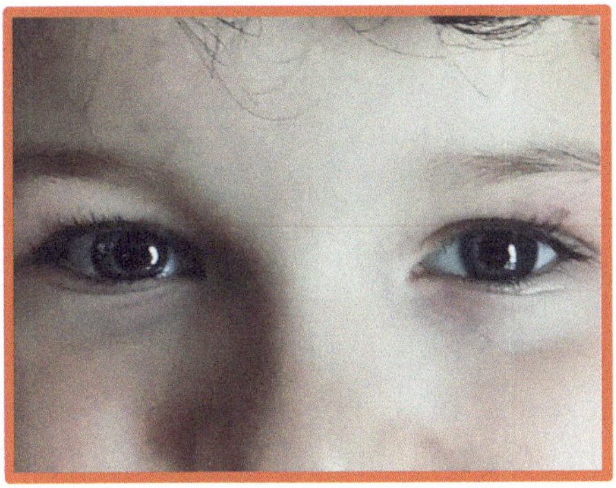

- 7 -
CAPUCINE

« Il faut toujours garder espoir même lorsque tout devient si noir car au final, même la nuit la plus sombre se terminera et le soleil se lèvera »
Elias Mayombe

Après la perte de Juliette dont je vous raconte l'histoire ici en chapitre éponyme, l'arrivée de Capucine m'a fait l'effet d'un tsunami. Je n'avais pas ressenti cela à la naissance d'Antoine en 2011. Mais l'arrivée d'une petite fille le 7 avril 2014 alors que nous aurions dû fêter les 8 ans de Juliette deux jours plus tard a été bien plus dure que je ne l'avais imaginée.

Dépression post-partum.

Puis attachement.

Capucine joviale, toujours le sourire, « bébé parfait ». Jamais de pleurs, super-sommeil, épanouissement total.

Douleurs nocturnes. Boiterie. Diagnostic. Début du combat. Je fonce tête baissée. La peur de perdre à nouveau un enfant s'évanouit devant l'évolution favorable de la maladie.

En effet, après trois années de traitement, à se battre contre une leucémie lymphoblastique de type B, nous sommes heureux d'apprendre la rémission de Capucine. Ce que nous ignorons c'est que ce répit sera de courte durée. Quatre mois et demi ! Des maux de tête nous poussent à faire des examens complémentaires. C'est la ponction lombaire qui sera pour nous le couperet. Nous étions en train de nous préparer pour passer des vacances en famille. Tous les cinq. Nous retrouver après une chute vertigineuse de trois ans qui a sérieusement menacé notre équilibre.

Capucine adorait regarder une célèbre émission consacrée aux zoos. Elle était en admiration devant les tigres. Le tigre : combattant pour un long combat. Nous nous préparions donc pour fêter sa victoire, à aller à leur rencontre dans un de ces zoos (célèbre grâce à son panda).

Résultat de la ponction : tout s'écroule à nouveau. La terre s'ouvre sous mes pieds et je suis aspirée par les ténèbres. Incompréhension, colère. Pourquoi elle ? Pourquoi Nous ? Nous sommes submergés par les émotions négatives, mais cette fois-ci, nous savons à quoi nous attendre.

Les médecins nous expliquent que nous n'avons pas le choix, il faut s'orienter vers la greffe de moelle osseuse, dans un autre hôpital. Deux centres de greffe nous sont proposés, nous optons pour le plus accessible géographiquement.

Il y a quelques heures, nous choisissions quoi mettre dans les valises pour nos vacances. Nous sommes vendredi, on veut tout annuler, ce week-end dont elle rêvait tant… Le médecin nous conseille de faire cette sortie, que nous allons avoir besoin tous d'être gonflés à bloc et qu'ici rien ne pourra être mis en place avant le milieu de semaine prochaine. Pour moi « maman », ce week-end est irréel, je suis présente sans y être vraiment.

Pour Capucine, même si on voit des signes de faiblesse, on se doit de l'emmener au zoo lui montrer les tigres. Ces journées qui devaient être une fête, sont difficiles psychologiquement pour nous mais physiquement pour elle. Le médecin a raison, ses yeux brillent devant les tigres, le panda, ce séjour lui donne l'énergie pour combattre.

Entrée à l'hôpital, pose du cathéter central. Début des traitements. Le nouveau protocole prégreffe se met en place. C'est le retour de la chimiothérapie, des corticoïdes.

On sait à quoi s'attendre sauf que Capucine a grandi depuis la dernière fois. Elle est en âge de comprendre qu'il n'est pas normal d'aller à l'hôpital plutôt qu'à l'école à cinq ans. Ses cheveux sont longs, elle rêve d'avoir ceux de Raiponce. Elle a peur de les perdre. C'est sa plus grande crainte. Pourquoi elle et pas ses frères ? Elle est en colère, et devient mutique. Elle parle aux autres à travers moi, je suis son interprète. Elle se met dans une bulle, elle ignore le monde autour d'elle. Lorsque ses frères viennent, elle me demande « ils vont encore rester longtemps ? ». Elle leur en veut, elle ne comprend pas pourquoi c'est encore elle. Sa colère se traduit ensuite différemment, je suis devenue son punching-ball. Comment lui en vouloir ? Ce sont les médicaments qui la rendent comme cela. Elle a toujours faim à cause des corticoïdes à haute dose, il faut la restreindre. Elle ne comprend pas et me dit un jour « De toute façon, tu n'es pas une vraie maman car une vraie maman donne à manger à ses enfants ».

On comprend très vite que la greffe se fera en décembre et que nous passerons Noël à l'hôpital. Il faut préparer les garçons à cela. Dès le début du traitement, contrairement à la dernière fois, nous nous écartons de la partie médicale. Les soignants gèrent cette partie, et nous, on s'occupe de la partie « loisirs ». L'école à l'hôpital et à la maison est mise en place, l'art-thérapie, la musicothérapie. Mon objectif : distraire Capucine, lui faire oublier, même quelques minutes, l'hôpital et la maladie.

Mi-novembre, nous rencontrons l'équipe du centre de greffe. Nous sommes partis tous les trois, accompagnés d'une amie qui gère Capucine quand nous sommes avec les médecins. Il nous faut une tierce personne, on sait que cette amie est capable de faire de ce rendez-vous une sortie « ludique ». Elle sait faire ! Et elle a bien rempli sa mission, même si c'était très dur.

Il me faut plusieurs jours pour me remettre de ce rendez-vous car les médecins nous préparent à toutes les éventualités. Nous apprendrons plus tard que l'équipe avait trouvé que nous posions beaucoup de questions, trop peut-être…

Préparation du « séjour », trouver un logement, prévoir les activités, organiser la vie des garçons, nous avons peu de temps. Nous ne pouvons pas rester la nuit avec Capucine en chambre de greffe à cause des protocoles du service. Protocoles auxquels nous allons très souvent nous heurter au cours du séjour dans cette chambre devant des soignants compréhensifs mais impuissants face à l'institution et ses règles. Celles-ci sont parfois absurdes à nos yeux car illogiques pour nous. Nous avons toujours les mêmes réponses lorsque nous essayons de comprendre : ce sont les habitudes du service. Par exemple, les parents d'un enfant de moins de 3 ans peuvent rester, eux, jour et nuit. Passé cet âge, c'est impossible. Le protocole aurait-il expliqué aux microbes en tous genres comment se comporter en fonction de l'âge du petit patient ?

Nous prenons donc contact avec la maison des parents qui nous accueille avec énormément de chaleur humaine. Le goût amer des fêtes de fin d'année a été adouci grâce à la bienveillance de cette équipe formidable.

Lorsque le diagnostic de récidive est tombé, nous avons eu une longue discussion avec les garçons car ce fut pour eux aussi un gros choc. On leur a expliqué que nous aurions peu de temps pour eux pendant les semaines à venir, qu'ils allaient devoir être le plus autonome et responsable possible du haut de leurs quinze et huit ans, de continuer de travailler à l'école. On ne serait pas là physiquement mais toujours présent près d'eux. On savait qu'on leur en demandait beaucoup mais aussi que l'on pouvait compter sur eux, leur faire confiance et qu'ils étaient capables de comprendre. Mes parents nous ont accompagnés dans ce combat et ont géré les garçons afin qu'ils puissent « tenter de vivre normalement », rester chez eux, avoir leurs repères.

C'est malheureusement une deuxième fois pour nous et nous gérons cela différemment. Mon mari continue de travailler et moi, je m'arrête. La bataille sera plus courte mais intense.

Le protocole pré greffe a pour objectif de détruire toutes les cellules malades, ensuite il y a la phase de « conditionnement », il faut détruire toute la moelle osseuse afin de la remplacer le jour de la greffe. On élimine toutes les cellules, bonnes et mauvaises afin de pouvoir accueillir une nouvelle moelle.

Début décembre, nous sommes à J-8, on commence les rayons, deux fois par jour. Nous sommes tous les trois, Papa a pris une semaine. Cette période, malgré ce à quoi on s'attendait, est surréaliste pour nous parents. On nous avait préparés à ce que Capucine soit fatiguée, apathique. Mais non ! Notre tigresse s'entraîne à danser comme Félicie dans « Ballerina ». Elle se sert du perroquet qui est sur son lit pour faire ses figures ! Mis à part sa perte d'appétit, rien ne laisse penser qu'elle est traitée par rayons. C'est juste « une parenthèse formidable ».

À la fin de la sixième séance, il nous faut partir pour le centre de greffe où Capucine entre en chambre stérile. Cela signifie que nous ne pouvons plus rester avec elle la nuit. Même si nous l'avions préparée, c'est très dur et angoissant pour elle. Seuls quatre adultes autres que le personnel médical auront accès à la chambre. Mes parents font partie de ces quatre personnes. Les garçons n'ont pas le droit de rendre visite à leur sœur. Seule exception : le jour de Noël.

On poursuit le conditionnement et on commence le traitement par immunosuppresseurs (antirejet que l'on diminuera progressivement jusqu'à un arrêt total une fois que les cellules du donneur auront reconnu l'organisme de Capucine comme le sien).

Le jour de la greffe, le 17 décembre, nous restons symboliquement tous les trois, ensemble, on joue à la pâte à modeler le temps de la transfusion des « nouvelles cellules » comme les appelle Capucine. Cette petite poche rouge, on la regarde, et on se dit que c'est elle qui va sauver notre fille. Les sensations sont étranges, on est vide, heureux, inquiet, c'est une multitude d'émotions positives et négatives qui se bousculent. Cela dure plusieurs heures. Nous ne sortons de la chambre qu'une fois la transfusion finie pour « prendre l'air ».

Les jours qui suivent sont comme une traversée du désert. Rien, il n'y a rien, il ne se passe rien. On attend, on attend que les premiers globules apparaissent. On voit notre enfant s'épuiser, être diminuée, elle souffre énormément. Elle veut qu'on la laisse tranquille. Elle est tellement épuisée que lorsqu'elle a un peu d'énergie et veut faire un jeu, une activité, le temps d'installer et c'est déjà trop tard, elle est trop fatiguée.

Le plus difficile est que, pendant toute cette période, on est obligé de la laisser seule la nuit. Là, on ne voit personne, la chambre est notre repaire, une bulle dans laquelle rien ne vient de l'extérieur, pas un bruit, personne, hormis les soignants.

Noël arrive, c'est le seul jour où quatre personnes « étrangères » au service peuvent venir à tour de rôle. C'est-à-dire, nous ses parents et ses frères. Pas plus de deux à la fois. Nous les laissons un peu à trois. Pour ses frères, c'est difficile et douloureux de voir leur sœur si peu de temps et surtout fatiguée à ce point, mais ça leur fait du bien. La maison des parents a organisé un réveillon. Il y a tout de même un peu de magie dans ce « Noël spécial » Le jour même de Noël, nous nous sommes accordé un repas festif : des sandwichs au saumon dans le hall de l'hôpital. Le Père Noël n'arrive pas sur son traîneau avec ses rennes et lutins, il dépose les cadeaux à la porte de la chambre et Capucine le verra en photo. Le fait de ne pas pouvoir dormir avec Capucine est traumatisant pour nous deux. Il me faut ruser pour pouvoir sortir en journée, rien que pour aller aux toilettes. Lorsque je suis en dehors de la chambre, le fait qu'il n'y ait pas d'accès en wifi, on ne peut pas communiquer via la messagerie d'un réseau social. On revient donc à l'ancienne méthode et utilise des talkies-walkies. J'appelle Capucine sur le téléphone, elle pose le combiné sur son oreiller et on s'endort presque côte à côte. Au bout d'un moment celui-ci se coupe automatiquement. Elle m'appelle alors au « *talkie* » pour que je la rappelle sur le téléphone.

Tous les deux jours, Capucine a le droit à un bilan complet et le 1er janvier, avec la nouvelle année, les premières cellules apparaissent. On y croit, sans y croire, on ne dit rien à personne, même pas à Capucine. On veut être sûr, on attend la prochaine prise de sang. Deux jours plus tard, on a la confirmation que la greffe a fonctionné. Ça y est, les globules sont bien présents. On commence à le dire d'abord à Capucine puis aux proches.

La nouvelle moelle se met au travail, les médecins préparent la sortie. Petit à petit, les traitements en intraveineuses passent par la bouche. L'espoir renaît.

Trois jours avant la date de sortie, nouveau problème, Capucine ne mange pas, elle perd du poids, l'alimentation devient compliquée. Capucine fait une GVH de grade 3, le système digestif ne reconnaît pas les nouvelles cellules. Vomissements, diarrhées, déshydratation, elle change de couleur de minute en minute. La sortie est bien sûr repoussée, c'est une grosse déception et surtout une très grosse peur. Les garçons nous attendaient avec impatience, mais sont restés dans leur dynamique, ont été patients. Il fallait attendre… Un traitement par corticoïdes est mis en place en plus des immunosuppresseurs. Petit à petit, l'état de Capucine s'améliore et arrive enfin la libération. Le moment du retour à la maison.

Ce retour à la maison est compliqué. Même si, évidemment on est tous heureux, il faut que tout le monde reprenne ses marques. Il y a, pour Capucine, une fatigue intense, tout comme pour moi, même si ce n'est pas la même. Nous étions à l'hôpital dans un « cocon » hors de tout, juste toutes les deux. Il faut maintenant reprendre un rythme, revivre ensemble. Les garçons ont du mal à comprendre leur petite sœur. Elle a perdu beaucoup de force. Le trajet canapé chambre est un vrai supplice, un marathon. Ils sont tellement heureux de la retrouver mais ils pensaient qu'elle serait comme avant. Mais en plus de cette fatigue, les effets secondaires des corticoïdes se font sentir et sont redoutables chez Capucine. Non seulement elle est obsédée par la nourriture, mais elle a de grosses sautes d'humeur. Elle est même parfois odieuse avec eux. C'est Antoine qui en souffre le plus. Il pense qu'elle ne l'aime plus. L'amour et la patience ont gagné puisque petit à petit, cette complicité a refait surface.

L'agenda est ponctué par les allers-retours deux fois par semaine dans les hôpitaux. Une fois au centre de greffe et une fois dans le centre d'origine. La fatigue est omniprésente pour tous. Un mois après être rentrée, nouvelle hospitalisation pour fébricule inexpliqué. Il faudra attendre dix jours et la colère de papa pour avoir un diagnostic et une prise en charge adaptée : GVH cutanée, grade 1. Ce séjour à l'hôpital a été un des plus durs pour moi. Pas encore remise émotionnellement du précédent et il faut retourner au front.

Capucine a pris beaucoup de poids à cause des corticoïdes : environ un kilo par semaine. Son apparence change. C'est dur pour moi cette image de petite fille bouffie. Mais pour Capucine aussi. Elle évite les miroirs. Un jour pourtant, elle s'observe et me dit : ce n'est pas moi là. Je suis moche et en plus je n'ai plus de cheveux ». C'est une des rares fois où je n'ai pas su quoi lui répondre.

Les jours passent, les semaines. L'état de Capucine s'améliore. Le médecin greffeur est satisfait de l'évolution post-greffe. Nous allons pouvoir reprendre une vie « normale » : recevoir du monde, aller chez les autres, tout ce qui nous était impossible jusque-là pour protéger au maximum Capucine.

C'était sans compter sur une crise sanitaire mondiale. Notre confinement personnel a été prolongé avec le confinement général lié à la Covid 19. Alors que pour certains, cette période s'est avérée complexe, pour tous les cinq, elle a été une chance. Nous en avons profité pour nous retrouver. Réapprendre à vivre ensemble. Certes, il y a eu des hauts et des bas comme pour tous pendant ces confinements, mais nous avons pu vivre des moments forts en famille. Nous avons retrouvé des valeurs perdues avec la maladie.

Comme pour boucler la boucle, à la fin de ce combat nous sommes retournés dans un autre zoo dans la Sarthe cette fois pour voir ce que Capucine ne voulait louper sous aucun prétexte : les otaries. Ces animaux drôles, joueurs, espiègles et complices. Notre tigresse devient otarie.

Nathalie Dick

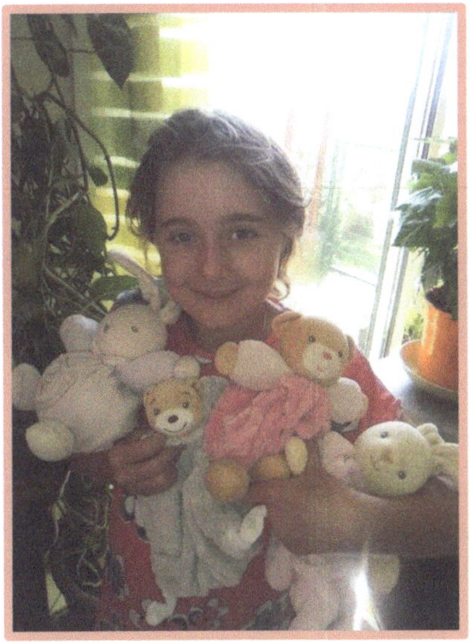

- 8 -
CONSTANCE

« Nous sommes tous des visiteurs de ce temps, de ce lieu. Nous ne faisons que les traverser. Notre but ici est d'observer, d'apprendre, de grandir, d'aimer…
Après quoi nous rentrerons à la maison. »

Proverbe Aborigène

C'était un jour de Mai, SON jour, le 18 mai, le jour de son « maniversaire », comme elle aimait dire. Nous fêtions son cinquième anniversaire, avec son papa, son grand frère Thibault et sa grande sœur Mathilde, il faisait un temps magnifique, il faisait chaud, nous étions dans le jardin. Constance était toujours habillée d'une robe de princesse et elle adorait les chaussures à talon pour aller avec. Nous l'avions couverte de cadeaux, elle nous regardait avec ses grands yeux bleus, ses mini-couettes et un très grand sourire. Une vraie petite princesse qui vivait dans l'insouciance d'une enfance heureuse comme nous lui devions, comme pour son frère et sa sœur.

Après tout c'est le rôle des parents non ?

Je me souviens de ce jour-là comme une journée douce et heureuse. Nous étions bien, tous les cinq.

Elle était en moyenne section et avait beaucoup de copines, elle était très sociable, mais n'aimait pas qu'on l'embête ! Et savait le dire ! En cette période printanière, toute la classe préparait le spectacle de fin d'année dont elle gardait le secret pour nous faire la surprise. Mais le spectacle a été perturbé par une vague d'épidémie de varicelle. Les trois quarts de la classe l'ont attrapée, Constance n'y a pas échappé !

La pauvre, elle se retrouva avec tous ces boutons. Mais tout le monde connaît cette maladie infantile sans gravité, sauf que ses copines ont toutes guéri mais que l'état de Constance a commencé à se dégrader. Elle a attrapé une bronchite varicelleuse, ce qui n'arrive jamais à une enfant. Le médecin nous a donc prescrit une prise de sang et de là, a commencé l'enfer.

Quand les résultats sont arrivés, le médecin nous a appelés, il était 20 heures, nous étions à table, c'est moi qui ai répondu au téléphone. Le médecin me dit que la prise de sang est très perturbée et qu'il faut aller aux urgences, ils nous attendent !

J'ai posé mes couverts, terrorisée, mais ma première pensée a été : NE PAS LUI FAIRE PEUR.

Je l'ai prise, et je suis allée aux urgences, laissant Papa et les deux grands à la maison. Eh oui, il y avait école le lendemain. À ce moment-là, j'étais loin de savoir ce qui allait nous tomber dessus.

Quand nous sommes arrivées, on nous accueillit comme des VIP. Nous n'avons pas attendu, un box nous était réservé, et les médecins aussi. Ce qui m'angoissa encore plus car il y avait beaucoup de monde ce soir-là et je voulais moi aussi attendre, car je commençais à comprendre que la situation était très grave mais : NE PAS LUI FAIRE PEUR. J'ai donc pris énormément sur moi mais je ne pouvais m'empêcher de pleurer.

On lui a refait une prise de sang pour vérifier les résultats, qui revinrent identiques à ceux du laboratoire. Constance n'avait presque plus de plaquettes, d'hémoglobine mais énormément de globules blancs, avec présence de BLASTES.

Ce mot, je l'ai entendu pour la première fois sans savoir qu'il allait devenir notre pire ennemi. Cette nuit-là, nous avons été admises au service hématologie - oncologie pédiatrique. Quand nous sommes arrivées, j'ai même tiré le lit de la brancardière car je croyais qu'elle se trompait de service, il a fallu du temps et une adorable infirmière pour que ma fille, un de mes trois trésors rentre dans ce service. J'étais terrorisée ! Puis tout s'est enchaîné très vite, on lui a fait une transfusion de sang, de plaquettes, on l'a isolée car elle était encore contagieuse de sa varicelle. Mais pas de diagnostic ! La moelle osseuse ne fonctionnait pas bien, m'a-t-on expliqué, mais je ne savais pas pourquoi et le médecin m'a dit que ça pouvait être dû au virus de la varicelle qui se serait installé dans sa moelle et qui la perturberait. Et je me suis raccrochée à ça de toutes mes forces, je me suis dit, bon on passe ce mauvais épisode et tout redeviendra comme avant. Le lendemain matin, un hématologue est venu me voir et m'a annoncé qu'il fallait lui faire une ponction de moelle osseuse. Quoi ? Mais comment ? Pourquoi ? Seul cet examen pourrait confirmer le diagnostic. Et pour la première fois, Constance a dû subir des examens douloureux, elle a pleuré, mais elle a encaissé ça avec un courage démesuré, elle n'avait que cinq ans ! Comment la vie pouvait-elle lui faire ça ?

Le soir, le mot tant redouté sort de la bouche de son hématologue : votre fille a une LEUCÉMIE !!! Ce n'est pas possible ! Pourquoi elle ? Qu'est-ce qu'on fait ? Comment ? Au secours ! Tout se secoue dans nos têtes, notre vie s'écroule, nos projets de vie s'effondrent, nous sommes dans une sidération totale, nous ne savons plus rien, nous n'arrivons plus à réfléchir. Avec son papa, nous savons une seule chose, nous voulons que les médecins prennent notre vie pour sauver la sienne. Hélas ça ne se peut pas, évidemment. Nous sommes terrorisés à l'idée de la perdre. Constance, elle encaisse, encaisse, encaisse. Et nous la couvrons de tout l'amour que nous pouvons. Nous sommes abattus, les jours passent, les examens s'enchaînent, et la longue attente des résultats pour savoir qui était réellement en face de nous, qui il fallait combattre, qui est exactement notre ennemi ! Mais nous n'arrivons pas, nous, ses parents à entendre et à accepter ce diagnostic. Nous errons dans sa chambre, son papa et moi comme deux zombies. Et là, Constance, avec son adorable petit caractère, qui était assise sur le bord de son lit, les pieds dans le vide en les balançant — elle n'a que cinq ans — nous observe de son regard tout bleu et nous dit : le premier qui rentre dans ma chambre en pleurant, il sort et ne revient pas ! Nous étions hallucinés du message que cette petite fille venait de nous faire passer. Haute comme trois pommes, elle se transformait déjà en guerrière ! Elle avait déjà les armes en main pour combattre ! Nous ne pouvions plus rester à terre, nous nous sommes relevés, et nous avons, nous aussi, pris les armes. Nous allions la sauver ! D'autant plus que, d'après le médecin, et vu les résultats, il s'agit d'une leucémie lymphoblastique avec une translocation 12/21, une leucémie classique, sans particularité.

Nous nous sommes donc gonflés d'espoir et ça ne pouvait pas être autrement. On va se battre et gagner. Nous avons aussi dû parler à son frère qui n'avait que onze ans, et sa sœur quinze ans. Nous leur avons ouvert un espace de parole, un soir, où ils purent poser toutes leurs questions. Mathilde, très proche de sa sœur, même fusionnelle, a demandé si, comme dans les films, elle allait perdre ses cheveux. Je lui ai répondu que oui à cause de la chimiothérapie, je me souviens de ses pleurs intenses qui sont sortis à ce moment-là, qui m'ont déchiré le cœur. Thibault a demandé si elle allait mourir, on lui a répondu que certains enfants en mourraient mais que nous, nous allions nous battre et on gagnerait évidemment ! Nous sommes devenus une famille de guerriers ! Nous allions traquer les blastes ! Voilà notre nouvelle mission de vie. J'ai arrêté de travailler pour me consacrer au combat et Papa a continué à travailler malgré tout, il fallait faire tourner le foyer, même si nous trouvions ça très injuste qu'un seul parent puisse rester avec son enfant. Nous avons combattu, Constance en vraie guerrière, enchaînait les chimios, les ponctions lombaires, les ponctions de moelle, les corticoïdes qui lui faisaient manger du poulet, des pop-corn, des saucisses à toute heure du jour et de la nuit, la fatigue, les vomissements, le mal de jambes, les opérations, la réanimation etc.

En tout, dix-huit mois de traitement et au bout, ENFIN, le mot RÉMISSION est arrivé ! Pour nous c'était la délivrance. On s'était tous battus comme des lions, nos enfants ont été exemplaires ils nous ont épaulés, soutenus, notre famille proche aussi. Ce mot a sonné comme une libération, Constance a pu retourner à l'école quelque temps après, reprendre le cours de sa vie. Et nous la nôtre ! La peur n'est pas partie, à chaque prise de sang de contrôle c'était la panique en attendant les résultats, mais ils étaient bons, nous avons continué à vivre trois ans comme ça. Nous étions bien conscients de notre chance d'avoir notre fille à nos côtés, car nous avions côtoyé la mort de très près, vu des enfants mourir.

Un soir Constance se plaint de maux aux jambes et au ventre, j'ai de suite compris, et je l'ai emmenée aux urgences, où nous sommes, de nouveau, reçues en VIP. Un coup de poignard dans le cœur, prise de sang, ponction de moelle osseuse, c'est une RECHUTE ! On doit reprendre les armes, c'est très difficile après les avoir déposées. Ce n'était pas possible après tant de batailles. Comment ? Pourquoi ? Nous étions revenus au point zéro, il fallait tout recommencer. Aurions-nous la force, cette fois, de livrer une deuxième guerre ? Et nous avons recommencé un nouveau protocole mais cette fois plus dur, plus agressif, et au bout si ça ne suffit pas il fallait s'attendre à une greffe de moelle osseuse, un « *reset* » de l'immunité de son petit corps. Nous avons prié pour que cela n'arrive pas et que la chimio de rattrapage suffise. Nous avons trouvé la force. Constance était, à elle seule, un exemple de courage et de vie. Sa force et son amour nous nourrissaient. Nous avons vu son état de santé se dégrader à nouveau, elle a reperdu ses jolis cheveux, elle était redevenue « tête de lune » comme elle disait. Quand les résultats de la dernière ponction de moelle sont tombés, ils n'étaient pas bons, nous devions aller à la greffe, à Bordeaux ! Mais nous, nous étions habitués à notre hôpital, c'était devenu chez nous, nous y avions nos repères, le personnel soignant était d'une grande bienveillance avec

Constance, il la connaissait. Nous pensions que le niveau de la peur avait été atteint depuis longtemps mais nous avons passé encore un niveau de plus, d'ailleurs, ce n'était plus de la peur, c'était de la terreur mais nous avions toujours l'objectif : NE PAS LUI FAIRE PEUR. Nous prenions sur nous, énormément et on ne pleurait jamais devant elle. Nous sommes partis à Bordeaux, en pensant qu'après, ce serait fini, qu'on aurait enfin une vie « normale », que tout rentrerait dans l'ordre.

La greffe a été difficile, Constance a énormément souffert, mais elle a supporté, car pour lui expliquer qu'elle allait être en milieu protégé, qu'elle ne pourrait pas sortir de sa chambre, je lui ai dit qu'on allait être comme des astronautes, que dans l'espace, on ne peut pas sortir, et qu'on s'habille avec une combinaison, cela l'a bien fait rire et de là, a commencé sa passion pour le monde des étoiles. Malheureusement, il n'y a pas eu de moelle osseuse compatible pour Constance et les médecins l'ont effectuée avec un sang de cordon ombilical. Nous avons failli la perdre pour la deuxième fois, car, comme pour le premier traitement, elle a fait une septicémie. Sa tension a chuté à 4, elle est devenue inconsciente, la terreur est montée encore d'un cran, (a-t-elle un plafond ?). Notre guerrière astronaute s'en est, encore une fois, sortie. Au bout de sept semaines de haut et de très bas, de souffrance, d'aplasie, de nuits sans sommeil, de terreur, Constance était en RÉMISSION.

Nous avons pu rentrer à la maison, elle n'a pas pu retourner à l'école, car privée de défenses immunitaires. À cause de la réaction du greffon contre son corps, elle a encore beaucoup souffert (GVH). Nous avons vécu dans l'espoir pendant un an, beaucoup de soins et de traitements ont été nécessaires. Nous admirions sa ténacité et son courage. C'était une enfant extraordinaire. Tout comme son frère et sa sœur qui ont dû faire face à tous ces mois sans leurs parents, pas vraiment présents pour eux. Parce que la vie continuait à l'extérieur, des anniversaires, des Noëls, des jours de l'an, des saisons, des événements familiaux, tout ça a été mis de côté ! Nous n'étions que dans le combat et l'espoir.

Au bout d'un an, le médecin greffeur a tenu à revacciner Constance, moi j'étais très réticente car la première fois elle avait rechuté après un vaccin. Je me disais que sa moelle toute neuve ne pouvait pas encore supporter toutes ces maladies qu'on met dans ces petites fioles, mais bon, je ne suis pas médecin, et j'ai laissé faire. Et alors que tout se passait bien, que la greffe avait été un succès, le mal de ventre et les maux de jambe sont revenus, encore et pour la deuxième fois !

RECHUTE ! Tout recommencer à zéro et à chaque fois avec plus de risques, nous savions qu'on avait de plus en plus de risques de la perdre mais nous écartions cette idée, nous n'y pensions pas. Il a fallu se relever encore une fois. Mais que faire après toutes ces chimios, tous ces traitements annexes, elle avait reçu des doses maximales de chimio et lui en donner plus aurait été mortel pour elle. Par « chance » un nouveau traitement expérimental venait de sortir en France et cinq enfants français pouvaient en bénéficier. Nous n'avons pas hésité une seconde car l'autre option était une deuxième greffe de moelle osseuse avec un risque très important de décès. Et ça, ce n'était pas audible. Le traitement ne se faisait qu'à Paris, nous vivions près de Toulouse. Nous sommes montés en urgence avec l'aide de l'association Laurette Fugain, parce qu'après cinq ans de combat nous avions réellement besoin d'aide et ils ont été là. Par miracle, Constance remplissait tous les critères d'admission dans cet essai, enfin on allait pouvoir la sauver définitivement. Ça a été dur, nous étions au mois de décembre, la période préférée de ma princesse guerrière astronaute, avec le mois de son « maniversaire ». Constance a dû repartir en réanimation car, encore une fois, son corps a eu du mal à supporter ce traitement de choc, son corps était fatigué de tous ces traitements subis. Sa fièvre est montée et son cœur commençait à ne plus supporter. Mais encore une fois, les résultats après ce cyclone étaient parfaitement encourageants. Et pour nous c'était gagné. Mais j'étais toujours sur la réserve. Pour le suivi, nous devions aller à Paris tous les mois. On prenait l'avion et

Constance adorait ça, c'était pour elle comme un entraînement à devenir astronaute.

Mais au bout de trois mois à peine, seulement, le traitement n'a plus fonctionné et ça a été le premier jour du reste de sa vie. Nous avons, pendant quelques mois, essayé la thérapie ciblée mais la maladie s'accélérait ne nous laissant plus aucune chance. Nous étions en juin et on nous annonçait, dans un ultime entretien, l'épreuve du petit bureau avec les médecins (les médecins vous convoquent toujours dans un petit bureau pour vous annoncer des mauvaises nouvelles et nous redoutions ces épreuves). Ils nous informèrent que notre fille chérie n'avait plus que quelques semaines à vivre. Le choc de ces mots résonne encore et à jamais en moi, en nous. Nous avons fait de ces dernières semaines un conte de fée. Encore une fois, l'association Laurette Fugain a été présente, lui offrant son rêve ultime : Disneyland. Nous vivions comme si tout devait s'arrêter le lendemain. Et un soir Constance m'a dit : « Là, il faut y aller », (à l'hôpital), nous avons pris ses affaires, ses doudous adorés qui ne la quittaient jamais et nous sommes parties, je savais inconsciemment qu'elle ne reviendrait plus dans sa chambre d'astronaute à la maison. Elle a passé deux jours à l'hôpital avec des perfusions pour la soulager, et le vendredi 8 septembre 2017 à 10 h 30 du matin, à l'âge de onze ans, elle a déployé ses ailes et s'est envolée pour un monde sans souffrance, sans traitement.

Je me plais à dire que ce n'est pas la maladie qui a emporté une grande guerrière comme elle, c'est Constance qui, comme dans le film *Armageddon* s'est sacrifiée pour terrasser cette maladie. Et avec le temps on s'est rendu compte que c'est elle qui nous avait beaucoup protégés, je ne l'ai jamais entendue se plaindre, elle s'est battue pour vivre pendant sept longues années ! Elle a été d'un courage exemplaire, elle dégageait un amour infini qu'elle donnait à toutes les personnes qui veillaient sur elle. On dit que l'amour peut tout sauver, tout guérir, mais ne dites pas ça à des « par'anges », car nous avons donné tout l'amour qu'il est possible de donner mais ça n'a pas suffi. Mais l'amour ne s'arrête pas à son départ et c'est ce qui est douloureux, aimer son enfant qui n'est plus là !

Pour la mémoire de notre fille et de son combat, pour l'amour qu'elle nous a donné, pour le courage qu'elle nous a insufflé et transmis, nous avons décidé de continuer son combat pour les autres enfants, d'aider d'autres familles qui, comme nous, traversent l'épreuve la plus difficile du monde. Et parce que cette petite fille magique qui n'a pas passé un jour sans rigoler, même le dernier, et parce que nous avons rencontré au cours de notre combat tant de personnes si importantes à nos yeux sur qui nous avons pris exemple aussi, aujourd'hui, nous avons créé notre association : ***Constance La Petite Guerrière Astronaute*** qui vient en aide aux familles touchées par le cancer pédiatrique, financièrement et matériellement, aide au service hématologie oncologie de l'hôpital enfants à Purpan, et d'autres dans nos antennes en région. Nous aidons au financement de la recherche sur les cancers pédiatriques, car c'est le seul moyen pour pouvoir guérir les enfants, et bien sûr, inciter les gens à donner leur sang, leurs plaquettes, leur plasma et leur moelle osseuse, indispensables à la vie des malades. Car à ce jour, aucun produit ne remplace le sang humain.

Mille mercis à tout le personnel médical et aux médecins qui se sont occupés de Constance avec bienveillance, jusqu'à la fin. Vous resterez dans mon cœur.

À toi, Constance, merci de ce que tu as été, merci de nous guider chaque jour, merci de ton Amour. On rentrera un jour à la maison.

Agnès et Hervé Guinet

Association : **Constance La Petite Guerrière Astronaute**

https://www.constancelapetiteguerriereastronaute.org

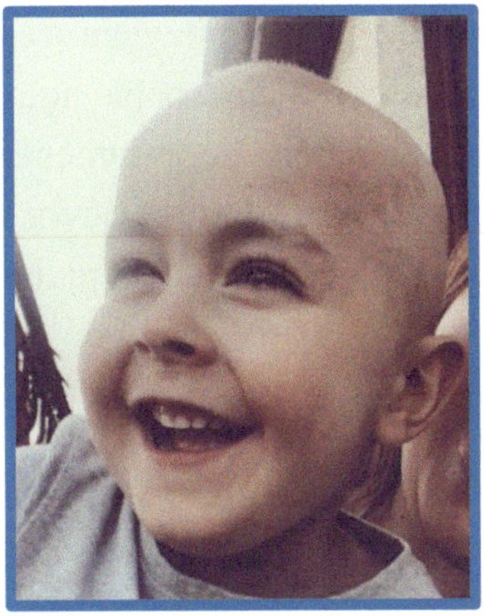

- 9 -
DIEGO

« Je t'aime jusqu'à la lune et retour »

L'histoire vraie du pilote d'US Airways qui sauva ses passagers en amerrissant sur l'Hudson en 2009 a inspiré Clint Eastwood pour la réalisation de son magnifique film « Sully ». Dans ce film, l'une des passagères, pensant qu'elle va mourir, dit à sa fille pour témoigner de son amour : « Jusqu'à la lune » et la fille répond « Et retour ».

Tout a commencé en juin 2019. Un mois où j'ai emmené Diego au zoo de Beauval. Il faisait beau et chaud, très chaud. Il y avait beaucoup de monde. Quelque temps après, Diego s'est plaint de la tête. Ni une ni deux, on l'emmène aux urgences de notre ville. Hélas il n'y a plus d'urgences pédiatriques mais on arrive à voir un pédiatre. Prescription d'un scanner sans injection. Ils ne voient rien. Plus tard, Il se plaint à nouveau de la tête puis de nausées et de fièvre. On l'emmène donc aux urgences pédiatriques de la ville la plus proche de chez nous. Résultat : suspicion de méningite. Il aura donc une ponction lombaire, une prise de sang qui révélera que le problème n'est que viral (heureusement pour lui) et non bactérien. Une semaine d'hospitalisation s'ensuit. Avant de rentrer, un médecin me dit que de temps en temps Diego pourra se plaindre de la tête. Le premier mois tout va bien !

Mais tout va se compliquer… Diego se plaint à nouveau très fortement de la tête mais également de nausées. Avec papa nous avions peur d'une nouvelle méningite. On décide donc de le ramener là où il était suivi. Apparemment, c'est bénin et il n'a pas de fièvre ! On rentre de l'hôpital avec une prescription de Doliprane. Il se plaint tous les jours il hurle, il pleure. On le ramène, Papa demande un scanner, mais l'on nous dit que ceci n'est pas normal, qu'on ne peut nous en prescrire, c'est cancérigène !

Nous rentrons avec une nouvelle prescription de Doliprane, furieux ! Nous sommes hors de nous.

Diego, commence à changer de caractère. Il ne dort presque plus et moi non plus. Avec le travail et Diego, cela devient épuisant. Suite à de grosses crises, nous décidons donc de le ramener aux urgences. Cette fois-ci, nous sommes bien décidés à obtenir le scanner. Ils ne le font pas mais nous prescrivent une ordonnance. RDV le 4 février 2020. Le matin, je quitte le travail, angoissée, je ne sais pas à quoi m'attendre, j'ai peur.

Nous arrivons à l'hôpital pour le scanner, première image sans injection il n'y a rien, au débriefing du médecin je lui explique toute la situation, il me dit alors qu'ils vont lui en faire un avec injection. C'est réalisé et le résultat tombe : il y a quelque chose d'anormal, il m'explique que nous allons être transférés à Necker, car ils sont plus spécialisés. J'appelle Papa et lui explique la situation. Là je panique, j'ai peur, mais qu'est-ce que cela peut bien être ? Rien de grave j'espère ! L'ambulance arrive à 22 heures, nous disons au revoir à Papa et nous partons. 23 heures, arrivée à Necker, trois jeunes médecins me convoquent dans le bureau, ils commencent alors à me parler de tumeur ! Je me dis que cela n'est pas possible, je vais me réveiller, tout cela n'est que cauchemar ! Le lendemain matin, Papa nous rejoint à l'hôpital. Le médecin nous dit qu'il existe plusieurs types de tumeurs, ils vont donc devoir pratiquer une biopsie, pour savoir laquelle a Diego. Le médecin nous autorise à rentrer le 14 février 2020, car le lendemain c'est l'anniversaire de Diego qui veut le fêter en famille. Nous retournons à l'hôpital le dimanche 16 février. Le lendemain, Diego subit sa biopsie, étape douloureuse pour nous, le voir mal, souffrant, nous fait beaucoup de peine.

La biopsie nous révèle que Diego est atteint du Gliome Infiltrant du Tronc Cérébral.

Deux semaines plus tard, je perds mon grand-père, j'ai l'impression que tout me tombe dessus. Mais qu'ai-je fait de mal ?

Nous sommes suivis ensuite à l'Institut Gustave Roussy, le médecin nous déclare que Diego va suivre une radiothérapie, trente jours, du lundi au vendredi avec le week-end en repos. En parallèle, le médecin nous parle du protocole BIOMEDE, qui pourrait peut-être aider Diego après sa radiothérapie. Nous acceptons, car comme tout parent, nous voulons le meilleur pour notre enfant.

Diego commence sa radiothérapie, première semaine en suivi sous hospitalisation. Tout se passe bien, petite nausée due à la radiothérapie, qui est vite résolue avec du Zophren. Nous rentrons tous les deux à la maison puis nous continuons chaque jour à nous rendre à ces séances. Hélas, le traitement de Diego est tombé pendant la période de confinement et je me retrouve donc seule à l'accompagner à ces séances. Beaucoup de questions me viennent pendant que lui est seul à l'intérieur. A-t-il mal ? A-t-il peur ? Est-ce que tout se passe au mieux ? ...

Il enchaîne chaque séance sans jamais se plaindre, tel un héros.

À une semaine de la fin de ces séances, il commence à perdre ses cheveux, il ne mange plus et dort jour et nuit. Commencent les moments difficiles pour lui et pour moi. Il n'a perdu que deux kilos, mais sur un petit homme comme lui, cela se voit énormément. Le moment de la douche devient compliqué pour moi, le voir amaigri, voir ses côtes, cela me fait mal. Dans ma tête, à ce moment précis, j'ai besoin d'aide, je signale comme je le peux en me faisant du mal à moi-même, hélas mon mal passe inaperçu, je ravale mes larmes avec fierté, je ne veux pas que Diego voie ma peine, par peur qu'il lâche prise. Je garde donc tout en moi, sans jamais en parler.

Fin de la radiothérapie, Diego reprend des forces petit à petit. Premiers IRM, qui nous dévoilent que Diego a une grosse inflammation. Il commence donc de la chimiothérapie (Avastin) pour réduire l'œdème. Tout se passe bien et la kiné, nous dit que Diego retrouve, petit à petit, de la force dans ses jambes et dans sa main droite, SUPER ! Mon champion se bat. Deuxième IRM, qui nous révèle, que sa tumeur est radionécrosée, et qu'elle a bien rétréci, il commence alors son traitement Biomede. Un peu de souffle, un peu de bonheur, nous revivons tous les deux.

Cela ne va pas durer longtemps. Durant l'été 2020, Diego se plaint encore et toujours de la tête, il n'a plus faim, et ne veut pratiquement plus jouer. Comme nous étions en vacances, les médecins ont augmenté les doses de corticoïdes, il va mieux. Quand nous rentrons, il passe son IRM de contrôle, qui est prévu tous les deux mois. Le lendemain de son IRM j'appelle, en espérant avoir des résultats, car le rendez-vous avec le docteur n'est fixé que dans une semaine. Il me répond qu'il n'est pas en mesure de me donner les résultats, car si cela était une mauvaise nouvelle, il ne pourrait le dire au téléphone. Imaginez-vous que l'on vous dise cela ! L'inquiétude en moi, se faisait grandissante chaque jour qui passait. Heureusement, entre-temps, Diégo avait un rendez-vous pour son renouvellement de médicaments, je demande donc à avoir des résultats : La tumeur est stable, mais au cervelet les métastases se développent ! Je me sens perdue, je pleure, je demande si elle peut expliquer, par téléphone, à ma tante car je me sens incapable de le faire. Ils reprennent son traitement Biomede et me disent qu'ils vont lui trouver un autre traitement. Nouveau rendez-vous avec le docteur, qui nous propose un traitement, grâce à la biopsie ! Ils ont découvert que Diego avait la mutation du gène ACVR1, et qu'il existe un médicament qui bloque ce gène dit bègue, le Vandetanib, hélas il n'a été testé que sur des souris et révèle du positif. Diego serait le premier à le tester. Nous acceptons, car il faut à tout prix un traitement pour notre fils, nous ne pouvons pas le laisser au risque que cela se déploie ailleurs dans son corps.

Nous sommes le 18 octobre 2020, Diego a déclaré de la tension suite au traitement, mis à part ça, pour le moment, tout va bien.

Nous attendons avec hâte, le 28 octobre 2020, son IRM, en espérant avoir une petite lueur d'espoir, une bonne nouvelle. Qui sait, si le traitement fonctionnerait comme sur les souris et si Diego pourrait avoir un long moment de répit, sans parler de cette maladie, malgré les allers-retours à l'hôpital ? Si, nous aussi, nous pouvions souffler, sourire, et reprendre une vie qui ne sera, hélas, plus comme avant…

Si je pouvais ne plus avoir ces larmes qui montent, ne plus avoir à porter ce masque, ce masque de joie, alors que pour moi tout est sombre, mille et une questions me trottent dans la tête, et cela n'est pas fini, mais est-ce qu'un parent a le droit de vivre dans le doute ? Sans savoir si son enfant a un avenir et se demandant s'il aura le droit de mourir avant lui ? De le voir grandir, évoluer ? Car aucun parent ne devrait voir son enfant souffrir ou mourir, hélas je vis chaque jour dans l'angoisse de savoir si demain, Diego sera toujours présent à mes côtés…

Myriam Leboucq

Note des auteurs :

Diégo nous a quittés le 16 novembre 2020 au matin. Nous sommes de tout cœur avec Myriam et saluons son courage d'avoir participé à ce projet.

Post-Scriptum de l'auteure :

Nous avons organisé d'avance un dernier Noël pour Diego. Il était très mal mais a pu ouvrir ses cadeaux et être entouré d'amour.

Diego, on ne t'oubliera jamais !

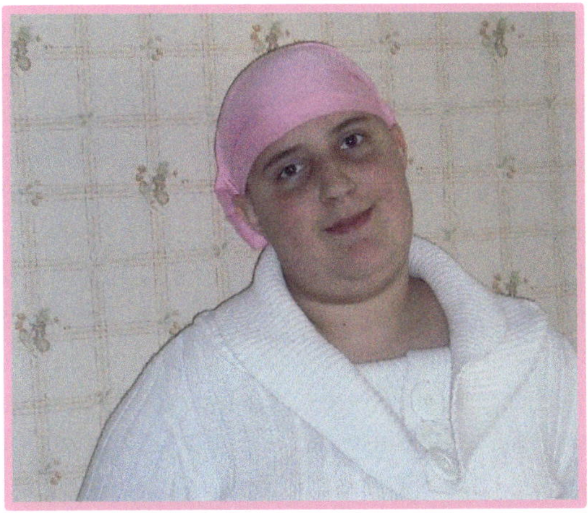

- 10 -
ELSA

« La force, c'est de pouvoir regarder la douleur en face, lui sourire et continuer malgré ses coups à se tenir debout. »

Je me présente : moi c'est Elsa, j'ai trente-trois ans. À dix-sept ans j'étais une adolescente pleine de joie, de vie, qui adorait sortir profiter de sa famille, qui faisait du badminton en compétition et savourait les week-ends libres, allait sur les stades de foot avec sa meilleure amie. J'étais en première année de Bac Pro Commerce, j'avais la chance d'avoir mon petit studio devant le lycée car mes parents habitaient à cinquante kilomètres. J'avais un petit ami depuis quelques mois. On se voyait trois jours chaque semaine. Une vie de rêve pour une adolescence, une petite indépendance qui ne durera que quelques mois. Car tout à coup en un week-end, tout bascule…

Tout commence le 2 avril 2005, j'avais des aphtes dans la bouche et je n'arrivais pas à manger. J'étais très fatiguée et j'avais une soirée prévue bien chargée. Ne voulant pas rester comme cela, j'avais consulté le médecin de garde dans l'après-midi. Arrivée sur place, une femme médecin m'ausculta brièvement et me donna un médicament à prendre par voie orale pour les aphtes et me prescrivit une prise de sang à faire le lundi et de voir les résultats avec mon médecin traitant.

Le lendemain, je fus prise d'une quinte de toux et je crachai du sang, une sorte de « grelot ». Cela ressemblait à une grosse boule rouge avec un fil de sang de trois cm environ entre chaque et cela à plusieurs reprises. À ce moment-là, je me sentais seule, je ne savais pas quoi faire, l'angoisse me prenait, mes parents décidèrent de retourner à la maison médicale. Une fois là-bas, une autre femme médecin m'examina avec attention. Elle remarqua mes bleus et mes aphtes. On s'assit et là, d'une voix calme et douce, elle nous annonça qu'il fallait que nous partions aux urgences le plus rapidement possible. Elle les avait appelées devant nous. Nous partîmes aux urgences de ma ville. Juste une prise de sang qui n'était pas bonne, et le résultat tomba. Je devais être transférée au CHR hématologie de Caen où je partis dans la soirée. Arrivée sur place, une infirmière et une aide-soignante m'attendaient pour s'occuper de moi. Je me rappelle de très belles personnes, très à l'écoute, proches de mes parents pour les soutenir à leur arrivée.

Quelques jours plus tard le verdict tomba. Le médecin et l'interne m'annonçaient que j'étais atteinte d'une leucémie aiguë lymphoblastique. Aucune réaction de ma part, ce qui avait beaucoup inquiété le personnel de l'hôpital. À ce moment-là, j'ai dû signer un protocole de soins ainsi que mes parents pour savoir si nous acceptions le type de traitement proposé ou non.

Une fois tout cela signé, commença mon traitement de chimiothérapie. Beaucoup de nausées dans un premier temps puis un médicament efficace pour les arrêter. J'avais beaucoup de visites, surtout de mes parents, tous les jours, alors que notre domicile est situé à plus de cinquante kilomètres à faire tous les soirs après le travail. Ma famille s'organisait pour ne pas venir me voir en même temps et surtout pour ne pas me fatiguer. Je pouvais aussi compter sur mes amis pour leur soutien de tous les instants.

Les choses se sont très vite mises en place. Je suis passée en chambre semi-stérile. J'étais stressée par ce nouvel univers.

À l'arrivée dans ma chambre, comment dire, ce n'était pas l'extase, mais pas le choix, il fallait le faire pour ma santé.

Mon premier visiteur fut mon entraîneur. Je me rappelle avoir rigolé quand je l'ai vu rentrer. Lui qui était si grand, avec sa blouse bleue et sa charlotte sur la tête, mais le plus marrant c'était son bouc caché sous le masque. Il me redonna le sourire tout de suite.

Quelques semaines après j'étais transférée en chambre stérile. Une grande étape dans ma vie. J'étais stressée car je ne savais pas ce qui m'attendait, là-bas, au fond du couloir.

Avant de rentrer dans cette chambre, j'ai eu le bonheur de pouvoir enfin prendre une douche, ce qui n'était pas possible avant, je n'avais pas l'habitude. C'est un aide-soignant et une infirmière qui s'occupaient de ce secteur ce jour-là.

À la sortie de la douche, ils me donnèrent une blouse à mettre afin de rentrer dans la chambre stérile car mes vêtements n'étaient pas encore prêts, ils devaient être lavés en machine, bouillis et ils rétréciraient d'au moins deux tailles.

Ensuite, je les ai suivis jusqu'à ma chambre, enfin, si on peut appeler ce lieu comme cela. J'aurais plutôt dit une cellule, fermée, avec de grandes lattes larges transparentes, les appareils étaient derrière celles-ci afin que les infirmiers n'aient pas de contact direct avec moi.

À gauche il y avait mon lit, une commode avec un téléphone et un interphone afin de communiquer avec les personnes qui venaient me voir en visite, un vélo d'appartement, un siège, une porte donnant accès au couloir.

En face, une vitre ou l'on pouvait me voir. À côté, un paravent où il y avait une chaise avec un seau et des sacs pour récupérer mes selles et mes urines chaque jour.

Il y avait un petit miroir avec un lavabo. Et en face de mon lit une télévision et une *Playstation* qui avaient été offertes par une association afin de faire passer de bons moments aux patients.

Une fois dans ma chambre, l'infirmière était avec moi. À ce moment-là, mon aide-soignant, le tombeur de ces dames, a ouvert la porte face à nous et m'a dit « Ça va toi ? » et là, je m'effondrai, je me retrouvais enfermée derrière cette vitre. Eh oui, adolescente, on se rattache à des choses qui nous font plaisir et du bien pour le moral.

Il m'avait fait une petite surprise, il avait accroché mon écharpe de foot de Rennes à l'extérieur de ma chambre au niveau de la fenêtre afin de la voir au réveil. Une fois la porte refermée et l'infirmière repartie, je me retrouvais seule face à mon destin.

Ce jour-là je n'avais pas voulu de visite car journée trop éprouvante pour moi.

Les jours passaient et se ressemblaient, j'avais beaucoup de mal à manger, cela était normal avec le traitement, on m'avait dit qu'il ne fallait pas s'inquiéter.

Un des moments les plus durs pour une jeune fille est la perte de ses cheveux. Je commençais à les voir tomber sur le lit alors, pour ne pas infecter mon cathéter, l'infirmière décida de les raser.

Ce jour-là reste gravé dans ma mémoire, on avait fait cela au-dessus du lavabo. Le moment le plus dur a été quand j'ai relevé la tête, j'étais sans mes cheveux devant ce miroir. Un choc, un cauchemar, la première fois que je me voyais sans cheveux, le crâne rasé.

Une horreur pour moi, je ne savais plus où me mettre. Une sensation de dégoût total, un moment difficile à passer, d'autant plus que je ne voulais pas être vue comme cela.

Les semaines furent très dures car j'avais perdu tout mon appétit, toute ma bonne humeur, mes forces. Eh oui, ça y est, je n'arrivais plus à me lever. J'étais coincée dans mon lit. La toilette et mes besoins étaient faits dans mon lit.

J'ai su après que j'avais perdu plus de 20 kg pendant mon hospitalisation. J'étais à bout de force, j'avais du mal à accepter les visites. Il y avait des jours où je ne parlais pas, je ne regardais même pas la vitre. Les journées étaient longues.

Ce passage en chambre stérile ou l'on est seul change vraiment une personne, Un mois plus tard, je sortais enfin de cette chambre en fauteuil roulant car j'étais trop faible pour marcher. Je suis restée quelques jours en chambre dite normale et je suis enfin rentrée chez moi. Un moment de joie intense ! Vous ne pouvez pas savoir le bien que cela fait de sortir, de voir du monde en contact direct. Les mois qui suivirent ont vu de nombreux allers-retours pour transfusions de sang et de plaquettes.

Puis une mauvaise épreuve : six mois après, j'ai fait une sorte de rechute. Allez hop on retourne en chambre semi-stérile et comme j'étais vraiment au plus bas ils m'ont perfusé du liquide pour m'alimenter car j'avais encore perdu du poids et la condition pour sortir quand j'irais mieux, c'était d'avoir pris au moins deux kilos. Le personnel était très à l'écoute, que ce soient aides-soignants, infirmiers, médecins. Mes parents et moi avons toujours été épaulés par le service médical. Un peu plus tard, en fin d'année, une deuxième épreuve m'attendait mais je ne pensais pas que celle-ci aurait été si difficile mentalement. Dix séances de radiothérapie au niveau du cerveau. Le premier jour, on m'appela et m'installa sur la table et à ce moment-là, une femme me posa le masque fabriqué avec la base du moule sur mon visage et fixa mon masque sur la table en aluminium avec l'aide de crans qui faisaient un bruit que je n'oublierai jamais. Le masque ressemblait à un grillage, qui me serrait fort pour que je ne bouge pas.

Je me rappelle que mes larmes coulaient le long de ma joue, je ne me sentais pas bien. J'étais comme emprisonnée au niveau du visage, je n'arrêtais pas de pleurer pendant cette première séance qui n'a duré que dix minutes mais j'ai eu l'impression que c'était une éternité.

Ma vie d'adolescente était bousculée par tous ces traitements, tous ces soins, la reprise des cours à la maison pour commencer et reprise du lycée ensuite. J'étais moi-même, par moments, tout simplement perdue, je n'avais pas la même vie que mes copines mais je ne m'apitoyais pas sur mon sort, j'avançais au jour le jour. Le traitement par voie de cathéter a duré un an puis nous avons continué par voie médicamenteuse et tout cela s'est bien passé. Toujours des contrôles deux fois par semaine pour les prises de sang et une fois par mois, une visite chez le médecin hématologue. En 2007, j'ai eu mon Bac Pro Commerce avec une petite mention, j'étais fière et mes parents aussi, j'avais réussi malgré tout. En 2010, j'annonçai à mon hématologue que j'étais enceinte d'une petite fille, il était heureux et fier pour moi. Cela me combla de bonheur. En 2015, une année trépidante, j'ai eu mon BTS assistante de gestion en neuf mois et je me suis mariée avec l'homme qui m'a supportée depuis le début de la maladie. Eh oui, c'est rare cela !

Actuellement, je vais très bien, j'ai deux merveilleux enfants Noelia et Lénaël. Je fais toujours des prises de sang deux fois par an. Et je suis juste suivie par mon médecin traitant. J'ai eu ce putain de crabe qui a bouffé une partie de ma vie mais aujourd'hui, j'ai su prendre ma revanche et vivre la vie à pleines dents. Je voudrais ajouter que je donne toutes mes forces aux parents et accompagnants des petits bouts malades.

Elsa Zodros

Association : **Constance la petite guerrière astronaute**

https://www.constancelapetiteguerriereastronaute.org

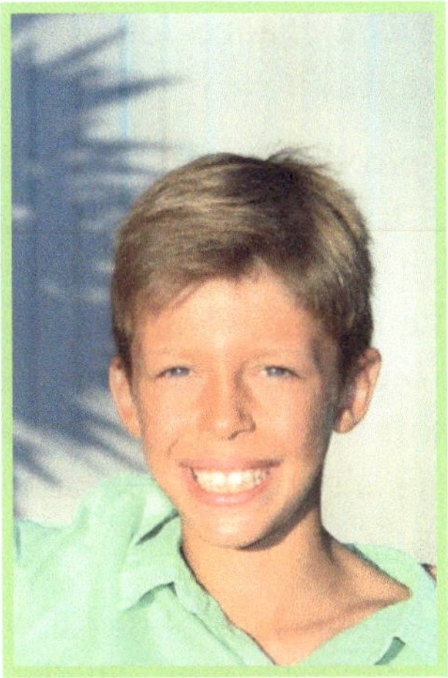

- 11 -
ENGUERRAND

Forever 14 ans !

« Vos enfants ne sont pas vos enfants. Ils sont les fils et les filles de l'appel de la vie à elle-même. »
Khalil Gibran.

À Charles, Constance et Baudouin, ses frères et sœurs qui continuent d'aimer la vie.

Lillois d'adoption, nous avons eu la chance d'accueillir Charles en 1998, Constance en 1999, Baudouin en 2001 ; la maison était pleine de rires, de cris et de pleurs d'enfants.

Nous étions des parents comblés bien occupés, mais malgré tout, nous ressentions au fond de nous, le désir profond d'accueillir un quatrième enfant. 2004 : Notre Enguerrand !

Maman poule et ses poussins, la famille était au complet. Mais finalement, pour peu de temps.

Les années défilèrent, avec les petits et grands tracas classiques que tous les parents connaissent, mais au fond, souvent matériels. Nous étions une famille qui avait été épargnée jusqu'au jour où un tsunami nommé Gliome Infiltrant du Tronc Cérébral ou DIPG a tout ravagé !

Juin 2017, il faisait très chaud à Lille, une de mes patientes m'avait offert un petit livre « Prière à sainte Rita » : dedans il y avait une prière à nos enfants qui passent un examen et à chaque fois que je le prenais, je tombais sur « Prière pour mon enfant malade ». Loin de moi, cette idée et nous nous disions tout bas à chaque fois « nos enfants sont en pleine forme ! ». Chapitre suivant…

En effet nos enfants croquaient la vie, notre Enguerrand venait de souffler ses treize bougies, enchaînait les tournois de tennis, de badminton, la fin d'année scolaire se faisait sentir ; il avait pris quelques bons centimètres en peu de temps. Le matin, avant de partir au collège, plusieurs fois il ne se sentit pas bien, mais nous avions mis cela sur le compte de la chaleur, puis le soir, il se coucha de plus en plus tôt. Le week-end il faisait la sieste puis s'endormait en plein après-midi sur le canapé !

C'était notre pianiste… qui faisait vibrer la maison jusqu'au jour où il eut l'impression d'avoir moins de force dans la main gauche, puis se succédèrent plusieurs chutes dans les escaliers.

Juillet 2017 : explosion de joie ; bac en poche pour Charles et Constance…

Libération ! Enfin nous allions pouvoir profiter des vacances : avant, il fallait trouver un studio pour notre aîné ; la maison allait se vider ; maman poule se répétait : « Nos enfants ne nous appartiennent pas ».

Mais Enguerrand n'était pas au plus haut de sa forme ; rendez-vous avec notre généraliste qui prescrit un bilan sanguin ! Ouf, rien à signaler, tout va bien.

On se souvient lui avoir dit que maintenant, il fallait qu'il se bouge et qu'il s'occupe !

Mi-juillet, Baudouin et Enguerrand partaient en train rejoindre leurs cousins chéris en région parisienne avec qui ils étaient complices. Le premier soir, nous les appelons et Enguerrand nous dit qu'il s'était bien amusé dans la piscine mais qu'en sortant il avait vomi, mais que tout allait bien maintenant.

Deuxième soir, appel de nos cousins inquiets : Enguerrand ne peut plus jouer au foot et a des pertes d'équilibre ; il faudrait consulter !

Nuit blanche, la première d'une longue série… Nous sommes allés rechercher Enguerrand.

17 heures. Urgences au CHR et examens cliniques. Plus les heures passaient plus nous devinions que le ciel allait nous tomber sur la tête. 20 heures, IRM cérébrale ; 22 h 30, on nous installa dans une petite chambre ; nous vîmes passer au loin une blouse blanche et inconsciemment nous sûmes que c'était pour nous. 23 heures, le verdict tomba. En effet il y avait une tache blanche située au niveau du tronc cérébral.

« On garde votre enfant ! » Hospitalisation en Neurochirurgie Pédiatrique.

On se souviendra de ses cris qui résonnaient :

« Je vais mourir, je vais mourir ».

— Mais non Enguerrand, si on te garde, c'est pour te soigner !

Enguerrand avait raison… Puis le lendemain une femme me dit :

— Je peux vous voir dans mon bureau ?

Impossible pour moi d'affronter seule la nouvelle que je ne voulais pas entendre !

— Mon mari aimerait être là… lui-dis-je, hésitante.

— Ce n'est pas grave, ça peut attendre. On pourra se voir après le week-end, me répond-elle, très détendue.

Hors de question ! Il nous fallait connaître le verdict le plus tôt possible et là, notre vie a basculé. On s'en souviendra toujours : des mots inaudibles qu'aucun parent ne devrait entendre.

— Vous allez l'opérer ?

— Non, actuellement c'est une maladie incurable et inopérable.

— Vous allez le soigner alors ?

— Il n'y a pas de médicament ni de traitement pour ce cancer !

Ces mots acides sont venus nous assommer !

Enguerrand présentait un GITC de grade 4 (Gliome Infiltrant du Tronc Cérébral), maladie sournoise.

Grave, incurable, inopérable. Taux de survie : Nul ; 0 % ; illustrée par de sombres tableaux de l'évolution de cet ignoble cancer mortel !

Nous avions neuf à douze mois, tout au plus, devant nous pour profiter de lui, immortaliser des derniers souvenirs.

Nous sommes allés retrouver notre bonhomme, les yeux rouges en lui disant que sa maladie était grave mais que nous étions là, que nous allions nous battre avec lui !

Les pensées sombres s'entrechoquent ! On pense que ce n'est peut-être qu'un cauchemar. Et s'ils s'étaient trompés ?

À peine avions-nous le temps de réaliser, de comprendre ce qui nous arrivait. On nous a proposé une biopsie et un essai thérapeutique BIOMEDE associé à trente séances de radiothérapie.

Avec l'accord d'Enguerrand qui avait accepté en disant :

« Si cela peut aider aussi la recherche pour d'autres enfants, on va le faire. »

La biopsie confirmait le grade 4, le pire scénario !

C'est « la tête de mort » en langage simple.

L'hôpital devenait sa deuxième maison et la nôtre aussi !

Les jours défilaient, Enguerrand se battait comme un guerrier, un « *warrior* » comme il disait souvent !

Pourtant la maladie progressait…

L'état de santé d'Enguerrand se dégradait au fil du temps.

Il ne marchait plus seul, ne dormait plus la nuit, donc nous non plus.

Le quotidien devait être géré en plus, la maison, sa sœur, ses 2 frères, mon travail que j'avais stoppé et Philippe qui a dû s'installer en Home Office et réduit la voilure de ses activités. Nos revenus allaient chuter vertigineusement…

À chaque visite d'hôpital, on nous disait « Bon courage » !

Du courage nous n'en manquions pas. De la force, il fallait en avoir, physiquement et mentalement, jour et nuit.

Comment profiter ?

À toutes les fêtes, une grande tristesse nous envahissait. Nous savions que c'était son dernier Noël, notre dernière fête des mères avec lui, dernière fête des pères, son dernier gâteau d'anniversaire… nous gardions le sourire pour lui ! Tous les jours, l'image de notre fils mort nous arrivait en pleine figure !

L'épreuve est très révélatrice : elle montre de quoi nous sommes capables et que nous pouvons déplacer des montagnes.

Enguerrand disait souvent : « Tout homme devrait prendre trois minutes par jour pour savoir la chance d'avoir la santé, une famille et un toit… ».

Le combat contre la maladie le faisait grandir chaque jour ; il gagnait en maturité déconcertante, toujours tourné vers les autres et ne se plaignant jamais !

Quelle leçon de vie il nous laisse !

En mars, petit répit : la tumeur d'Enguerrand a rétréci de 25 % !

Notre Enguerrand l'annonçait à tout le monde avec le sourire que nous lui connaissons.

Puis en mai grand virage, un scanner, des résultats qui tardent à nous être communiqués et là encore une grande claque : on nous annonce que la tumeur évolue de manière agressive vers les fonctions respiratoires et que donc, on arrête la chimio, protocole oblige !

Le 9 mai 2018 Enguerrand écrivait :

« J'ai les résultats de l'IRM que j'ai passé, ce n'est pas très encourageant, ma tumeur a grossi. Je me sens triste car je fais tant d'efforts et ça ne marche pas… ».

Quatre jours après Enguerrand ne peut plus écrire !

Nous sommes lâchés dans la nature et l'on comprend vite qu'il n'y a plus rien à faire, à part une visite au service des soins palliatifs et savoir quels sont nos projets pour Enguerrand ?

On nous demande si nous souhaitons « qu'il termine ses jours à la maison ou à l'hôpital ??? ».

À aucun moment notre oncologue, pourtant très pointu sur le gliome infiltrant du tronc cérébral, n'évoque, avec nous, une piste prometteuse en Allemagne, très précisément à Francfort, à seulement trois heures de route de Lille, pour se procurer une autre molécule Onc201 qui commence à faire ses preuves pour améliorer l'espérance de vie des enfants, même si ça ne marche pas dans tous les cas, mais qui génère peu d'effets secondaires. La molécule que prenait Enguerrand était « toxique » avec beaucoup trop d'effets dévastateurs !

Notre oncologue, qui se rendait régulièrement à des conférences un peu partout dans le monde, ne pouvait pas ne pas connaître la piste allemande, à Francfort, pour améliorer le confort de notre Enguerrand.

Pourquoi n'a-t-il rien dit ?

Règlement oblige ? Cette piste ne rentrait pas dans le protocole et était donc concurrente !

Très vite, on touche le fond, le GITC condamnait notre fils à petit feu mais trop vite ! En grignotant peu à peu les fonctions motrices, visuelles, auditives, respiratoires : il ne marchait plus, ne pouvait plus bouger dans son lit, plier ses jambes, écrire, lire, manger boire, parler. Son corps était de plomb.

Mais une chose est certaine, tout ce que Enguerrand perdait, il le gagnait autrement, avec au centre de notre famille : l'amour.

Enguerrand nous a appris à mieux aimer, à aimer véritablement !

En douze mois, le temps de son combat et le nôtre, il parlait comme un adulte en disant et en répétant : « C'est important de dire aux gens qui nous entourent qu'on les aime ! »

Durant sa maladie nous avons reçu une pluie de « Maman, Papa, je vous aime ! »

Que se passait-il dans sa tête ? Ce cancer ne touche pas les fonctions cognitives, Enguerrand réalisait que malgré son combat, son adversaire était programmé pour détruire la vie.

Fin juin, nous parvenons difficilement à comprendre ce que tu voulais nous dire…

« Si je meurs la vie sera plus facile pour vous, je suis une charge ».

Le lendemain : Samu. Enguerrand présentait une détresse respiratoire nécessitant une hospitalisation.

Quarante-huit heures après, il tomba dans le coma. Nous l'avons veillé nuit et jour.

Nous lui lisions tous les messages des proches, des amis qui arrivaient en rafale sur nos téléphones, nous lui parlions, nous l'embrassions de manière interminable.

Ses frères lui faisaient écouter ses musiques préférées, tandis que sa sœur le massait.

Nous lui avons dit combien nous l'aimions… et pour toujours !

Nous nous souviendrons de cette dernière soirée tous les six à son chevet, où régnait un climat dans lequel se mêlaient apaisement, tristesse mais une présence inexplicable d'Enguerrand qui nous habitait et nous rassurait.

Cette soirée fut la dernière. Après quatre jours de coma, il nous quitta le 9 juillet 2018.

« Parfois, c'est ça aussi l'amour : laisser partir ceux qu'on aime... » G. Musso

Le médecin nous quitta en nous disant que notre fils avait suivi le schéma « parfait » au niveau de l'évolution de cette maladie, prétendue rare. Tellement rare qu'en ouvrant notre écran, la liste s'allonge chaque semaine, une histoire qui se répète, des vies d'enfants qui s'envolent, nos vies brisées.

Merci à tous ceux qui nous soutiennent et nous consolent durant cette terrible épreuve, nos familles, nos amis.

Merci Enguerrand pour tous tes petits signes, tes visites, à l'improviste durant nos rêves, qui adoucissent nos nuits.

Merci à nos enfants de sourire à la vie malgré leurs cœurs cabossés.

Afin de continuer le combat d'Enguerrand et s'associer aux combats de tous ces enfants condamnés, nous avons créé l'Association ***Warrior Enguerrand***, six mois après son envol.

Elle a comme principales missions :

- Sensibiliser l'opinion publique aux cancers pédiatriques.

- Aider au financement de la recherche par des dons aux organismes concernés.

- Aider les malades et les familles ponctuellement, financièrement si nécessaire.

Nous devons agir vite car le temps presse, alors pourquoi attendre ?

Désormais, nous combattrons sans relâche, avec cette association, ce fichu GITC qui, impunément, tue, depuis plus de cinquante ans, nos enfants !

« Il y a quelque chose de plus fort que la mort, c'est la présence des absents, dans la mémoire des vivants. » Jean d'Ormesson

Clotilde et Philippe Ladougne

Association : **Warrior Enguerrand**

http://warriorenguerrand.com

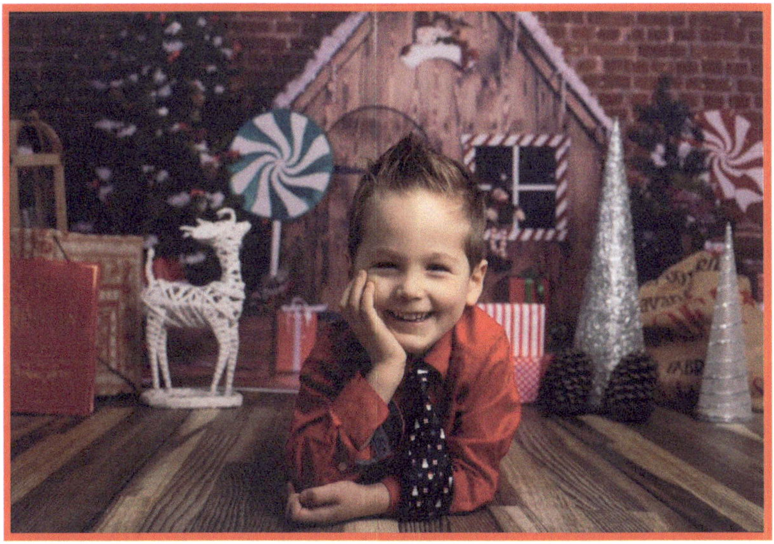

- 12 -
ESTEBAN

« Quand on ne peut revenir en arrière, on ne doit se préoccuper que de la meilleure façon d'aller de l'avant »

Paulo Coelho

À toi mon fils, mon loulou d'amour, mon guerrier…

Quand tu liras ces quelques lignes, tu auras bien grandi et, du plus profond de mon cœur de maman, j'espère que le plus dur du combat sera loin, très loin derrière toi…

Ton histoire, ton combat, tu les connais, mais je m'interroge vraiment… De quoi te souviendras-tu exactement ?

Te souviendras-tu que ton premier combat, tu l'as gagné le jour de ta conception ? Oui, on peut le dire : déjà là, tu avais une âme de guerrier ! et ce n'est pas peu dire. Après huit ans d'un combat acharné de papa et de maman contre Dame Nature, tu as réussi à t'accrocher, toi seul et pas un autre…

Te souviendras-tu d'avoir été pressé de rencontrer le monde qui t'entourait, 7 mois et demi seulement après ta conception ? Mais aussi, défiant les statistiques, d'être rentré à la maison sept jours seulement après ta naissance prématurée…

Te souviendras-tu des trois belles années qui ont suivi ? Trois années marquées certes par tes allergies alimentaires et quelques légers soucis de santé, mais au cours desquelles leucémie, hôpital, transfusions, globules blancs, ponctions lombaires, chimios, bilans sanguins, etc.… ne faisaient pas encore partie de notre vocabulaire quotidien. Trois années de quasi-insouciance !

Et puis… Te souviendras-tu de ce 30 avril 2018 ? Ce jour où ta vie a basculé, ce premier jour du reste de ta vie…

Ce 30 avril 2018, je m'en souviens comme si c'était hier, cette journée de descente aux enfers, cette journée où notre vie a pris un nouveau tournant, une nouvelle direction… que nous n'aurions jamais, mais alors jamais, imaginée… une route que nous n'aurions jamais voulu emprunter mais… la vie est faite de surprises, parfois bonnes, parfois mauvaises…

Oui, cette journée de cauchemar, moi, je m'en souviens comme si c'était hier…

Un lundi. J'avais travaillé tout le week-end. Cela faisait une semaine que tu avais ponctuellement de la fièvre, mais bon, cela passait (peut-être un petit virus ?) ... Plusieurs semaines que tu avais des bleus sur les jambes… Mais il faisait beau, tu étais en short et tu étais un p'tit mec de trois ans, cascadeur, alors bon…

Mais quand même, ce week-end-là, papa m'avait dit que tes bleus augmentaient vraiment et puis, il y avait toujours cette fièvre qui traînait…

OK, ça suffit, je prends rendez-vous chez une pédiatre ! Le problème est que celle qui te suit depuis ta naissance est en arrêt depuis plusieurs semaines… et qu'on n'en a pas d'autre…

Je demande conseil aux copines… Aurélie me conseille la sienne… Elle assure ses consultations à Château-Thierry, je n'y suis jamais allée, c'est à l'opposé de l'endroit où nous allons d'habitude, mais pourquoi pas ?

Je ne crois pas au hasard, c'est là que tout a commencé à s'enchaîner. Nous serions allés voir une pédiatre ailleurs, je sais que tout ne se serait pas passé « aussi bien » ; du moins, nous n'aurions pas été pris en charge aussi rapidement et nous aurions sûrement atterri à Paris après plusieurs jours… On ne saura jamais si ça aurait été « mieux » ou moins bien mais en tout cas, je reste persuadée que ce n'est pas le hasard si on est allé voir cette pédiatre-là… anciennement spécialisée en hématologie…

J'appelle à 8 heures… Devant la description des signes (température, bleus, fatigue depuis le réveil), sa secrétaire me donne rendez-vous rapidement, à 10 heures.

À ce moment-là, d'un coup, alors que tu n'allais pas trop mal en dehors de cette fièvre et de ces bleus, ton état se dégrade à vue d'œil… Comme si ton corps disait : « C'est bon, ils ont compris, on va s'occuper de moi ! »

Nous voilà partis pour Château-Thierry, ville que je ne connais pas du tout ! Tu commences à boiter, tu te plains de douleurs un peu partout… OK, je te porte ; il pleut, alors on ira plus vite…

10 h 30, la pédiatre nous reçoit, tu y vas en marchant, mais tu boites de plus en plus, tu te plains des jambes…

Je te déshabille… Et là, je vois le regard de la pédiatre ! Des bleus sont encore apparus depuis ce matin, la trace de mes doigts sous tes bras et un peu partout (quand je t'ai porté…) !

Elle me pose des questions… : « Qui te garde ? Est-ce que tu étais seul avec papa ce week-end ? » Elle prend des photos de partout… Mon cœur se décompose… J'ai entièrement confiance, à 1 000 %, en Papa et en Nana nounou… Mais comment lui expliquer ? Je vois déjà les services sociaux venir t'enlever à nous…

Puis… elle t'examine et te palpe le ventre… Et là, son regard change totalement : des ganglions un peu partout, un foie énorme… D'un regard accusateur, il vire au regard de détresse… Je comprends vite que quelque chose ne va pas du tout… Elle vient de comprendre ce que tu as…

Mais mon cerveau semble ne pas vouloir faire les liens… Pourtant, avec le recul, c'était tellement clair ! Tous ces signes auraient dû m'orienter (après tout, je suis infirmière…).

Mais non, mon cœur de maman ne veut même pas l'envisager et fait barrage à la réalité…

La pédiatre appelle le cabinet de radiologie pour qu'il te prenne tout de suite pour une échographie, puis le laboratoire d'analyses à côté pour un bilan en urgence…

Ton état continue à se dégrader rapidement, tu te lèves mais hurles de douleur… Ce sera la dernière fois avant sept semaines que tu poseras les pieds par terre…

Je te porte, on va à l'échographie, faire le bilan, tu geins énormément de souffrance, tu pleures… puis tu ne réagis que très peu, trop fatigué.

À peine sommes-nous rentrés chez nous que la pédiatre me rappelle…

Elle m'annonce que le taux de plaquettes dans ton sang est extrêmement bas (d'où les bleus), que l'échographie confirme la grosseur de ton foie, qu'il faut que nous allions rapidement aux urgences à Reims. Elle vient de les appeler, ils nous attendent, elle me dit de préparer une valise, que tu vas être hospitalisé plusieurs jours pour des transfusions, mais ne me dit rien de plus…

Tout se bouscule, je ne veux toujours pas comprendre ce qui se passe…

J'appelle Mamy, un peu perdue, mais bon, il faut se bouger, je ne sais même pas quelles affaires prendre…

Je ne veux pas prévenir Papa : il passe toute la matinée avec sa chef pour un premier bilan (il a commencé un nouveau travail trois mois auparavant…) et je préfère attendre d'en savoir un peu plus avant de l'inquiéter…

Alors hop ! Direction Reims ! Pour la première fois !

On va découvrir ce jour-là ce qui deviendra notre maison secondaire pendant les prochains mois…

Comme toujours à Reims (je m'en rendrai vite compte), difficile de se garer. Ouf ! J'ai pris la poussette, vu ton état à la fois somnolent et toujours extrêmement douloureux malgré les antalgiques…

Sur la route, j'appelle ma cheffe pour lui annoncer que je ne pourrai pas venir les prochains jours. Je m'entends encore lui dire : « Je ne sais pas, ils me parlent de transfusion, de plaquettes basses etc. » Je refuse encore (inconsciemment) de comprendre…

Arrivés aux urgences, on nous place directement en chambre d'isolement, pour te protéger me dit-on ; on me donne un masque et une surblouse à enfiler… Ils te perfusent, refont des examens ; on me parle de maladie du sang, sans prononcer aucun nom de maladie ; on me demande quand Papa va arriver…

Je l'ai appelé quelques minutes avant pour le prévenir… Je lui ai tout raconté. Et j'ai dû lâcher furtivement, pour la première fois

« de leucémie, quoi » mais personne ne me disait rien… Il a quitté rapidement son repas et sa cheffe ; il est venu le plus vite possible…

On ne veut rien me dire, les infirmières évitent mes questions et mon regard, on me redemande quand papa arrive… Je suis bien placée pour savoir que si on attend les deux parents, ce n'est pas pour annoncer une bonne nouvelle…

Tu es sous morphine, tu es soulagé et plus détendu, tu dors…

Papa arrive… de suite on nous emmène dans un bureau…

Et là, pour la toute première fois, la pédiatre des urgences (très bienveillante) nous parle distinctement de leucémie… Le monde autour de nous s'écroule…

Immédiatement, elle ne nous cache pas que le chemin va être long, très long et difficile… Mais que de nos jours, il y a de très bons pronostics de guérison… 90 % en fonction de la leucémie… Oui, mais les 10 % restants ?

À ce moment précis, mon cœur s'est arrêté ! Nous étions, Papa et moi, anéantis, comme paralysés de l'intérieur. Comment ? Comment on pouvait te faire ça ? Pourquoi ? Pourquoi toi ? Pourquoi de telles choses pouvaient exister chez des enfants ?

On a essayé de poser des questions sur la suite : qu'allait-il se passer dans les prochains jours ? Qu'aurait-on pu faire de plus si on était venu plus tôt ? Des dizaines de questions auxquelles elle a répondu… Mais je ne comprenais plus rien à ce qu'elle disait… juste qu'il fallait faire plus d'examens pour connaître le « type » de leucémie.

On est retourné dans ta chambre. Tu étais là, allongé, perfusé, relié de partout, sous antalgiques (la leucémie donne de grosses douleurs osseuses) mais tu dormais…

Il m'a fallu quelques heures pour me ressaisir, pour réaliser vraiment, pour reprendre mon souffle, pour faire repartir mon cœur, ma tête, reprendre mes esprits… Mais tu étais là devant moi, VIVANT !

Alors, très rapidement, j'ai sorti la carte « POSITIVE attitude ». Tu avais besoin de nous, et on ne pouvait pas s'écrouler… Alors, on allait se battre avec toi… *Warrior* un jour… *Warrior* toujours. On s'était battu pendant des années pour que tu sois là, Dame Nature avait interdiction de te reprendre et de toute façon, c'était inenvisageable !!!

A débuté ce jour une longue et dure bataille, pour toi !

Les sept semaines qui ont suivi ont été les plus compliquées, mais dès le premier jour, tu t'es battu avec une force inimaginable…

Mais avant d'avancer en terrain inconnu pendant ces longues semaines, ma première mission : prévenir tout le monde !

Répéter encore et encore du bout des lèvres ce mot, leucémie, que j'arrivais à peine à prononcer, écouter les questions sans pouvoir y répondre, essayer de parler sans pleurer, soutenir les personnes qui étaient autant sous le choc que nous. Et déjà, essayer de transmettre cette positivité qui allait être notre force !

On a reçu des centaines et des centaines de messages de soutien, un élan de solidarité s'est créé autour de toi, de nous, pour nous soutenir : la famille, des amis, des collègues, des amis de collègues, des amis des amis… Tellement nombreux que je n'arrivais plus à répondre. C'est à ce moment-là que j'ai créé cette page privée sur les réseaux sociaux. Page qui, il est vrai, a représenté depuis ce jour notre lien avec la vie extérieure. Page sur laquelle je donnais de tes nouvelles quotidiennement à ceux qui le souhaitaient, les bonnes nouvelles comme les mauvaises, tes batailles, tes victoires… ton quotidien.

Je t'entends déjà me la demander… Oui, oui, tu pourras lire cette page. Après tout, notre ligne de conduite a toujours été de ne rien te cacher, strictement rien, de t'expliquer les choses sans tabou avec des mots que tu pouvais comprendre, de répondre du mieux possible à toutes les questions que tu te posais…

En plus des messages de soutien, des dizaines de cadeaux arrivaient chaque jour, ta chambre d'hôpital, puis ta chambre à la maison, ressemblaient à des magasins de jouets. Trop ? Oui, c'est certain, d'autant plus qu'on avait décidé que malgré ta maladie, on allait essayer de vivre « normalement » (si on peut dire…). Bon, « normalement », mais avec des jouets partout…

Durant ces sept premières semaines, tu en as tellement bavé.

Mais on a suivi le rythme, on a pris nos marques, on a découvert ce monde inconnu du service d'hématologie où, contrairement à ce que l'on pense, la joie et les rires des enfants résonnent, ce monde peuplé de chauves, de chevelus, de petits, de grands, de petits qui courent après les grands… Tout cela mêlé régulièrement aux pleurs, aux rechutes et aux envolées de certains vers les étoiles…

On a rencontré de belles personnes, notamment des guerriers et leurs parents, grands-parents ou tata de cœur (certains sont même devenus des amis), mais aussi des soignants extra (à qui, il est vrai, tu mèneras souvent la vie dure).

Au début, tout s'est enchaîné : l'arrivée en service d'hématologie onco-pédiatrique (HOP), la rencontre avec une auxiliaire avec qui tu as « accroché » (et pourtant tu lui en as fait baver, mais elle te tenait tête et c'est ça qui a fait ce lien, cet attachement pour elle…), la première rencontre avec la pédiatre qui te suivra (une pédiatre vraiment géniale et trop rigolote, que tu apprécieras beaucoup dès le début, à ta façon certes parfois…), la découverte de la salle de jeux où tu passeras des heures avec l'animatrice et les super-bénévoles de l'association *Roseau* (qu'on ne remerciera jamais assez pour tout), ainsi que la petite voiture avec laquelle on arpentera les couloirs encore et encore… accrochés à ton pied à perfusion.

Puis les différents examens (bilans sanguins, radiographies, échographies), la première ponction lombaire (première d'une longue série), le premier myélogramme qui a déterminé le type de leucémie… Leucémie lymphoblastique de type B à risque moyen, de son nom complet, quel nom barbare (beurk… comme tu dirais) !

À partir de là, le protocole de soins a été déterminé et les traitements ont débuté.

Au préalable, il y a eu ton passage au bloc, grosse épreuve, pour la pose de ton cathéter central. Ce corps étranger, ce tuyau qui va jusqu'au cœur et qui permettra d'injecter les chimiothérapies et les différents traitements. Il évitera certes de devoir te piquer à chaque fois, mais il te mènera la vie dure pendant des mois (les pansements, les infections, les mesures d'hygiènes strictes…). Et puis, il y a eu les premières chimios, les ponctions lombaires, la chute des cheveux (tu refusais qu'on te les rase, alors ils sont tombés progressivement…).

Et le début des corticoïdes ! Un traitement plus que nécessaire dans ce protocole et pourtant la bête noire de tous les enfants et des parents du service d'hémato. Je dirais même que, pires que les chimios, ce sont ces cures de corticoïdes que nous redoutions le plus : elles modifiaient tellement ton comportement.

C'est lors de cette première cure de corticoïdes que le plus dur a commencé, avec de gros troubles du comportement : des colères extrêmes, à te taper la tête, à crier, à te faire du mal. On nous a dit que ça venait des corticoïdes, qu'effectivement tu réagissais de façon extrême. Nous étions, Papa et moi, vraiment désemparés. Comment en étions-nous arrivés là ? Qu'est-ce que nous t'avions fait ? Où était passé mon p'tit gars tout joyeux d'il y avait quelques jours à peine ? Était-ce ton moyen à toi de montrer ta colère ?

Des psychiatres sont venus à plusieurs reprises, un traitement anxiolytique a été mis en place, les crises ont diminué avec le temps, elles sont revenues, puis reparties… Un effet secondaire d'un des traitements antalgiques que tu prenais ? Maman en reste persuadée mais, bon… on ne saura jamais vraiment.

Au bout de quatre semaines, tu ne marchais toujours pas mais, à vrai dire, il n'y avait aucun problème physique qui t'empêchait de marcher ; alors, on nous a parlé de la peur de la douleur des premiers jours !

Malgré cela, tu as enfin été autorisé à rentrer à la maison…

Mais 24 heures après, retour à l'hôpital ! Tu ne pouvais plus ouvrir les yeux, tu hurlais de nouveau de douleur, tu avais une très grosse conjonctivite…

Se sont enchaînées les trois pires semaines de tout ce combat. Tu n'as pas pu ouvrir les yeux pendant des jours, tu as été placé sous pompe à morphine tant la douleur était forte, des plaies sont apparues sur ton visage, il a fallu faire des soins plusieurs fois par jour en te maintenant… J'avoue que cette période reste pour moi la plus difficile, alors j'imagine pour toi…

Mais encore une fois, tu t'es battu avec force (au sens propre du terme !) et après sept semaines d'hospitalisation, on a pu retourner chez nous pour de bon. Sept semaines, ça paraît court dans tout ce combat et pourtant, ces sept semaines nous ont paru tellement longues. J'étais là en permanence (d'ailleurs, il était même compliqué de quitter la chambre, ne serait-ce que pour aller manger). Papa a dû continuer à travailler, mais il venait tous les après-midis.

Tu ne marchais toujours pas mais la veille de ta sortie, une kiné est venue. Elle a pris le taureau par les cornes et de force (mais en toute bienveillance), t'a obligé à marcher. Cela a été dur pendant quelques minutes, mais efficace ! Quelques jours après, tu as retrouvé l'usage complet de tes jambes, tu as recommencé à courir puis petit à petit, à refaire de la draisienne, ta grande copine.

Comparées à ces sept semaines, les semaines qui ont suivi ont été « du gâteau ». Bien sûr, ça n'a pas été simple tous les jours, loin de là. Mais tu as continué à te battre avec force et courage et à tout encaisser, parfois à ta façon, c'est vrai… La positive attitude étant toujours notre ligne conductrice, il était hors de question qu'on baisse les bras, à aucun moment !

C'est vrai que certains jours, il fallait vraiment se « *rebooster* » quand même… notamment ce 4 septembre 2018… jour qui aurait dû être celui de ta toute première rentrée en maternelle. La leucémie nous a volé tellement de premiers moments !

Il faudrait un livre complet pour te raconter la suite. Pour résumer, les mois qui ont suivi ont été rythmés par les rendez-vous à l'hôpital plusieurs fois par semaine (accompagnés par notre super-chauffeur de taxi Lulu, qui a vraiment été géniale), les bilans sanguins, les hospitalisations, les traitements divers, les chimios, les ponctions lombaires, les ponctions de moelle osseuse etc. Certaines phases du protocole ont été plus dures que d'autres. Après les débuts compliqués, les pédiatres s'attendaient à certains effets secondaires… que tu n'as pas connus ; et a contrario, tu as eu des réactions inattendues à certains traitements. C'est ça qui fait tout ton charme…

Petit à petit, on a repris le cours de notre vie, qui avait été mise entre parenthèses. Petit à petit, on a pu sortir de ce confinement, le masque faisant déjà partie de ton accessoire de mode obligatoire.

Grâce à des collègues vraiment merveilleuses, j'ai pu rester avec toi non-stop… Jusqu'à ta reprise de l'école en mars 2019.

Le combat était loin d'être gagné mais quelques jours avant cette étape importante, une autre avait eu lieu : tu étais repassé au bloc pour le retrait de ce cathéter qui avait fait partie de toi pendant presque un an.

Le cathéter retiré, tu as pu faire ta rentrée, encore chauve certes, mais tellement beau (en toute objectivité de maman bien sûr !). Tu as reçu un super-accueil à l'école, ta maîtresse a beaucoup joué sur ton intégration ainsi que ton super-copain Serge, que tu connaissais déjà avant (ton grand copain encore aujourd'hui). Les rendez-vous à l'hôpital et les chimios ont continué à rythmer notre quotidien… tout en s'espaçant progressivement…

Aujourd'hui, à l'heure où j'écris, cela fait plus de deux ans et demi que « les vilaines cellules » t'ont déclaré la guerre.

Deux ans et demi que tu te bats avec force et courage !

Deux ans et demi de batailles avec tout ce qu'on a dû, malgré nous, « pour ton bien », te faire subir… tout ce que tu as dû encaisser du haut de tes cinq ans… tout le chemin parcouru : des montagnes russes avec des hauts et des bas, cet ascenseur émotionnel permanent…

Deux ans et demi que nous essayons de t'accompagner du mieux possible…

Deux ans et demi que nous nous battons pour avoir le dessus sur ces cellules…

Deux ans et demi que nous voyons la vie autrement…

Aujourd'hui, de nombreuses batailles ont été gagnées !!! Toi, notre super Warrior, tu en sors plus fort…

Tu es aujourd'hui en pleine forme, mais les traitements quotidiens, les chimios à prendre, les bilans, les consultations, nous rappellent à l'ordre… On ne doit rien lâcher et on ne lâchera rien ! Tu tiens le bon bout !

La POSITIVE ATTITUDE survit. Si elle est quelquefois mise à mal, elle reprend vite le contrôle ! Du moins, on essaie.

Malgré cela, nous n'oublions pas ce « risque moyen » ... cette épée de Damoclès au-dessus de ta tête, ce risque de rechute.

Mais on y croit, on reste positif, on chasse vite ça de nos esprits !

Bon, forcément, deux ans et demi de combat acharné… ça laisse des séquelles : physiques, psychologiques et familiales…

C'est pour cet après que nous allons continuer à nous battre !

Maintenant, comme après toute guerre, il faut réparer les dégâts que celle-ci a causés… Et on oublie souvent cette phase. Mais comme pendant ces deux dernières années… On va continuer avec une POSITIVE ATTITUDE à toute épreuve et on va y arriver !!!

Tu as tellement changé et grandi en deux ans et demi (normal, à ton âge, hein, en même temps).

Tu étais encore un « bébé » il y a deux ans et demi, tu es aujourd'hui un grand p'tit mec d’un mètre dix-huit avec des cheveux et tu pourras te vanter qu’en trente mois… Tu en auras testé des styles de coupe.

Depuis, de nombreux guerriers comme toi brillent parmi les étoiles, alors on est bien conscient de la chance d'en être là aujourd'hui !

En tout cas, c'est sûr… Il y aura forcément un avant et un après Leucémie… Mais nous allons tout faire pour que cet après soit rempli de soleil, de joie, d'amour et de rires… Avec bien sûr une santé de fer autant que possible pour toi.

En tout cas, même si tout cela a bien amplifié ta force de caractère… un caractère déjà bien trempé (pas facile tous les jours). nous sommes fiers… Très fiers de toi notre Loulou, et de la façon (pas toujours très conventionnelle) dont tu as géré cette période de combat.

Aujourd’hui, Papa et Maman ont pris des chemins différents, mais ils avancent toujours dans ta direction, toujours ensemble à tes côtés pour te soutenir dans tes combats, t’accompagner dans tes batailles, t’aider à surmonter les obstacles que la vie va encore mettre sur ton chemin (quoi que tu aies déjà eu ta dose quand même).

Mais ce qui est sûr, mon loulou, c’est que je suis fière, tellement fière de toi, que notre amour pour toi augmente chaque jour, et que quoi que l'avenir nous réserve encore… on se battra encore et toujours, tout en gardant notre POSITIVE ATTITUDE !!!

Ta maman qui t’aime à l’infini.

Virginie Malibas - Benucchio

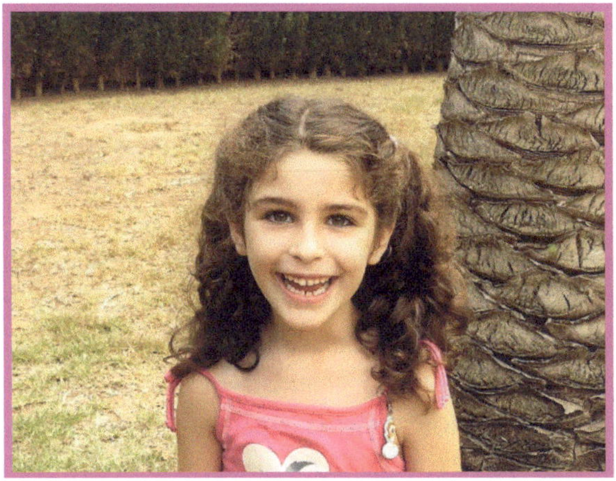

- 13 -
ÉVA

Regard de maman

« Ne vous plaignez pas de vieillir. Tout le monde n'a pas ce privilège ». Paolo Coelho

C'est le plus grand bonheur d'une vie que de devenir parent. Porter la vie, accoucher de ce petit être qu'on aime d'instinct dès l'annonce de la grossesse. Tout cela est encore plus vrai quand on a attendu tant d'années pour tomber enceinte. Ce qui fut mon cas pour Éva. Après une grossesse vécue sur un petit nuage, un accouchement de rêve avec pour fond sonore Indochine et Amélie Poulain, elle était là.

Les premiers mois furent difficiles et épuisants. Ayant échoué à l'allaiter, même si Éva était en parfaite santé, il fallut tester sept laits avant de trouver celui que son petit estomac tolérerait. Une fois tout cela mis en place, Éva grandit. Elle avait tout de l'enfant idéale : la grandeur de cœur, la sagesse, la gentillesse, l'intelligence, la sensibilité, l'humour, l'imagination, le sens artistique, l'empathie, la compréhension, la diplomatie. C'est simple : toute personne qui rencontrait Éva tombait sous le charme. Elle aimait l'école, sa meilleure amie Lisa, son doudou Happy (Pikachu). Elle était amoureuse de son cher Hugo (nous avons d'ailleurs retrouvé des dessins d'elle et lui en jeunes mariés dans son journal intime…). Plus tard, Éva avait déjà de grands projets : « *Je voudrais construire une grande maison pour les enfants qui n'ont pas de chance. Toi, maman, tu t'occuperas d'eux pendant que papa et moi, nous aiderons les parents à trouver du travail et un appartement* ».

Un beau jour de mai, nous remarquons qu'elle a tendance à loucher, c'est peu visible. Des camarades lui ont fait la réflexion, avec plus ou moins de gentillesse. Que fait un parent lambda dans ces cas-là ? Il l'emmène chez un ophtalmo. Éva a un peu plus de sept ans, elle est coquette, elle s'inquiète :

— Maman, je vais porter des lunettes ?

— Peut-être. Mais si c'est le cas, on en trouvera de très belles, avec Hello Kitty dessus !

L'ophtalmo qui nous reçoit est circonspecte : elle a vu Éva un an plus tôt et la vue était parfaite.

— C'est rare, un tel strabisme à cet âge. Sur un bébé c'est courant, mais à sept ans… Je vais vous faire faire quelques tests avec ma collègue orthoptiste, puis un fond d'œil. On fait donc ces examens, il n'en découle rien, et l'ophtalmo, que nous sentons inquiète, nous conseille de faire rapidement une IRM à Bordeaux Pellegrin. Elle nous obtient un rendez-vous pour le samedi 5 juin, à 11 h 30.

Que pense-t-on à ce moment-là ? Peut-être qu'Éva devra être opérée de son œil. Nous sommes loin d'imaginer que notre vie va connaître un tsunami ce samedi-là. À midi en effet, on nous apprend qu'il y a « une masse » dans sa tête. Stéphane a juste le temps de sortir de la pièce pour contenir son malaise. Je serre la main d'Éva, tentant de masquer mon angoisse et ma sidération. Nous sommes orientés illico vers le service d'oncologie pédiatrique, situé dans le bâtiment d'en face. Quelques longues heures plus tard, nous sommes reçus par une oncologue à la voix monocorde qui nous annonce le diagnostic suivant : « C'est un gliome infiltrant du tronc cérébral. Cela ne s'opère pas, il n'y a pas de traitement pour la guérir. Il lui reste six à douze mois à vivre »

Nous sommes sous le choc et incrédules. Il n'y a rien à faire, rien à tenter, juste attendre, alors que notre petite est en pleine forme ? En 2010, il y a encore des cancers infantiles qui ne se soignent pas ?

Nous sommes choqués par le manque d'empathie, de combativité de l'équipe. Impression renforcée le lundi suivant, quand le « staff » nous reçoit. Le chirurgien, en se balançant sur sa chaise, les bras croisés derrière la tête, nous déclare « Moi je suis présent, mais c'est comme si je n'étais pas là, je ne peux rien pour vous ». Le radiothérapeute à ses côtés est plus avenant. Il nous propose un protocole de séances de rayons, qui pourrait nous permettre de gagner quelques semaines de « lune de miel », nom bucolique donné par certains professionnels à la période d'accalmie qui parfois suit les séances de radiothérapie.

Je me souviens encore des hurlements que j'ai poussés une fois rentrée à la maison alors qu'Éva et son père étaient restés à l'hôpital pour des examens, et moi venue récupérer des affaires. Pourquoi elle ? Aucun cancer dans la famille ! Pourquoi ce cancer ? Pourquoi n'y aurait-il rien à faire ?

Contrairement à cette équipe, qui reconnaissait n'avoir que « deux à trois cas par an », nous ne nous sommes pas résignés. Peut-être était-ce de l'arrogance, du déni ? En tant que parents, nous voulions tout faire pour déjouer les statistiques et tenter de la sauver.

C'est ainsi que nous sommes rentrés dans une course contre la montre. Épaulés par des amis et leurs réseaux, nous avons cherché partout dans le monde des pistes à exploiter. Ici, une petite Rouennaise qui avait été opérée avec succès par un chirurgien new yorkais (et hop, on envoie une copie de l'IRM, qu'une amie d'amie dépose à l'hôpital où pratique ce sauveur), là, un chirurgien australien qui a sauvé de nombreux enfants et jeunes adultes dits incurables (réponse reçue en 24 heures, pour nous dire que malheureusement, la physionomie de la tumeur d'Éva la rend inopérable…). Nous échangeons aussi avec Sabah, la maman de Mélissa, qui a été diagnostiquée à l'âge de deux ans de la même maladie. Plusieurs années après, sa tumeur – pourtant importante - ne « bouge pas ». Personne ne comprend pourquoi. Et alors qu'elle remue ciel et terre pour sa fille, personne ne cherche.

Le service d'oncologie pédiatrique bordelais nous propose de faire une biopsie (risquée) à Paris, hôpital Necker, afin d'en savoir plus sur la tumeur d'Éva, d'affiner le diagnostic. On hésite, on pèse le pour et le contre. Jusqu'à la toute dernière minute. Mais on finit par accepter, le neurochirurgien étant expérimenté. Et nous voilà dans un service loin de l'image que nous nous faisions de Necker, référence française en matière d'hôpital pédiatrique.

À l'enregistrement, nous sommes reçus par une secrétaire qui tape sur son ordinateur, tout en conversant avec sa collègue dans un langage d'une vulgarité étonnante. Alors, que Éva est à mes côtés, cela ne la gêne en rien de continuer, sans jamais la regarder. Nous prenons ensuite la direction du bâtiment qui hébergera Éva. À l'étage, nous sommes accueillis par une odeur de saleté et d'excréments, les locaux sont vétustes. Il fait très lourd en ce dimanche de juin, aucune climatisation dans le service. Le personnel est froid. On nous apprend après deux heures d'attente que finalement, l'opération a été décalée au mardi, que nous pouvons rentrer chez nous ! Le stress joue les prolongations. Nous prenons alors une chambre d'hôtel, et jouons les touristes le lendemain, avec bateau-mouche et Tour Eiffel.

Éva ne montre rien de ses inquiétudes. De retour à l'hôpital, elle va dans la « salle de classe » pour faire des activités avec d'autres enfants hospitalisés. C'est là qu'elle fait connaissance d'une adorable petite fille originaire de Suisse, Marie. 10 ans et déjà 17 opérations ! Quand Marie pénètre dans la pièce, les autres enfants l'ignorent. Pas Éva, qui va naturellement vers elle. Marie se déplace en fauteuil roulant, porte un corset douloureux. Éva la balade dans les couloirs, elles s'amusent et deviennent en quelques heures de grandes amies. C'est la seule bonne chose que nous retiendrons de Necker. Aujourd'hui, Marie se rappelle toujours d'Éva, et nous écrit régulièrement pour nous parler d'elle.

Le lendemain, le personnel soignant ne vient chercher notre fille qu'à 13 heures. Le brancard sur lequel elle est allongée est ballotté à l'extérieur des bâtiments, dans une poussière étouffante due aux travaux. Elle patiente ensuite dans une pièce avant l'anesthésie, dans laquelle est stocké un capharnaüm incroyable de tuyaux, de matériel, de cartons. Nous doutons de plus en plus, sommes sidérés par ce que nous voyons : nous sommes fortement tentés de prendre Éva dans nos bras et de fuir cet endroit si éloigné de l'image que nous nous en faisions.

Finalement, nous restons et Éva est opérée. L'intervention se passe bien, elle récupère en 24 heures. Mais ce sera inutile pour la suite. Peut-être même a-t-on accéléré la diffusion des cellules cancéreuses ?

Quelqu'un nous parle du service du Docteur Delépine, à Garches, près de Paris. Il s'agit de médecins qui tentent des traitements individualisés. Cela donnerait des résultats encourageants pour certains enfants et adolescents atteints de cancers. Nous obtenons un rendez-vous rapidement, pour le 16 juillet. Ce sera mon anniversaire, j'y vois (bêtement) un signe. Train pour Paris, hôtel. Éva prend tout cela avec philosophie. Elle ne se plaindra d'ailleurs jamais. Là-bas, nous rencontrons une équipe combative et de l'empathie. Le Dr Delépine nous dit d'emblée « Ce n'est pas parce qu'on n'a pas d'arme qu'on ne doit pas mener la bataille ! ». L'équipe n'a pas plus de traitements que les autres, mais elle s'engage à chercher.

Jusque-là, hormis un léger strabisme, Éva ne présente aucun symptôme caractéristique d'une tumeur du tronc cérébral (perte de la motricité, déglutition difficile, maux de tête). Ce qui nous laisse espérer qu'Éva puisse être l'une des rares exceptions (comme Mélissa et quelques rares enfants) qui s'en sortent.

Éva est donc prise en charge à Garches. Les examens médicaux s'enchaînent durant l'été, dans plusieurs hôpitaux parisiens. Grâce à la solidarité de notre réseau, une adorable dame, Suze, met à notre disposition son appartement de Boulogne-Billancourt, qui dispose d'un très grand jardin, le « temps qu'il faudra ».

Après moult réflexions, l'équipe de Garches nous propose de démarrer une cure de chimiothérapie à base de *Temodal* et d'Interferon. Faire ou ne pas faire ? Notre culture nous a appris à faire plutôt qu'à prendre le risque de voir les choses s'aggraver. Tout en ayant conscience que les traitements proposés ne sont ni anodins ni dénués d'effets secondaires.

Éva fait ainsi sa rentrée de CE1 au sein de l'école de l'hôpital. Les enfants y sont individualistes. Éva est triste, ses amis lui manquent. La première cure de chimio est lancée. C'est moi qui suis chargée de lui faire avaler ses gélules de Temodal, avec gants et interdiction de toucher lesdites gélules. Je n'en mène pas large. Heureusement, les effets secondaires sont restreints. Et Éva ne perd pas ses jolies boucles châtaines. L'IRM qui suit montre une légère réduction de la tumeur. C'est encourageant.

Nous retournons sur Bordeaux, Éva fait sa seconde rentrée, dans son école. En arrivant, les autres la regardent sans oser l'approcher. Surpris de la voir là. Que savent-ils ?

Soudain, sa meilleure amie Lisa arrive, la voit et vient la serrer dans ses bras. Puis un second petit tsunami déboule : c'est Norah.

Norah, si heureuse de voir son amie, mais qui lui dit « Je préfère ne pas te faire de bisou, j'ai un rhume. ».

Éva retourne régulièrement en classe. Elle a la chance d'avoir une enseignante formidable, Karine. Qui permet de faire une nouvelle photo de classe afin qu'Éva soit dessus. Qui viendra quelques mois plus tard lui faire classe à la maison, alors qu'Éva n'est plus physiquement en mesure de se rendre à l'école…

Halloween arrive. Éva fête l'événement chez sa meilleure amie. Le lendemain, il fait particulièrement doux pour la saison et nous nous rendons à Lacanau pour profiter de l'air océanique. Mais alors que nous remontons de la plage, Éva se met soudainement à boiter. Nous lui demandons si elle est tombée dans le sable sans que l'on s'en aperçoive, si elle a voulu sauter par-dessus la petite barrière sans qu'on le remarque. Non, rien.

La descente aux Enfers commence.

Nous prenons un train le lendemain pour Paris. Nouvelle IRM (Imagerie par Résonance Magnétique), le diagnostic tombe : la tumeur progresse. On retente une cure de chimiothérapie, avec un nouveau médicament qu'elle supporte mal et qui la fait vomir alors que nous sommes à la maison des parents voisine.

L'état d'Éva s'aggrave, on repart en urgence vers le service oncologie. Là-bas, les médecins arrivent à la stabiliser. Quelques jours plus tard, nous rentrons.

Mais mi-décembre, la mâchoire d'Éva se bloque. Elle peine à déglutir, ne peut rien avaler ni boire, se déshydrate. Nous appelons SOS Médecins, le Samu. C'est un samedi, mais personne ne veut se déplacer. Ce sont finalement les pompiers qui nous conduiront à l'hôpital.

Retour dans ce service déshumanisé, les médecins estiment d'abord qu'il n'y a rien à faire. Éva est mise sous corticoïdes, après insistance de Stéphane. Le lendemain, alors qu'il est parti à la maison chercher quelques affaires de rechange, la femme médecin de garde me convoque et me dit :

— Vous le savez, votre fille est condamnée. C'est une question de jours, de semaines. On peut l'endormir si vous voulez.

Je suis sans voix. J'ai peur d'avoir mal interprété ses paroles, fatigue oblige.

— Est-ce que je comprends bien ce que vous tentez de me dire ? Vous me proposez d'euthanasier ma petite fille, à quelques jours de Noël ? Alors que sa mâchoire se débloque et qu'elle continue de se battre ?

Je sors de la salle, j'appelle Stéphane pour le prévenir. Il est à son tour convoqué. « Il ne faut pas s'acharner ». Le médecin évoque la « loi Léonetti ». Pour nous c'est hors de question. Tant qu'il y a de la vie, il y a de l'espoir. Éva veut se battre, sortir de l'hôpital, retrouver ses amis, son cochon d'Inde « Petit cœur ».

Le lendemain Éva a faim. Sa mâchoire s'est débloquée, les corticoïdes fonctionnent. Nous pensons, nous aussi, que Éva peut manger. Pourtant, les médecins refusent car elle n'aurait plus de réflexe nauséeux. Je prends à partie l'une d'entre elles, qui me dit que Éva est faible : « Vous m'étonnez, elle n'a rien avalé depuis vendredi ! Ne mangez rien pendant quatre jours, vous verrez si vous vous sentez en forme ! ».

Le mardi, une infirmière propose de donner à Éva de l'eau gélifiée, seule alimentation autorisée. Éva goûte : « Ce n'est pas bon maman. Je ne pourrais pas avoir une compote, une purée de carottes ou de patates ? »

C'est ainsi que démarre notre opération de « résistants ». Aidés par les parents de Lisa, qui étaient venus visiter Éva ce matin-là, nous allons tenter d'alimenter Éva. Un professeur en médecine vivant aux États-Unis, avec lequel Stéphane a longuement échangé au téléphone pour lui détailler la situation et l'état physique d'Éva, s'offusque : il nous conseille de tenter de la faire manger, tout en nous indiquant les précautions à prendre.

La maman de Lisa rentre chez elle préparer une purée de pommes de terre et de carottes. Son mari se charge de nous la livrer. Je vais discrètement réchauffer les plats dans la salle des parents. Nous déroulons ensuite les stores vénitiens, Lisa et son papa font le guet à la fenêtre de la chambre.

Je n'en mène pas large, j'ai peur qu'Éva s'étouffe. J'essaie de ne pas trembler à la première cuillerée de purée. Victoire : Éva avale et déglutit. Je continue. Tout se passe bien. Et le soir, on ajoute à la purée des fromages « Petit Louis », un flan caramel. Éva est aux anges, elle se régale et reprend des forces.

Mais le staff continue de nous dire, le lendemain matin « elle ne peut pas déglutir ». Éva nous regarde l'air de dire « Ils sont bêtes, non ? ». Nous décidons de ne rien leur dire, dans un premier temps.

L'opération « Résistance » se poursuit. Noël approche, il est temps de leur dire. « Vous savez cela fait plusieurs jours que Éva mange normalement ». La jeune médecin, incrédule, nous regarde avec des yeux ronds et nous dit : « Vous avez eu beaucoup de chance ! ».

Une fois la démonstration faite, l'équipe est mal à l'aise. L'hospitalisation à domicile est programmée. Éva sort le 24 décembre à midi, et peut réveillonner de saumon frais et de raviolis au fromage. Les poches destinées à l'alimenter ou l'hydrater par perfusion ne serviront pas. Nous passons Noël à la maison, chez nous. Une *« pyjama party »* est organisée avec son amie Lisa. C'est une petite victoire, mais cette fête à un goût doux-amer. Qu'en sera-t-il à Noël prochain ?

Le mois de janvier se poursuit chez nous, avec des contrôles médicaux réguliers. Éva ne se plaint jamais. Elle ne se déplace plus qu'en fauteuil, son élocution est moins bonne, quand elle parle cela ressemble à quelqu'un qui s'essouffle.

Nous allons un midi à l'hôpital, car le responsable du service oncologie veut voir de ses propres yeux comment Éva arrive à manger. Eh oui, elle mâche et elle mange normalement. Un peu lentement certes, mais le steak haché que vous lui avez servi est tellement sec qu'elle ne peut faire autrement. Bilan laconique de cette visite : on se reverra fin mars pour une IRM de contrôle.

Éva ne peut plus aller à l'école. Aussi est-ce son enseignante, Karine, qui vient à la maison lui faire la classe. Merveilleuse Karine. En une séance, Éva a compris le principe des multiplications. La tumeur la rend prisonnière de son corps, mais son cerveau est toujours au taquet. Elle écrit et dessine de la main gauche, elle fera des dessins magnifiques jusqu'à peu de temps avant sa mort…

Le samedi suivant, Éva réalise l'un de ses rêves : se rendre au camping des « Flots Bleus », au Pyla sur mer, sur les lieux du tournage du film qu'elle a tant aimé. C'est Fabrice, le papa de sa meilleure amie, qui nous y conduit. Ce sera sa dernière sortie. Nous faisons une photo souvenir devant l'entrée, puis nous rendons à la dune du Pyla. L'ascension étant impossible pour Éva, je monte rapidement pour faire une photo et la lui montrer. Nous sommes inquiets, elle n'a rien pu avaler au déjeuner. Sa mâchoire semble se bloquer à nouveau…

Le lendemain, l'infirmier de l'H.A.D. appelle l'hôpital pour prendre un avis. Le médecin de garde nous conseille de venir, elle emploie un ton d'une bienveillance inhabituelle : « Ce n'est que l'affaire de 24 heures, c'est plus prudent que je vois Éva ».

Mais Éva y restera 5 jours. Et n'en ressortira pas vivante.

Lorsque nous arrivons, elle est mise dans une chambre double, aux volets souvent baissés en pleine journée, avec une petite fille qui — nous l'apprendrons plus tard — souffrait d'une infection nosocomiale. Alors que les corticoïdes administrés à Éva réduisent les défenses immunitaires…

Cette fois-ci, les corticoïdes ne fonctionnent pas. Le mardi, Éva est transférée dans une chambre individuelle qui ne sera pas nettoyée pendant son séjour. Elle aurait besoin qu'on lui dégage les voies respiratoires, nous demandons l'aide d'un kiné. Deux femmes kinés se présentent le mercredi, commencent une kiné respiratoire mais repartent car « elles n'ont pas le temps », nous laissant seuls face à une situation aggravée (des glaires remontent). C'est Stéphane qui, donnant intuitivement les massages adéquats à Éva, la soulage. Pour lui, Éva a de la fièvre, elle doit couvrir une infection. Il demande, dès 10 heures du matin, que les constantes et la température d'Éva soient relevées. La température ne sera prise qu'à 18 h 30, après un gros coup de gueule. Verdict : fièvre, et confirmation d'une infection. Une perfusion est effectuée, avec des produits dont nous n'aurons jamais les détails.

Quelques heures plus tard l'état d'Éva se dégrade dangereusement. Son cœur chute, mon ami Ninni, venue relayer Stéphane le temps qu'il aille chercher des affaires à la maison, prévient les infirmières. Le service de réanimation arrive rapidement : en moins de dix secondes, le cœur est stabilisé. Ouf. Mais en début de nuit, alors que nous venons d'envoyer de nouveaux e-mails à des médecins américains, que nous cherchons toujours une solution pour notre fille et que nous nous apprêtons à essayer de dormir, le cœur chute à nouveau. Nous appelons à l'aide. Mais cette fois-ci, les médecins réanimateurs prennent leur temps. Ils nous regardent étrangement, observent la machine qui est reliée à Éva. Aucun mouvement.

— Mais allez, qu'attendez-vous ? Faites les gestes, vous savez, aidez son cœur à repartir s'il vous plaît !

— NON !

— Comment ça, non ? Faites les gestes là, utilisez les trucs là, comme dans Urgences (le stress me fait oublier le mot défibrillateur).

— NON !

— S'il vous plaît…

— C'est fini.

— Mais voyons, la machine indique 69 de pulsations cardiaques !

— Madame, répond froidement le médecin, après avoir examiné brièvement le moniteur de paramètres vitaux. On ne vous a pas dit que cette machine ne fonctionne pas correctement ?

Notre fille est morte neuf jours avant ses huit ans. Même si son cancer s'aggravait, Éva est morte d'une infection nosocomiale, jeudi 20 janvier 2011 à 2 h 45. Sans la moindre humanité. Depuis ce 20 janvier 2011, nous avons intégré une nouvelle dimension. Celle des parents qui ont perdu un enfant. Celle des parents qui ont suivi le corbillard qui abritait le cercueil de leur enfant. Celle des parents qui devront survivre avec le bruit des cordes faisant lentement descendre le cercueil de leur petit dans un trou, six pieds sous terre. Celle des parents qui ont découvert l'innommable : oui, un enfant peut mourir d'un cancer au XXIe siècle. Ils sont même au moins 500 par an, soit l'équivalent de 20 classes d'école, rien qu'en France. Souvent, avec des souffrances morales et physiques dramatiques, que seuls des parents touchés peuvent imaginer. Oui, l'humanité et la conscience médicale (l'un des plus beaux corps de métiers qui soit) varient considérablement d'un hôpital à un autre, d'un service à un autre, d'un praticien à un autre. Ce qui est régulièrement dénoncé pour les personnes âgées, l'est aussi pour les enfants.

Non, la recherche n'avance pas pour tout. Sur les cinquante dernières années, le nombre d'enfants diagnostiqués d'un cancer n'a jamais baissé. Il en est de même pour les chances de guérison de certains cancers pédiatriques, en particulier ceux qui sont spécifiques à l'enfant, et qui nécessitent donc des recherches spécifiques. En 1962, sept ans avant qu'il ne pose un premier pas sur la lune, Neil Amstrong perdait sa fille Karen d'une tumeur du tronc cérébral, avec la même impuissance que la nôtre, près de cinquante ans après. Oui, nous allions être confortés, dans les mois qui suivent, dans nos ressentis concernant le manque de recherche pour les enfants. Nous étions même loin d'imaginer, nous, que les industriels du médicament, s'intéressent peu aux cancers pédiatriques, les enfants représentant un marché « trop peu rentable », qu'ils sont « trop peu nombreux » comme cela fut rétorqué à Stéphane. Que les rares chercheurs souhaitant s'engager dans la lutte contre les cancers de l'enfant étaient parfois découragés de prendre cette voie. Et que la recherche des causes, moins évidentes que celles de certains cancers adultes, n'était pas une priorité. Que faire alors ? Se résigner, essayer de « passer à autre chose » ? Se contenter d'une réponse évoquant le « hasard » ou le « manque de chance » ? Oublier tous les autres enfants, les autres familles ?

Stéphane vous résume la suite, ces dix années « d'après »…

Corinne Vedrenne

Association : **Éva Pour La Vie**

https://www.evapourlavie.com

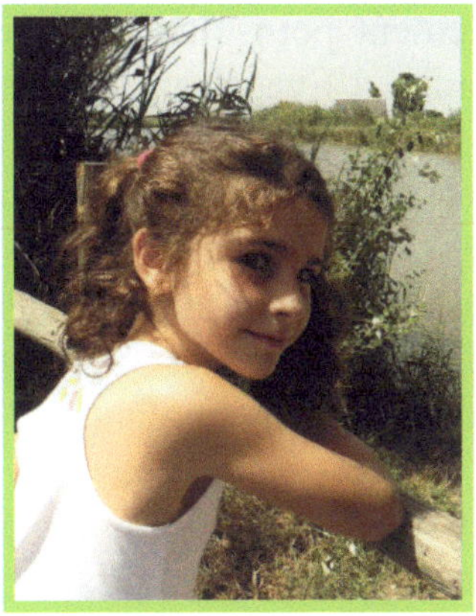

- 14 -
ÉVA

Regard de papa

« Développer l'ouverture du cœur est sans doute la meilleure arme de combat. »

Dès l'annonce de la maladie d'Éva, nous avions passé de nombreuses nuits (et parfois journées) à chercher une solution thérapeutique pour sauver notre fille ; à échanger avec des médecins, des chirurgiens, en France puis à l'étranger. Mais aussi, à comprendre comment et pourquoi cette maladie avait pu se déclarer sur une petite fille née en parfaite forme, qui avait toujours été aimée, qui ne manquait de rien, qui vivait – en apparence – dans les meilleures conditions possibles. Une petite fille équilibrée au niveau alimentaire (elle n'aimait pas les boissons gazeuses sucrées, ni les fast-foods, hormis « pour manger une petite glace », ni les bonbons), sportive, qui respectait le slogan du ministère de la santé : « pour bien grandir, mange au moins cinq fruits et légumes par jour ! ». Une petite fille qui n'était quasiment jamais malade, dont nous disions souvent qu'elle finirait centenaire : pourquoi elle ? Et même « pourquoi nous », qui ne fumions pas, qui ne buvions pas, qui n'avons jamais levé la main sur notre fille, qui faisions attention à elle ? Qu'avions-nous fait de mal ? Les parents — ignorants malgré eux - sont sujets à une certaine forme de culpabilité, à la peur. Nous voulions aussi comprendre comment il était possible — dans l'un des pays les plus riches au monde, capable de choyer ses enfants dans les écoles, les crèches, d'apporter une protection certes perfectible mais réelle, — qu'il n'y ait pas le moindre traitement pour elle, et pour d'autres enfants. En effet, durant la maladie d'Éva, nous avions rencontré d'autres familles confrontées à la même impuissance, au même manque de solutions thérapeutiques. Nous avions compris, en découvrant les noms des traitements des uns et des autres, qu'ils étaient très limités pour l'enfant. Les industriels ne faisant parfois même pas l'effort d'adapter le dosage, la taille des gélules (initialement développées pour des cancers d'adultes) aux enfants ...

Nous restions également traumatisés par le manque d'humanité d'une partie des professionnels de santé qui avaient pris en charge notre fille à l'hôpital.

Nous avons alors mené plusieurs démarches. Tout d'abord, nous avons contacté un grand avocat marseillais (qui, quelques années plus tard, s'engagera en politique) qui s'avéra peu scrupuleux. Nous avons rapidement abandonné l'hypothèse d'une procédure judiciaire pour plusieurs raisons : tout d'abord, il aurait été aisé pour la partie adverse de mettre en avant le caractère « incurable » de la maladie d'Éva pour faire oublier les circonstances – humaines et médicales — de son décès. Nous étions conscients qu'il serait facile de nous faire passer pour « de pauvres parents désespérés, en colère contre la terre entière ». De plus, nos échanges avec d'autres parents, ainsi que notre intuition, nous ont incités à mener un combat qui ne se limiterait pas à l'histoire d'Éva. Nous avons alors commencé par ce que nous savions faire : chercher.

Chercher des études, des publications scientifiques sur les causes et origines des tumeurs du tronc cérébral puis, de l'ensemble des cancers pédiatriques. Nous avons rapidement compris que notre étonnement de n'avoir jamais été interrogés sur notre lieu de vie, l'alimentation, l'historique médical… n'était pas un fait isolé : AUCUNE des familles avec lesquelles nous avons échangé ne s'était vue proposer de participer à une étude épidémiologique.

Chercher… Quels sont les chercheurs qui cherchent, qui font de la recherche sur les cancers de l'enfant, en amont des essais cliniques ? Cette démarche a été particulièrement fastidieuse : s'il est aisé de trouver sur « pages jaunes » une entreprise, aucun outil ne recensait une liste de chercheurs œuvrant sur les cancers de l'enfant. J'ai alors consulté de nombreux sites, contacté les unités de recherche, pour constater que le nombre d'équipes était très limité et entendu : « Tout est fait pour nous décourager de mener des travaux de recherche sur les cancers de l'enfant. Si nous nous lançons, l'État ne nous aidera pas plus que les industriels du médicament, ça n'est pas rentable pour eux ».

Chercher quels sont les moyens apportés pour cette recherche par l'État. En effet, les associations de parents qui se démènent à coup d'événements, de ventes de gâteaux ou d'emballage de papier cadeaux pour les fêtes ne peuvent pas tout à elles seules. Nous avons exploré des canaux aussi divers que les résultats des appels à projets de l'Institut National du Cancer et des grandes institutions, les initiatives des industriels du médicament pour constater que les moyens étaient très faibles. Nous avons également examiné les questions au gouvernement déposées à l'Assemblée nationale, sur les dix dernières années comportant les mots suivants : recherche, cancer, enfant, pédiatrique. Ce sujet restait tabou jusque dans l'hémicycle. Nous partageons ces constats avec une maman qui a suivi l'histoire d'Éva, Shama. La sœur de son mari, qui vit aux États-Unis, nous avait aidés à échanger avec des professionnels là-bas. Cette maman, qui habite en Seine Saint-Denis, est *manager* au sein d'un grand groupe informatique. Elle est également très impliquée dans la vie politique de son département. Elle nous conseille de nous rapprocher de Jean-Christophe Lagarde, avec lequel un rendez-vous est fixé. À cette époque, l'association *Éva pour la vie* n'est pas encore créée. Mais nous rédigeons un dossier, à partir des preuves dont nous disposons, évoquant le financement de la recherche, l'individualisation des traitements, les disparités territoriales en ce qui concerne la qualité d'accueil et de traitement des enfants hospitalisés. Nous nous rendons donc, le 6 décembre 2011, à l'Assemblée nationale. Nous sommes impressionnés (nous n'avons jamais rencontré de député), mais nous sommes accompagnés par Shama qui le connaît bien, ainsi que par la représentante d'une association créée par une maman qui a aussi perdu sa fille d'une tumeur du tronc cérébral.

Le premier abord est presque intimidant. Monsieur Lagarde nous écoute avec attention, sans dire un mot, pendant que son collaborateur, posté dans un bureau perpendiculaire, prend de nombreuses notes. Face à son silence, à son visage sérieux, je me demande pendant quelques secondes s'il va nous aider. Et puis… il commence à nous répondre. Il nous explique qu'il a soutenu – avec le Dr Douste-Blazy, lorsqu'il était ministre de la santé – le maintien d'un service d'oncologie pédiatrique pratiquant des traitements individualisés. Il partage nos constats en ce qui concerne la recherche oncopédiatrique, et le peu d'efforts faits par les industriels pour développer des traitements pour les enfants. Il pense que l'État doit jouer son rôle, et conclut sur une idée : créer une taxe mineure sur le chiffre d'affaires des industriels du médicament pour financer correctement cette recherche « non rentable ». Peu de temps après, M. Lagarde dépose à l'Assemblée nationale une série de questions sur la recherche, sur les alternatives thérapeutiques au ministre de la santé de l'époque, Xavier Bertrand. Un premier pas pour que les enfants atteints de cancers sortent de l'oubli…

Nous resterons régulièrement en contact. Les élections présidentielles approchent. M. Lagarde s'engage auprès de nous à rester mobilisé. Il tiendra parole.

Nous décidons de créer en mars 2012, l'association ***Éva Pour La Vie***, avec des objectifs complémentaires : informer les citoyens et les personnalités, récolter des fonds pour aider la recherche, regrouper les parents d'enfants victimes de cancers. Nous créons rapidement un site Internet, puis une pétition sans précédent en France demandant à l'État la création d'un fonds – garanti par la loi – dédié à la recherche sur les cancers pédiatriques, l'amélioration des conditions d'accueil et de traitement des enfants malades ainsi que des avancées sociales pour les familles. Cette pétition aura le mérite de faire sortir de l'ombre les enfants atteints de cette maladie qui fait si peur, au point de ne pas la nommer (« *décédé des suites d'une longue maladie* »), de regrouper des milliers de parents, de familles, des infirmières, des médecins, des représentants d'associations. Elle sera signée par plus de 260 000 personnes, dont de nombreuses personnalités, y compris politiques.

En mai 2012, François Hollande devient le nouveau président de la République. Son slogan « *Je ferai de la jeunesse ma priorité* » nous donne espoir. Nous comptons contacter les ministres, les députés. Nous voulons sensibiliser, mais le faire sérieusement, non sans naïveté : nous pensons à ce moment-là qu'il suffira de démontrer les problèmes, les insuffisances, pour que les élus se mobilisent !

Pendant plusieurs mois, nous multiplions les échanges avec des familles, des papas, des mamans, qui se battent ou se sont battus contre un cancer, une maladie grave. Nous continuons à constater que nul n'est à l'abri : des familles modestes, de classe moyenne, un papa multimillionnaire, l'amie de la sœur d'une hématologue très connue. Nous sommes soutenus par Benjamin et Sarah, fondateurs de la plateforme Change.org, qui héberge notre pétition. Nous échangeons avec des chercheurs, nous assistons à des congrès scientifiques où nous constatons systématiquement que les questions pédiatriques sont très peu abordées. Nous nous documentons.

Le 12 août 2012 naît notre seconde chance : elle s'appelle Chloé. Le personnel de la clinique Bordeaux Nord, qui connaît les circonstances du décès d'Éva, est prévenant, humain. Nous souhaitons que toute maman enceinte rencontre une telle équipe. L'une des sages-femmes est devenue une amie. Nous profitons de ce moment tout en continuant nos activités professionnelles et associatives.

Début 2013, nous sommes prêts. Jean-Christophe Lagarde a travaillé. Il va déposer une proposition de loi visant à créer, par le biais d'une taxe sur le chiffre d'affaires sur les médicaments (de 0.1 %, qui n'affecteraient pas les médicaments orphelins), un fonds dédié à la recherche sur les cancers pédiatriques. Une telle taxe rapporterait 40 millions d'euros par an. Cela permettrait de financer l'ensemble des bons projets de recherche sur les cancers de l'enfant, d'aider à la structuration de cette recherche, de mener des actions de prévention… Un océan d'espoir pour les familles, une goutte d'eau pour les industriels. En effet, leur chiffre d'affaires annuel s'élevait à plus de 53 milliards € par an, dont 10 milliards de marges nettes. Nous avons l'espoir que le gouvernement mais aussi les industriels – ne serait-ce que pour redorer leur image – acceptent cette proposition.

Très vite, les rendez-vous s'enchaînent : entretien avec une conseillère du ministère de la santé en mars, échanges avec des députés pour les inviter à cosigner la proposition de loi de M. Lagarde. Près d'une centaine de députés, avec un hic : aucun de la majorité n'est prêt à la signer. Un député nous avouera ceci : « *Le règlement interne du parti socialiste nous interdit de cosigner une proposition de loi n'émanant pas de notre parti* ». Nous découvrons alors que le combat – que nous imaginions rassembleur au-delà des étiquettes — est loin d'être gagné. Mais nous ne renonçons pas et cherchons, inlassablement, à convaincre. Certaines réponses donnent de l'espoir, telles que celles du cabinet du député socialiste de l'Isère et médecin… Olivier Véran. En juin, Jean-Christophe Lagarde organise une conférence de presse à l'Assemblée nationale. J'interviens avec lui, ainsi qu'avec des chercheurs. Une maman lyonnaise, Stéphanie, est également dans la salle. Elle a perdu sa fille Marina (voir le chapitre 24), une véritable poupée, d'une tumeur du tronc cérébral, comme Éva. Depuis notre rencontre, on mène ce combat ensemble. Elle aussi a mobilisé des élus pour cette proposition de loi. Les témoignages sont forts, concrets. Certains médias commencent à s'intéresser au sujet des cancers de l'enfant (souvent, pour la toute première fois). Mais ça n'est pas suffisant. En juillet, je me rends à l'Élysée afin de rencontrer le Pr Lyon-Caen, le conseiller santé du président François Hollande. Je suis accompagné de Dominique, qui a obtenu ce rendez-vous. Ce monsieur qui vit dans l'Ariège (tout comme le président du Sénat de l'époque) a découvert – puis partagé – notre combat. Le Pr Lyon-Caen nous écoute attentivement, mais il n'est pas un spécialiste de ces pathologies particulières. Il nous conseille de prendre rendez-vous avec la présidente de l'INCa (Institut National du Cancer), qui n'est autre qu'Agnès Buzyn. Je me rends donc, accompagné d'un docteur, chercheur en oncologie pédiatrique à l'INSERM le 28 novembre 2013, à l'INCa. Le lieu ne m'est pas inconnu : durant les soins d'Éva en Île-de-France, une amie nous avait prêté un appartement non loin de là. Je pensais alors qu'un tel organisme serait un allié de taille. Nous sommes accueillis par Agnès Buzyn ainsi que par la responsable de recherche en pédiatrie. Ces deux médecins souhaitent nous « rassurer » sur l'engagement de l'INCa. Elles nous assurent que certaines de nos propositions, en matière de transparence des résultats des essais cliniques, du développement de la recherche fondamentale sur les cancers de l'enfant, correspondent à des actions qu'ils vont mener. Nous comprenons rapidement que l'INCa n'est pas favorable à la mise en place d'une taxe sur les firmes pharmaceutiques. S'ensuit un échange scientifique entre Agnès Buzyn — dont les propos sont essentiellement axés sur la recherche clinique — et le chercheur qui argumente en faveur de la recherche fondamentale et explique la nécessité d'allouer des moyens dédiés aux cancers pédiatriques. Les arguments de chacun sont valables. Pourquoi ne pas accepter qu'ils soient complémentaires ?

Durant les mois qui suivent, nous continuons à nous mobiliser pour répondre à l'urgence, en multipliant les appels aux dons, les événements, en restant lucides : ça ne suffit pas. Nous restons en contact avec Jean-Christophe Lagarde, qui souhaite que sa proposition de loi soit débattue d'ici fin 2014. Nous créons un outil – inédit à l'époque – sur notre site internet, qui permet d'interpeller directement un député : plusieurs dizaines de milliers de citoyens l'utiliseront. Si plusieurs députés nous encouragent et décident de cosigner cette proposition de loi, quelques-uns se plaignent de notre démarche. Je me souviens notamment d'un mail cassant d'un député communiste nous indiquant que ces sollicitations répétées des familles n'aideraient pas. Ou d'un autre député – pourtant, médecin de métier – qui nous avait fait appeler par son assistante parlementaire pour nous prier de « cesser nos démarches ». Sans la moindre marque d'empathie pour tous ces enfants. Notre combat ne passe pas inaperçu dans les médias, qui souvent, découvrent les faits : dans notre pays, l'un des plus riches au Monde, la recherche pour les enfants atteints de cancers passe souvent en dernier. Ils ne sont pas assez nombreux. Les questions à l'Assemblée nationale se succèdent, avec le même type de réponse : « *Nous faisons déjà beaucoup !* ».

Nous assistons en février à la présentation du « plan cancer » par François Hollande. Un long discours, durant lequel le mot « enfant » est prononcé une seule fois : pour le « droit à l'oubli ». Nous n'arrivons pas à approcher le président mais échangeons avec des scientifiques et des familles qui nous connaissent. Je suis accompagné de Mélanie, la maman de Lucie – une poupée, elle aussi, décédée d'un cancer – de Jérémy, l'attaché parlementaire de Nathalie Kosciusko-Morizet, qui nous aidera autant que possible en décrochant son téléphone, en nous aidant à organiser des événements dans sa commune, à Longjumeau… Et de chercheurs. Nous ressortirons déçus par cette journée. Quelques semaines après, nous recevons un coup de fil inattendu : la ministre de la santé souhaite nous rencontrer au sein de son ministère. Ce sera le cas le 22 mai 2014, en présence d'Agnès Buzyn, d'une autre association et d'un papa multimillionnaire dont l'enfant est atteint d'une tumeur du tronc cérébral. Je m'y rends, accompagné d'un directeur de recherche ainsi que de Benjamin des Gachon, président de Change.org. La ministre nous accueille d'une façon courtoise, elle souhaite « nous rassurer » : l'État est pleinement mobilisé, et le plan cancer va faire évoluer les choses ! Je lui pose deux questions. La première, portant sur la création d'un financement dédié à la recherche sur les cancers pédiatriques, est attendue. Elle n'est pas favorable à l'idée que l'on puisse taxer les industriels du médicament. La proposition de loi de Jean-Christophe Lagarde, cosignée par 120 députés (ce qui est sans précédent sur ce sujet) semble l'agacer. La seconde question la déconcertera : nous proposons, afin de tenter de comprendre les causes des cancers pédiatriques, et de tout faire pour prévenir ces maladies, que chaque famille d'enfant diagnostiqué d'un cancer se voie proposer de participer à une étude épidémiologique, de répondre à un questionnaire, de généraliser les prélèvements biologiques et environnementaux. Elle ne saura pas apporter de réponse claire. La ministre s'étonne que l'on soit gêné par le fait que cette recherche soit en majorité soutenue par la générosité publique, ce qu'elle ne manque pas de louer. « À votre bon cœur messieurs dames ! » Je lui rappelle qu'aux États-Unis, Barack Obama a récemment signé le « *Gabriella Miller Kids First research act* », du prénom d'une petite décédée d'une tumeur du tronc cérébral, une loi bipartisane éliminant le financement par le contribuable des conventions des partis politiques pour les reverser à la recherche sur les maladies pédiatriques graves. Mais n'est pas Obama qui veut… Quelques mois après, le débat tant attendu est sur le point de se dérouler à l'Assemblée nationale. Première déception : l'hémicycle est plus que parsemé. Sur 577 députés, seule une trentaine est présente. On nous expliquera plus tard que c'est courant « *pour les propositions de loi portées par l'opposition* ». Nous comprenons vite – sans surprise au vu des propos tenus quelques jours auparavant en commission des affaires sociales – que le gouvernement ne soutiendra pas cette proposition de loi. Celui-ci est notamment représenté par la ministre et cancérologue Michèle Delaunay, très engagée dans la lutte contre le tabagisme, source de nombreux cancers, de maladies chroniques. Après avoir écouté les arguments d'un Jean-Christophe Lagarde brillant, la ministre indique : *« Je suis contre le fléchage »*. En d'autres termes, si elle souhaite que la recherche générale soit financée, elle s'oppose à notre proposition – complémentaire - d'apporter un soutien particulier à la lutte contre les cancers pédiatriques. Elle explique ensuite : *« Il paraît peu concevable et même peu acceptable de proposer une taxe spécifique pour les tumeurs oncopédiatriques alors que tant d'autres cancers rares et graves de l'adulte ou des maladies orphelines non cancéreuses le justifieraient de la même manière. »*. Elle reconnaît donc des insuffisances pour ceux qui sont affectés par des maladies « peu rentables ». Mais pour ne pas faire de jaloux, ne faisons rien de plus !

Martine Pinville apportera un regard protecteur vis-à-vis des industriels du médicament qui pourtant, ne développent quasiment pas de traitements dédiés aux enfants atteints de cancers : *« Aussi la taxation des laboratoires pharmaceutiques, dont le produit serait affecté à l'INCa, pourrait-elle apporter des financements à la recherche fondamentale, mais elle n'incitera pas les laboratoires à développer plus de médicaments pour traiter les cancers pédiatriques. Au contraire, en effet, on peut estimer que cette mesure comporte un effet dissuasif et qu'elle pourrait conduire les laboratoires à se désengager du sujet, alors qu'il est nécessaire d'encourager la recherche industrielle.* ». Nous espérions un soutien de la part de Catherine Lemorton, présidente de la commission des affaires sociales, députée et pharmacienne de métier, qui avait tenu un rôle prépondérant dans la révélation du scandale du Mediator. Pourtant, ses propos rejoignent ceux de Michèle Delaunay, sans proposer d'alternative : « Je pense que ce texte ouvrirait la porte à beaucoup d'autres demandes du même type : dès qu'une pathologie ne ferait pas l'objet de recherches jugées suffisantes, il faudrait aussitôt créer une nouvelle taxe sur l'industrie pharmaceutique »

Enfin, face à l'argument de Jean-Christophe Lagarde qui rappelle que les financements dédiés à la lutte contre certaines maladies graves, telles le SIDA, existent, les propos de Michèle Delaunay se limitent à une logique de nombre. Le décès de 500 enfants par an en France, 6 000 en Europe, soit 240 écoles, n'est visiblement pas suffisamment important : *« Monsieur Lagarde, vous avez évoqué la notion de fonds dédié en donnant l'exemple du SIDA. Mais cela n'est pas la même chose. Le SIDA est une maladie complexe, qui touche énormément de monde. Mais vous, vous évoquez la possibilité d'un fonds dédié aux tumeurs oncopédiatriques, qui représentent 1 % à 2 % des cancers. »*

Jean-Christophe Lagarde s'offusque : *« Madame Delaunay, je suis surpris de votre raisonnement sur le SIDA. Vous me dites, en fait, que la taxe pour financer la lutte contre le SIDA est légitime parce qu'il y a beaucoup de malades. Celle-là, en revanche, serait illégitime parce que trop peu de personnes seraient concernées. Cela ne me paraît pas bien »*. Le gouvernement ne changera pas d'avis, et proposera pour seule réponse un « amendement de suppression », visant à supprimer intégralement l'article de loi du député Jean-Christophe Lagarde. En d'autres termes, à enterrer cette proposition de loi. Nous avons été nombreux à découvrir cette possibilité (nous pensions que les amendements visaient, avant tout, à enrichir ou corriger un texte de loi). Le vote tombera, tel un couperet pour des milliers de familles et d'enfants, avec un vote à 3 voix près, pour l'amendement de suppression. Nombre de votants : 33 dont « Pour l'adoption » : 18 ; « Contre l'adoption » : 15.

À l'issue de ce vote, de nombreux parents – et enfants – ont pleuré. Beaucoup d'entre nous ont eu honte de notre pays, d'un gouvernement dit « de gauche » qui rejetait sans compassion la création d'un fond dédié pour mieux lutter contre cette maladie, pendant que les États-Unis décidaient de franchir le pas. Pour autant, pas question de baisser les bras. Et parfois, nous pouvons avoir des bonnes surprises. Quelques jours après le rejet de cette proposition, je reçois un appel d'une députée de la Gironde avec laquelle je n'avais jamais échangé, Martine Faure. Une voix très active, dynamique, pressée. Elle m'explique qu'elle a su comment la proposition de loi de Jean-Christophe Lagarde a été rejetée, qu'on *« ne peut pas laisser les choses en l'état »*. Elle écoute attentivement mes arguments, approuve et me pose, à la fin de notre échange, une question inattendue : *« D'où venez-vous ? »*. Je lui explique que je suis originaire de la région toulousaine. Elle me donne alors le nom de la commune exacte. Puis, elle me demande *« si mon papa ne s'appelait pas Marcel »*. Je m'agace un peu : jusqu'à quel point les « renseignements généraux » ont enquêté sur moi ? ! L'explication est bien plus saine : mon père (qui était âgé) et le sien étaient des compagnons durant la seconde guerre mondiale. Ils avaient résisté ensemble, à Bordeaux. Mon père, le sien et Martine avaient noué des liens étroits pendant longtemps, jusqu'au début des années soixante-dix. Mon père avait même aidé sa famille. Ils se sont ensuite perdus de vue, peu d'années après ma naissance, en 1973. C'est sans doute l'un des échanges les plus surréalistes de ma vie. J'avais régulièrement entendu parler, durant mon enfance, d'Henri (le père) et de Martine. Sauf que cette dernière s'étant mariée, il était impossible de faire le « rapprochement » entre Martine Faure, députée, et cette jeune fille devenue enseignante. Par contre, Martine pouvait faire le lien grâce aux photos diffusées par certains médias : je ressemble à mon père (décédé en 1993, des suites d'une série d'erreurs médicales, à l'hôpital de Saint Gaudens, par un chirurgien qui exerçait illégalement). J'ai rencontré Martine pour la première fois (ou seconde fois depuis ma naissance !) dans une jolie petite commune située près de Bordeaux, Cénac. La Maire, Catherine Veyssy, est sensible à la cause des cancers pédiatriques. Nous nous rencontrons en salle de conseil municipal. C'est ainsi que se noua une grande amitié. Si celle-ci a favorisé l'écoute, chacun a toujours gardé son objectivité, son impartialité. En tant qu'ancienne enseignante, adepte de la « câlinothérapie » avec ses élèves, celle-ci ne pouvait rester insensible au sort de tous ces enfants, de toutes ces familles.

Elle s'est, pendant plusieurs semaines, interrogée sur la meilleure manière d'aborder le sujet auprès des ministères, des autres élus. Elle propose finalement au gouvernement, qui accepte, de devenir présidente d'un groupe d'études parlementaires dédié aux cancers de l'enfant. C'est une première. Puis nous menons des démarches et des recherches complémentaires, exhaustives, rigoureuses. Pendant que nous regroupons les associations de parents, les chercheurs… Martine prépare un calendrier d'auditions : ministères, administrations, députés, sénateurs, médecins, chercheurs, professionnels de la santé, ainsi que d'autres acteurs tels que les industriels du médicament. Tout comme nous, Martine ne compte pas ses heures et ne se décourage jamais. Les auditions donnent une certaine forme d'espoir aux associations. Si la problématique de la recherche est un point de départ, Martine pense – comme nous – qu'il faut faire un travail de fond sur les questions sociales liées aux cancers et maladies graves de l'enfant. Elle est également attachée au rôle de l'école, ainsi qu'au don de vie. De rares associations, telles que Laurette Fugain, mobilisent inlassablement la population pour développer le don de vie : l'État doit les accompagner. C'est ainsi que, sous notre impulsion, plusieurs dizaines d'associations, de médecins, de chercheurs… sont auditionnées. Une poignée d'élus accompagne régulièrement Martine. L'un d'entre eux, Paul Salen, avait porté la « loi Mathys » – du prénom d'un enfant décédé d'un cancer – qui permet aujourd'hui aux parents d'enfants atteints de maladies graves de bénéficier d'un don de congés payés de la part de leurs collègues. Une bouée de sauvetage qu'il juge lui-même insuffisante… Plusieurs réunions sont particulièrement constructives, encourageantes, humaines. Elles permettent de travailler d'une façon intense, libre et organisée à la fois. Mais il arrive aussi que certains représentants institutionnels tentent de nous décourager. Je pense notamment à l'audition du représentant d'une institution de référence qui, face à nos arguments solides démontrant la nécessité de créer un fonds dédié à la recherche sur les cancers pédiatriques, finira par lâcher, après avoir vanté son bilan : *« près de 10 000 femmes décèdent d'un cancer du sein chaque année, alors, seulement 500 enfants... »*. Les associations présentes étaient tétanisées. J'ai répondu calmement, non sans trembler d'émotion : *« Pensez-vous qu'une seule femme condamnée par un cancer du sein oserait faire une telle comparaison ? »*.

Le 13 mai 2015, je redeviens papa pour la troisième fois, d'un garçon nommé « kinder surprise » ou plutôt… Sacha. Avec Corinne, nous voyons en cette naissance une raison supplémentaire de nous battre. Fin 2016, à l'issue de la loi de finances, nous comprenons qu'il faudra attendre le prochain Président de la République pour obtenir des avancées. Mais le travail mené n'était pas inutile : un rapport détaillé, sans précédent en France, est rédigé sur les problématiques liées à la recherche, aux aspects sociaux, à la scolarité, au don de vie… Pour les enfants atteints de cancers, ainsi que pour leur famille. Durant le mandat de François Hollande, nous avons pu faire entendre, grâce à Jean-Christophe Lagarde, grâce à Martine Faure, grâce aux afficheurs et aux médias TV qui nous ont offert des milliers d'espaces publicitaires (sur les panneaux d'abribus, à la télévision), grâce à nos alliés associatifs, à des citoyens au grand cœur… la cause des enfants atteints de cancers. Mais sur cette même période, un seul sujet – qui n'était pas porté par nous — aura réellement avancé en ce qui concerne les cancers pédiatriques : le droit à l'oubli, qui permet aux adultes ayant été touchés, enfants ou adolescents, par un cancer, d'accéder plus facilement au crédit. Une mesure utile pour ceux qui s'en sont sortis. Et tous les autres ?

À l'aube des présidentielles, nous décidons de rédiger un appel à tous les candidats, et remettons à jour la pétition sur Change.org. La plupart répondront par écrit. J'ai pu échanger longuement au téléphone avec les « représentants santé » de deux d'entre eux, tous deux médecins : Sabrina Ali Benali pour Jean-Luc Mélenchon et Olivier Véran pour Emmanuel Macron. Les discussions ont été complémentaires, et dans les deux cas, encourageantes. La première est une « jeune médecin révolutionnaire » qui interpelle régulièrement – via des vidéos très populaires sur YouTube et Facebook – Marisol Touraine. Elle souhaite mobiliser les moyens pour la santé, pour les soignants, pour la recherche publique du médicament. Dont celle pour l'enfant. Elle comprend bien mes propos sur « les enfants jugés non rentables par certains industriels du médicament », elle apporte de vraies réponses. Elle s'engage en allant parfois beaucoup plus loin, l'équité et l'égalité faisant partie de ses préoccupations majeures. Elle insiste aussi sur la prévention. Le second, député et neurologue expérimenté, est plus prudent mais ouvert d'esprit, attentif. Il écoute l'histoire d'Éva, ce qu'elle a pu vivre durant son séjour à l'hôpital, ce que vivent de nombreux enfants. Je lui expose le contexte qui nous a poussés à mener notre combat, lui parle des travaux de Martine Faure. Il s'engage, si M. Macron est élu, à ce que nous rencontrions les représentants du ministère de la santé, les élus… pour avancer, tant pour les questions de recherche que d'aide aux familles. Je comprends, par ses propos, que la question de l'enfance est un sujet qui compte pour Emmanuel Macron. Ainsi que pour son épouse. 7 mai 2017. Emmanuel Macron est élu Président de la République. Un président jeune, qui n'a pas d'enfant, mais qui expliquait quelques mois auparavant, lors de l'une émission TV « Au tableau ! » : *« Ça ne me manque pas car j'aime les enfants de Brigitte comme si c'étaient les miens ».*

Le gouvernement compte quelques bonnes surprises, telles que la nomination d'une ministre de la recherche (Frédérique Vidal), d'un secrétaire d'État en charge de l'enfance et des familles (Adrien

Taquet) et d'une secrétaire d'État chargée de l'Égalité entre les femmes et les hommes, (Marlène Schiappa), qui connaît notre combat. La place de l'enfant, de la femme est accentuée au sein du gouvernement.

18 juin 2017. Les noms des 577 députés sont désormais connus. Une écrasante majorité d'entre eux sont « nouveaux ». Des députés jeunes, souvent jeunes parents : sauront-ils se mettre à notre place ? Nous passons une partie de l'été à les contacter, pour les rencontrer. Certains semblent débordés par leurs fonctions nouvelles. D'autres réagissent vite et s'intéressent. C'est le cas d'Amélie de Montchalin, qui nous propose sans tergiverser un rendez-vous à l'Assemblée nationale, et de Benoit Simian, député de la Gironde, que Corinne va rencontrer le 9 septembre 2017, dans son bureau à Ludon - Médoc. Corinne présente rapidement à Benoit Simian nos combats, la proposition de loi de Jean-Christophe Lagarde, les travaux menés avec Martine Faure, les refus. Elle lui parle aussi d'Éva, qui elle était, sa vie, sa maladie, sa mort. Le député est attentif mais surtout, bouleversé : il est lui-même papa, il ne se sent pas à l'abri. Pour lui, c'est le bon moment d'agir. Il a consulté nos propositions en amont, nos constats. Il a étudié une piste : utiliser la part non affectée de la taxe de solidarité sur les billets d'avion, dite taxe Chirac, pour la lutte contre les cancers de l'enfant. Ce montant avoisine les 20 millions d'euros par an : une somme importante qui permettrait de donner un coup d'accélérateur à la recherche sur les cancers pédiatriques. Et normalement, sans froisser personne, aucun industriel, aucun ministère. Du moins, c'est ce qu'on a cru pendant quelques semaines. Il rencontre les chercheurs, échange avec Martine Faure. Il nous dira, par la suite, que « *c'est le genre de rencontre qu'on n'oublie pas* ». Corinne l'invite également à participer à un rendez-vous avec Amélie de Montchalin.

13 septembre 2017. Je me rends à Paris, à l'Assemblée nationale. Ce qui devait être un rendez-vous « en tête à tête » avec

Amélie de Montchalin (et son attachée parlementaire, Laurence, engagée dans la lutte contre les cancers pédiatriques) se transforme en une grande réunion de travail avec près de 10 députés, qui ont répondu présent au pied levé. La salle de conférences de presse, n'est pas vraiment adaptée. Je suis accompagné par des parents, dont mes amis Stéphanie (Aidons Marina) et Fabrice (qui a décidé de s'engager dans la lutte contre les cancers de l'enfant après avoir perdu sa femme d'un cancer), ainsi que des chercheurs. Nous sommes presque « déconcertés » d'avoir devant nous tous ces élus prêts à nous écouter, après plusieurs années de « traversée du désert ». Le début de la réunion est assez « brouillon » mais qu'importe : nous évoquons ensemble les réalités de la recherche, des familles face à la maladie, nos tentatives, les besoins. Un député nous demande un « benchmark » sur les réussites étrangères : nous lui remettons en mains propres le *« Gabriella Miller Kids First Research Act »*. Derrière son apparence « techno », Amélie de Montchalin est une maman avant tout. Elle fera partie de ceux, avec Benoit Simian, Jean-Christophe Lagarde et progressivement, bien d'autres, qui continueront d'agir. Sur le mois de septembre, les rendez-vous et échanges se succèdent : Assemblée nationale, Ministère de la Recherche. Nous n'obtenons pas de rendez-vous avec Agnès Buzyn. Nous comprenons que celle-ci reste opposée aux « financements fléchés » pour la recherche sur les cancers de l'enfant. Nous nous inquiétons pour la réussite de l'amendement déposé par Benoit Simian, qui doit être débattu d'ici la fin octobre, dans le cadre de la loi de finances. Tout en ayant de l'espoir : il fait partie de la majorité actuelle, qui pourrait s'enorgueillir d'avoir fait un geste conséquent ! Dans la soirée du samedi 21 octobre, vers 19 h 30, je reçois un coup de fil de Benoit Simian, particulièrement « speed ». Il est en train de se rendre à la gare, il vient d'être informé que son amendement serait débattu tard en soirée, voire dans la nuit. Corinne et moi nous inquiétons : est-ce vraiment bon signe qu'un tel débat ait lieu à un moment où la mobilisation est moindre ? J'envoie un SMS à Martine Faure, qui comprend sans tomber dans le défaitisme. Nous verrons bien… Nous avertissons, par notre réseau, les associations qui, comme nous, attendent depuis longtemps ce moment. Nous suivons, sagement, les débats parlementaires, les sujets s'enchaînent à grande vitesse. Vers deux heures du matin, l'amendement de Benoit Simian est annoncé. Une suspension de séance est demandée. Elle dure longtemps, très longtemps. Habituellement, ces suspensions durent quelques minutes, au plus. Corinne et moi nous regardons : *« ça pue »*. Nous recevons des SMS inquiétants. Plus de 20 minutes après, la séance reprend. Benoit Simian déroule enfin son argumentaire, limpide, réaliste, efficace : *« Cet amendement vise à affecter une partie de la taxe de solidarité sur les billets d'avion, dite « taxe Chirac », au budget de l'Institut National du Cancer, afin de financer la recherche contre les cancers pédiatriques, soit 20 millions d'euros. Avec 2 500 nouveaux cas diagnostiqués et 500 décès par an, le cancer est en France la première cause de mortalité par maladie chez l'enfant. Entre 1970 et le début des années 2000, les enfants et adolescents atteints du cancer ont bénéficié des traitements initialement développés pour les adultes. S'agissant des cancers les plus spécifiques à l'enfant, l'espérance de vie est parfois nulle et n'a, depuis trente ans, pas progressé car les thérapies proposées actuellement ne sont pas toujours adaptées à des organismes aussi jeunes. Le développement de nouvelles thérapies plus efficaces et plus adaptées aux enfants ne peut se faire sans favoriser l'émergence et le développement de programmes de recherche fondamentale. Les chercheurs peinent aujourd'hui à trouver des financements pour leurs projets, ce qui finit par détourner les jeunes chercheurs de ces sujets de recherche pourtant vitaux… »*

Le rapporteur de la commission répond à cette proposition d'une façon brève et évasive. Il laisse la parole au gouvernement, représenté par Christophe Castaner. Sa position sera la suivante : *« Par rapport au niveau moyen de cette contribution, on est à un niveau de crédits suffisants. On aurait une suraffectation qui, au-delà de l'intérêt de la mission qui est proposée, ne permettrait pas une bonne optimisation de la recette. C'est pour cette raison que l'avis du gouvernement est défavorable ».* Une porte fermée, sans rien proposer d'autre, comme le fera remarquer un autre élu. Face à ce refus, Benoit Simian retire son amendement, mais le message est clair : nous continuons de travailler, pour réussir. Et non pas pour enterrer une proposition qui pourrait éviter l'enterrement de nombreux enfants… Cette nuit-là, de nombreux parents ont à nouveau pleuré. Je me suis questionné, j'ai douté : je crois profondément au rôle de la politique pour faire des choix justes, en faveur de la paix, de l'égalité des chances et des droits. De plus en plus de connaissances me disent que « les élus ne servent à rien, ils ne pensent qu'à leurs propres intérêts ». Ont-ils raison ?

Le lendemain, j'échange avec Benoît Simian, puis avec Stéphanie Ville. Nous partageons la même idée : les associations de parents qui partagent nos idées doivent se fédérer. Nous contactons des alliées proches et rédigeons ensemble un manifeste. Nous proposons aux dizaines d'associations, de chercheurs, de médecins, que nous connaissons, de le signer : nous y parvenons dans un temps record ! L'indignation est collective. Nous recevons des milliers de messages de soutien. Plusieurs médias s'interrogent. « La Provence » titre à la une *« Cancer : les enfants après »* et rédige un dossier de fond. Des interventions mouvementées ont lieu à l'Assemblée nationale. Au Sénat, Alain Fouché interpelle fermement Agnès Buzyn le 10 novembre : *« Récemment encore, un amendement d'un député de La République en Marche, de la commission des finances, affectant à la recherche l'excédent de 20 millions d'euros de la contribution de solidarité sur les billets d'avion a été refusé. Que le Gouvernement ne souhaite pas investir ces 20 millions d'euros dans la recherche sur le cancer pédiatrique, soit, mais qu'il s'engage alors sur une autre manière de la financer ! »*

Le 12 novembre 2017, nous créons la Fédération ***Grandir Sans Cancer*** avec des objectifs constants : obtenir la création d'un fonds dédié à la recherche sur les cancers de l'enfant qui permettrait que l'ensemble des projets « bien notés » par les experts internationaux soient financés. Améliorer l'aide aux familles d'enfants malades ou pire, décédés. En effet, à ce moment-là, ***Éva Pour La Vie*** apporte annuellement plusieurs dizaines de milliers d'euros à l'aide aux familles, au paiement des obsèques d'enfants, pour aider des parents démunis. Comme bien d'autres associations, nous n'acceptons plus de nous substituer à l'État. Quelques jours après la création de la fédération, une maman d'un enfant gravement malade – qui malheureusement, finira par succomber à son cancer – m'envoie un message : Brigitte Macron est prête à nous recevoir en personne à l'Élysée. Un miracle de Noël à l'horizon ?

Jeudi 21 décembre 2017. Nous nous rendons à l'Élysée. Le lieu est très protégé, entouré de barrières. Nous ne voyons pas comment nous rapprocher et interpellons, à distance, un garde. Nous lui indiquons que nous avons rendez-vous avec Brigitte Macron. Il sourit, part se renseigner, et nous ouvre la barrière : « *elle vous attend* ». Nous rentrons, la secrétaire rattrape Nemo, le chien du couple présidentiel. Il est dissipé mais très câlin ! Puis nous rentrons dans le bureau de Brigitte Macron qui nous accueille avec son chef de cabinet. Elle se montre douce, bienveillante. Elle nous pose des questions sur nos parcours personnels. Elle nous confie que lorsqu'elle était enseignante, elle a vu des enfants « partir » d'un cancer. Je lui parle des travaux de Martine Faure, enseignante, comme elle. Je me sens à l'aise avec cette dame élégante et simple à la fois. Après avoir répondu sur l'aide qu'elle pourrait nous apporter, je lui offre un nounours *d'**Éva Pour La Vie***, qu'elle met en évidence sur son bureau. Elle nous soutiendra. En 2018, les actions et rencontres se succèdent. Notre association doit aider de plus en plus de chercheurs, de familles en situation d'urgence. Y compris, face au décès d'un enfant, car un enterrement n'attend pas, et les pompes funèbres font rarement des cadeaux. Le 15 février, un long reportage est diffusé sur Arte, une chaîne réputée pour son sérieux. Il a été tourné à l'INSERM de Bordeaux, au sein du laboratoire du Docteur Grosset, l'une des équipes de recherche dont les travaux portent sur les cancers pédiatriques. Et qui sont, quasi exclusivement, financés par les associations. Notre ami Fabrice Subirada devient lui aussi un expert des médias : il est longuement interviewé sur le plateau de Cnews, lors de la journée internationale de lutte contre le cancer.

Un autre combat nous est cher : mieux comprendre les causes des cancers pédiatriques, et lutter contre celles qui sont fortement suspectées. Notre association publie les résultats d'analyses – effectuées par un laboratoire de renommée internationale – de poussières prélevées dans des chambres d'enfants et de femmes enceintes, chez des nounous, dans des classes d'école en Gironde, à proximité des vignes. Les résultats sont édifiants : on y retrouve des dizaines de pesticides. Certains sont cancérogènes et interdits depuis plusieurs années. L'enquête intéresse : Cash Investigation m'interviewe et diffuse une émission qui fera date. Nous travaillons avec le député Loïc Prud'homme, qui plaide pour l'émergence d'un modèle agricole alternatif et soutenable. Il dépose une proposition de loi pour mieux protéger les enfants, les riverains… des pesticides via l'instauration d'une zone tampon autour des habitations et des lieux de vie. Benoit Simian continue de nous ouvrir les portes. Le mercredi 16 mai 2018, nous organisons ensemble — c'est une première au sein de l'Assemblée nationale — un colloque. Dans une salle comble, de nombreux députés dont Amélie de Montchalin, Michel Lauzzana, l'ancienne députée Martine Faure… sont venus entendre les chercheurs, les associations et des parents qui, d'une seule voix, souhaitent que l'État s'engage en faveur d'une loi garantissant un fonds dédié à la recherche sur les cancers de l'enfant, rappelant inlassablement ce qui se pratique déjà aux États-Unis. Nous présentons aussi un *benchmark* pour démontrer que nous pouvons faire mieux en matière d'aide financière des familles d'enfants malades et décédés, ainsi que pour aider les familles qui doivent partir à l'étranger pour soigner leur enfant.

Amendement cancers pédiatriques : je vote pour !

Le mardi 6 novembre 2018, nous rencontrons, à sa demande, le député de l'Oise Éric Woerth à l'Assemblée nationale. Ce dernier a déposé un amendement visant à créer un fonds dédié à la recherche sur les cancers de l'enfant, d'un montant de 18 millions d'euros par an. Il a reçu un avis favorable de la « commission des finances » ! Il est débattu le 13 novembre 2018, tard dans la nuit… Agnès Buzyn restant opposée aux financements fléchés, le gouvernement le rejette. Cependant, les associations regroupées à travers *Grandir Sans Cancer* se sont fait entendre. Une campagne « je vote pour un fonds dédié de 18 millions par an » a été diffusée sur les réseaux sociaux. Les députés sont de plus en plus nombreux à dire qu'il n'est plus possible de dire non sans apporter d'alternative. Le Président de la République et sa femme sont sensibles aux questions liées à l'enfance. La ministre de la recherche Frédérique Vidal propose, à travers un amendement, de dédier 5 millions d'euros par an pour la recherche fondamentale sur les cancers de l'enfant : il est voté, à l'unanimité. C'est un premier pas timide (beaucoup de parents feront la comparaison entre les 20 millions d'euros nécessaires et le montant voté pour favoriser le développement de chorales dans les écoles) mais un premier pas : nous apporterons la preuve que le fléchage est efficace mais son montant insuffisant. À partir de là, les réunions se succèdent : au ministère de la recherche, à l'INCa, avec les élus, au sein de *Grandir Sans Cancer.* Nous gardons également en tête tous les problèmes sociaux à résoudre pour ces familles, nous récoltons et conservons soigneusement les témoignages.

En décembre 2018, Jean-Christophe Lagarde, qui estime, comme nous, que « nous finirons par y arriver », dépose une proposition de résolution consensuelle, invitant le gouvernement à créer lui-même une loi garantissant un fonds dédié de 20 millions d'euros par an sur cette recherche, tout en lui laissant le choix de la méthode. Nous intervenons, avec Sonia (la maman d'Evan, qui apporte un témoignage poignant), Pascaline, Steeve, plusieurs chercheurs, ainsi qu'avec Béatrice Descamps, une enseignante pleine de douceur, devenue députée. À l'issue de la conférence, j'échange avec la députée Sereine Mauborgne, une infirmière de métier, qui a travaillé en hémato-oncologie durant de nombreuses années.

Février 2019. Deux mois que les Gilets Jaunes monopolisent les médias et multiplient les actions. Emmanuel Macron décide d'organiser, partout en France, des débats afin d'écouter ce que les Français ont à lui dire, à travers un « grand débat national ». Corinne apprend qu'un débat avec Marlène Schiappa, réservé à un public féminin, sera organisé le lendemain à Pessac, près de Bordeaux. L'attachée parlementaire de la députée Bérengère Couillard l'encourage vivement à participer. Le jour J, Corinne se rend sur les lieux où se déroule le débat. Là-bas, elle constate un ruban de sécurité policière particulièrement soutenu, et un nombre de médias nationaux très élevé : tiens, tiens, Emmanuel Macron jouerait-il l'invité surprise, comme une rumeur le sous-entend ? Corinne est accueillie par la députée qui la place au premier rang, aux côtés des animatrices. On lui promet d'avoir le micro en seconde partie. Le débat commence. Vingt minutes plus tard, Emmanuel Macron apparaît et se joint aux discussions. Bingo ! Viennent les questions liées à la santé. Corinne est invitée à échanger avec le président et Marlène Schiappa sur les problématiques de la recherche onco-pédiatrique, la prise en charge financière des traitements, les insuffisances de l'aide aux familles — y compris suite au décès d'un enfant — et la qualité de la prise en charge des enfants malades. *« M. Macron, même Trump l'a fait ! »*. Les réponses du Président sont encourageantes : « On va continuer à porter l'effort de recherche de manière volontariste sur les cancers de l'enfant », « Il faut attirer et garder les meilleurs chercheurs » ou encore « Il faut travailler sur la prévention, le traitement et le suivi, tout au long de l'année, de ces enfants ». Il souligne également l'importance d'une prise en charge hospitalière respectueuse des petits malades, la « capacité à être humain », visiblement touché par l'histoire d'Éva. À l'issue du débat, Corinne échange en off avec Marlène Schiappa (qui a connu notre combat lorsqu'elle était à la tête du réseau « Maman travaille »), insistant sur l'urgence de traiter le sujet. Elle se montre optimiste.

Le rendez-vous n'arrivera qu'en octobre, huit mois après ce débat. À l'Élysée, point de président (il est à Toulouse avec Angela Merkel), mais une conseillère. Corinne est accompagnée d'Élise Quillent et de Christophe Grosset, dont les titres de docteur et chercheur en imposent davantage auprès de la conseillère. Nous accentuons nos travaux autour du volet social. Car il faut également penser à ce que vivent les familles d'enfants malades : difficultés financières, lourdeurs administratives et… frais d'obsèques importants. Nous gardons notamment en mémoire le témoignage d'une maman qui, ayant perdu son enfant d'un cancer, s'est retrouvée avec les huissiers à sa porte, au motif qu'elle n'arrivait pas à payer le solde d'une facture des pompes funèbres. Quel manque d'humanité !

Heureusement, des députés se montrent sensibles au sujet. Le premier d'entre eux est connu, il s'agit du député de la Somme François Ruffin. Celui-ci avait été sensibilisé quelques mois auparavant à la cause des cancers pédiatriques par Sonia, qui avait enfilé un « gilet jaune » non pas pour revendiquer une hausse des salaires, mais une meilleure attention du gouvernement aux familles atteintes de cancers. Après avoir travaillé ensemble sur le sujet, François Ruffin présente en mai 2019 (juste après que nous ayons organisé, avec ***Grandir Sans Cancer***, un second colloque à l'Assemblée nationale) une proposition de loi garantissant un capital décès public à tout parent d'enfant décédé, quelle qu'en soit la cause. Il s'appuie sur le modèle de ce qui existe alors déjà pour les conjoints d'adultes salariés. Cette proposition n'est pas débattue, mais elle incite la députée LREM Sereine Mauborgne à travailler sur le sujet. J'échange régulièrement avec elle, sachant qu'elle s'intéresse aux « exemples de la vraie vie ». Les rangs de députés qui ont envie d'aider, s'étoffent. En parallèle, une autre bataille est menée pour inciter l'INCa à mener des travaux d'envergure sur la problématique des causes des cancers pédiatriques. Pourquoi et comment les enfants contractent-ils un cancer ? Ils ne fument pas, ne boivent pas, qu'est-ce qui provoque ces cancers ?

Le 22 septembre 2019, je participe à un séminaire à l'Inca, avec notamment le Dr Jacqueline Clavel (épidémiologiste de renommée internationale) au cours duquel sont présentés les travaux menés au sein du groupe de travail « Développement et causes environnementales des cancers pédiatriques », que j'ai coanimé avec Jérôme Foucaud, Directeur du département recherche de l'INCa en sciences humaines et sociales, épidémiologie et santé publique, durant lesquels de nombreux médecins, chercheurs, épidémiologistes et parents ont été entendus. Sur la même période, en binôme avec Pascaline Meyer, présidente de l'association « Le sourire de Lucie », du prénom d'une jeune fille décédée d'un rhabdomyosarcome, Corinne rédige un argumentaire pour justifier de la nécessité d'étendre de 5 à 12 le nombre de jours de congés payés suite au décès d'un enfant. Pascaline échange intensément avec le député Guy Bricout, qui rédige une proposition de loi visant à étendre la durée du congé accordé aux parents d'un enfant décédé… Je me souviens d'un échange avec Pascaline, qui expliquait humblement son idée. Après lui avoir répondu que *« tout était important »*, je me souviens d'avoir ajouté qu'*« une telle proposition serait sûrement votée facilement, sans faire grand bruit »*.

Le 30 janvier 2020, Sandrine Josso organise à l'Assemblée nationale une table ronde sur les cancers pédiatriques, dont l'objectif principal est de faire reconnaître le rôle des effets cocktails et de leur chronicité sur ces cancers. Cette jeune députée est motivée, du genre à ne pas lâcher. La réunion rassemble de nombreux acteurs. Notamment la lanceuse d'alerte Marie Thibaud (maman d'Alban en chapitre 1), de Sainte-Pazanne. Ce jour même, le député Guy Bricout défend sa proposition de loi relative à l'allongement du congé de deuil à l'Assemblée nationale. La ministre du travail considère que cette mesure pénalise trop les entreprises, le gouvernement émet un avis défavorable, sans proposer d'alternative. Jean-Christophe Lagarde, François Ruffin et d'autres élus montent au créneau. Les esprits s'échauffent au sein de l'hémicycle. La proposition de Guy Bricout est refusée, avec pertes et fracas. Je suis averti en temps réel, l'information circule très vite. Cette fois-ci, les médias s'emparent en masse du sujet. Les appels de journalistes se multiplient. Le patron du MEDEF est surpris par ce refus et partage la position de l'ancienne présidente de l'organisation patronale Laurence Parisot, qui avait estimé un peu plus tôt que « le Medef s'honorerait à demander un nouveau vote de cette proposition ». Le tollé est tel que, le lendemain, Emmanuel Macron demande à son gouvernement de « faire preuve d'humanité » sur le congé parental lié au décès d'un enfant. Nous recevons de nombreux appels – y compris d'élus – durant le week-end qui nous conseillent de « nous préparer » (ça tombe bien, nous le sommes depuis longtemps !). Trois jours après, une réunion est organisée au ministère de la santé, avec Muriel Pénicaud, Adrien Taquet, plusieurs députés (dont Guy Bricout) et associations. Corinne s'y rend avec Pascaline ainsi que Stéphanie et Jessica. Ordre du jour : rattraper le coup. Mieux : faire plus, et vite. Corinne développe nos propositions liées à l'accompagnement des familles suite au décès d'un enfant. Mais aussi, insiste sur la nécessité de mieux accompagner les familles durant la maladie, un accident de la vie d'un enfant. Elle remet en mains propres un dossier qui détaille nos constats et propositions d'actions. Nous nous rendons aussi au Sénat. Nous avançons, enfin. Des députés de tous bords s'investissent, sur le long terme. Je garde en mémoire notre troisième colloque cancers pédiatriques organisé, avec le soutien de Laurianne Rossi (que j'ai rencontrée suite à son implication dans la difficile bataille contre les perturbateurs endocriniens, et le vote de son amendement « cantine sans plastiques »), le 12 février 2020 à l'Assemblée nationale : un nombre record d'élus ainsi que des représentants du Ministère de la Santé participent à des échanges riches, toute une matinée. En parallèle, nous devons régler des situations d'urgence : Covid-19 oblige, de nombreux hôtels et « maisons de parents » ferment durant le confinement du printemps, mettant en détresse des familles dont l'enfant est hospitalisé loin du domicile. Un partenariat avec une plateforme de location de logements, qui lance un appel à la solidarité auprès des propriétaires, nous aide à répondre aux besoins des familles. Plusieurs soutiens d'***Éva Pour La Vie*** nous proposent spontanément leur soutien. C'est le cas de l'attaché parlementaire de Jean-Christophe Lagarde, qui nous prêtera sans la moindre hésitation, pendant plusieurs semaines, son logement afin de permettre à une famille de rester près de leur enfant, hospitalisé à l'institut Gustave Roussy. Fin mai (la Covid-19 a retardé le vote ultime), l'Assemblée nationale adopte à l'unanimité un texte de loi enrichi, qui comprend la plupart de nos attentes : versement d'un capital décès public aux parents perdant un enfant (le montant et les conditions seront toutefois inférieurs à ce que nous demandions), protection des familles contre le licenciement, maintien des allocations trois mois après le décès, en plus de la proposition de loi initiale du député Guy Bricout. Les associations spécialisées dans l'accompagnement « face au deuil » obtiennent également une amélioration de la prise en charge psychologique. Reste à obtenir des avancées sur le « pendant » de la maladie. Mais la Covid-19 a changé la donne : les réunions à Paris sont reportées, le virus monopolise les élus et les médias. Cela ne nous empêche pas d'échanger – par le biais de visioconférences – avec les parlementaires et les membres de ***Grandir Sans Cancer*** sur les progrès restant à accomplir : le renforcement du fonds dédié à la recherche sur les cancers pédiatriques, l'amélioration de l'AJPP (Allocation Journalière de Présence Parentale), la création d'un statut de parent protégé, l'amélioration de la prise en charge et le don de vie. Nous remettons à jour un dossier, que nous renvoyons à l'ensemble des élus. En pensant aux rendez-vous stratégiques à venir, durant lesquels chaque député, chaque sénateur pourra présenter des amendements sur ces sujets. L'AJPP fait partie de nos préoccupations. Malgré les progrès obtenus fin 2018 (Nathalie Avy-Elimas avait porté une proposition de loi qui visait à renforcer la prise en charge des cancers pédiatriques, un article concernait cette question), cette allocation reste plafonnée à 310 jours sur trois ans. En d'autres termes, au-delà des 310 jours d'aide, il faut attendre que la période de trois ans soit expirée pour pouvoir, prétendre à un renouvellement de cette aide. Sauf s'il s'agit d'une nouvelle maladie. Or, certains cancers peuvent nécessiter des années de traitement ! Nous constatons, sur le terrain, que la prolongation de l'AJPP pour une même maladie cause problème : c'est notamment le cas de la maman de la petite Luana, touchée par un cancer très long à soigner sur plusieurs années. Quelques mois auparavant, nous avions dû intervenir face aux refus de la CAF. Nous avions informé le cabinet de Mme Macron de cette aberration. Avec plusieurs camarades de ***Grandir Sans Cancer***, nous avons détaillé la problématique à l'IGAS (Inspection générale des affaires sociales) durant une audition dédiée à l'évaluation du « plan cancer ». À la rentrée, un député va s'impliquer de près sur ce sujet : il s'agit de Paul Christophe. Il connaît bien le problème : il est rapporteur de la mission d'évaluation de la loi visant à renforcer la prise en charge des cancers pédiatriques. Il nous contactera afin d'avoir une « vue du terrain ». Cet élu porte la cause des aidants depuis le début de son mandat. Il est donc pragmatique, proche des réalités humaines vécues par les familles d'enfants malades, tout en étant « technique ». Il décide rapidement de déposer – en octobre 2020 – une proposition de loi visant à doubler la durée de cette aide. Au-delà du renouvellement de cette aide, c'est la notion de la simplicité des démarches, de la rapidité du versement effectif des aides qui se pose. En tant qu'employeur, je lui fais part d'un constat simple : avec la crise de la Covid 19, la D.I.R.E.C.C.T.E. est tenue de donner une réponse extrêmement rapide – sous 48 à 72 heures – aux centaines de milliers d'entreprises qui font une demande de chômage partiel, via un formulaire très simple à remplir. Le versement des indemnités est également rapide. L'administration démontre, à travers cet exemple, qu'elle sait être terriblement efficace lorsque les directives venant de l'État le sont tout autant ! Pourquoi ne pas appliquer le même mode de fonctionnement, un principe « d'accord tacite » pour l'AJPP et pour les aides versées aux familles d'enfants malades ? Son texte sera voté deux fois à l'unanimité : tout d'abord en commission des affaires sociales, puis au sein de l'hémicycle de l'Assemblée Nationale le 26 novembre 2020, par 97 voix POUR, 0 contre. Ce moment, ainsi que d'autres victoires, renforce la conviction que nous partageons, depuis plus de neuf ans avec Corinne, avec nos amis proches, avec des représentants d'associations, pour la plupart, bénévoles comme nous : le rôle du politique – lorsque le cœur s'allie à la raison – est essentiel pour obtenir des progrès durables, des mesures dont la portée ne se limite pas à nos propres vies, mais qui perdureront, pour protéger les enfants, leurs familles.

Mais nous voyons, aussi, ce qui reste à accomplir : encore récemment, l'Assemblée nationale a rejeté le vote d'une augmentation du budget dédié à la recherche sur les cancers de l'enfant. Nous devons continuer à convaincre, à faire progresser plusieurs aspects, financiers, sociaux, afin qu'aucun parent, qu'aucun enfant malade, victime d'un accident de la vie, ne se retrouve plus victime d'une forme de « double peine ». Et en attendant, financer nous-mêmes, avec d'autres associations de parents endeuillés, toutes ces actions. Rafistoler les trous.

J'ai eu la chance, durant la maladie d'Éva, de ne pas avoir de crédit, de ne pas être contraint par des questions financières ou de travail, mon amie Vanessa (qui était aussi une grande amie d'Éva, toutes deux ayant la même fibre artistique, la même sensibilité) m'ayant bénévolement « relayé » au sein de ma société tout au long de la maladie d'Éva. Corinne avait également la « chance » d'avoir un métier confortable, qui lui assurait une totale liberté de mouvements, de rester tous les deux auprès d'Éva, sans devoir faire des choix qui n'en sont pas. Nous avons eu la « chance » de ne pas être contraints par l'argent, de ne rien devoir demander d'autre à l'État qu'un traitement, qu'il n'avait pas, pour notre fille. Nous avons eu la « chance » de pouvoir financer les frais d'obsèques de notre fille. Nous avons eu la « chance » ne pas nous retrouver dans la précarité. Et de compter sur des amis, tels que Philippe et Sylvie pour faire des choix qui n'en sont pas : quel monument choisir pour son enfant ?

Sur ces dernières années, avec Corinne, nous n'avons pas ménagé nos efforts, en plus de notre vie professionnelle, personnelle, au prix, souvent, de nuits de sommeil très courtes. Depuis la création de l'association, nous avons répondu à près de 18 000 e-mails. De chercheurs, de professionnels de santé, de parents en difficulté, d'associations, de citoyens ou d'entreprises souhaitant nous aider. Nous l'avons fait, en pensant à tous ces enfants, à tous ces parents, à ce que notre fille Éva aurait fait. Cette petite fille qui partageait son amour et son intelligence avec les autres aurait sans doute, si sa vie ne lui avait pas été volée, apporté beaucoup autour d'elle, et peut-être même, à notre pays.

Et demain ? Depuis la création d'***Éva Pour La Vie**,* notre objectif reste le même : que l'État joue son rôle afin que nous puissions redevenir, ou presque, de simples citoyens et vivre notre vie de famille. Nous avons la conviction, aussi forte que celle que nous portons à nos enfants, que nous arriverons.

The end (ou presque).

Stéphane Védrenne

Association : **Éva Pour La Vie**

https://www.evapourlavie.com/

Fédération : **Grandir Sans Cancer – 60**

https://www.grandirsanscancer.com/

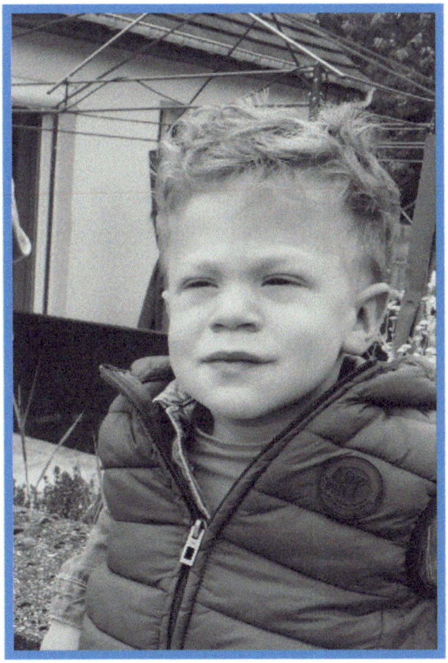

- 15 -
EWEN

« N'abandonne pas. Endure maintenant et vis le reste de ta vie en tant que champion »

Muhammad Ali

Je m'appelle Ewen, j'ai trois ans et demi et aujourd'hui, je crois que je vais bien.

Cela n'a pas toujours été le cas.

Le vendredi 27 septembre 2019, notre vie, à nous quatre, Papa, Maman, Maxendre mon grand frère et moi, a basculé, notre monde s'est effondré.

Mais tout avait déjà commencé, longtemps auparavant. Plusieurs mois avant cette date, Maman a découvert une bosse dans mon dos, alors, rendez-vous chez le médecin, radio, spécialiste et premier signe clinique, j'ai une hypercyphose dorsale. Le spécialiste se veut rassurant, ça peut se remettre tout seul et si ce n'est pas le cas on me mettra un corset. Premier petit choc et puis Papa et Maman se disent que, après tout ce n'est pas si grave et que, d'après le docteur ça se remettra en place. Les semaines passent et je suis constamment malade, régulièrement sous antibiotiques, mon frère est entré à l'école cette année et il me rapporte plein de microbes de là-bas mais cela inquiète quand même notre médecin traitant, alors les rendez-vous chez les divers spécialistes s'enchaînent. J'ai rencontré plein de monde. L'ORL, deux fois, qui nous a dit que tout va bien. Le stomatologue parce que mon palais a une forme particulière et que, peut-être, cela faisait dévier ma cloison nasale, mais de ce côté rien à signaler non plus et ce stomato nous a orientés vers une pédiatre allergologue. Maman commençait à se dire que tout allait bien et que ce n'était peut-être pas grand-chose. Alors on a continué notre vie « normale », notre vie à quatre, Papa et Maman se sont mariés et moi, on m'a baptisé. On était heureux, on profitait de nos petits bonheurs, de cette vie « normale » qu'était la nôtre. Et puis le rendez-vous avec l'allergologue fut le premier signal d'alerte, c'est à ce moment-là que j'ai rencontré la peur dans les yeux de Maman. Elle était très gentille la dame, mais elle a posé des questions très bizarres à Maman, sans ne nous avoir jamais rencontrés, elle a su dire que je ne ressemblais pas à Maxendre, que je ne parlais pas, ne marchais pas mais à 14 mois ce sont des choses qui peuvent arriver. Et puis après m'avoir ausculté, elle a dit à Maman qu'elle n'était pas sûre mais suspectait une maladie métabolique. Alors, évidemment, Maman lui a demandé ce que c'était mais aucune réponse n'en est ressortie, mis à part qu'il en existe 53, mais ce n'est peut-être pas ça. Elle nous a dit que je devrais passer des examens à l'hôpital et nous sommes repartis comme ça.

La route d'Amiens à la maison n'a jamais été aussi longue, j'ai entendu Maman pleurer et puis en rentrant, le raconter à Papa, qui disait que de toute façon il ne fallait pas s'inquiéter, qu'il était sûr que j'allais bien.

Nous étions le 5 juillet 2019, le temps est passé et nous avons reçu une convocation de l'hôpital d'Amiens dans laquelle on nous demandait de venir le 27 août 2019 pour la journée, j'avais toute une batterie d'examens programmée.

Et puis, nous sommes partis en vacances, on s'est créé des souvenirs, avant le retour à la réalité.

J'ai été examiné sous toutes les coutures, analyse d'urines, ECG (électrocardiogramme), EEG (électroencéphalogramme), bilan neurologique, kiné et j'en passe. À la fin de la journée, nous sommes rentrés à la maison dans l'attente des résultats des examens que nous devions recevoir sous deux à trois semaines.

Le temps est passé et bien évidemment, Papa et Maman ont cherché sur Internet et ils ont trouvé de tout et de rien, ils ont eu peur et puis se sont dit que ce genre de choses n'allait pas nous arriver, pas à nous, parce que ces choses-là n'arrivent qu'aux autres.

Trois semaines sont passées et pas de retour de l'hôpital, Maman a téléphoné encore et encore, tous les deux jours, avec toujours la même réponse, les résultats ne sont pas encore arrivés.

Et puis, la secrétaire du médecin a téléphoné et nous a convoqués pour le vendredi 27 septembre 2019, elle dit à Maman de venir avec Papa et moi, alors, au fond d'eux, ils savaient. On ne convoque pas les parents des enfants en bonne santé. Ces deux jours ont été les plus longs de leur vie et puis l'heure de monter en voiture et d'aller se promener est arrivée, moi j'étais content, j'allais me balader avec Papa et Maman mais dans la voiture c'était bizarre. Nous sommes arrivés dans le couloir du Docteur, on est entré dans le bureau, elle était avec une infirmière qui était là pour s'occuper de moi pendant que le Docteur parlait à Maman et Papa. J'ai entendu des mots bizarres que je n'avais jamais entendus avant et puis j'ai vu Papa et Maman s'effondrer, comme si plus rien n'avait de sens, ou d'intérêt. Le Docteur leur a annoncé que j'étais porteur d'une maladie génétique rare, une mucopolysacharidose, elle a dit que c'était grave, qu'il en existait plusieurs types et que cela restait encore à déterminer. Qu'il allait falloir faire d'autres examens. Elle a expliqué à Papa et Maman qu'à cause d'un tout petit gène, tous mes organes vitaux s'abîment un peu plus tous les jours. Mon corps ne produit pas une enzyme, essentielle à la dégradation d'une protéine. Cette protéine se stocke dans tous mes organes vitaux ainsi que dans mon cerveau. J'ai seize mois et j'ai une épée de Damoclès au-dessus de la tête. L'espérance de vie est de dix ans, Maman imagine déjà mon petit corps dans une boîte blanche et Papa pense déjà à comment il va pouvoir me sauver. Elle leur parle des injections hebdomadaires d'enzymes qui vont ralentir la maladie et qu'en fonction du type de mucopolysacharidose il y a d'autres options mais que cela dépendait des résultats du prochain examen. Je ne comprenais pas tout, du haut de mes seize mois mais j'ai bien vu que Papa et Maman étaient terrorisés. Maman n'a jamais autant pleuré et puis il a fallu l'annoncer à tout le monde. Les papys, les mamies, les tontons, les tatas, et puis surtout à Maxendre, le choc, la panique et Papa et Maman qui ont dû le répéter et le revivre. Et puis il a fallu de nouveau attendre les résultats, attente interminable, insupportable et puis on a su. Je suis atteint d'une mucopolysaccharidose de type 1, la maladie de Hurler.

On sait que Papa et Maman sont tous les deux porteurs du gène malade et me l'ont tous les deux transmis. Ce n'est pas leur faute, je le sais bien mais je sais aussi que Maman culpabilise pour ça. Dans mon malheur j'ai la chance d'être atteint du type 1, le type pour lequel il existe un autre traitement : la greffe de moelle osseuse.

Mais pour cela il me faut un donneur, alors la première option est de tester Maxendre. En général, les fratries offrent plus de chances de compatibilité en cas de greffe. On a des rendez-vous à Necker, à Amiens, je passe plein d'examens, des prises de sang, des nuits à l'hôpital avec Papa ou Maman. Et puis, pendant ce temps, Papa cherche une solution, une autre option parce qu'on ne sait jamais. On attend les réponses de l'hôpital mais Papa a lu des choses sur des essais cliniques en Californie et d'autres en Italie.

J'ai commencé les injections d'enzymes, tous les vendredis, ce n'est pas agréable, ça me fatigue et ça me rend malade pendant deux jours. On attend encore les résultats pour savoir si mon frère est compatible. Les résultats sont arrivés et le docteur dit à Maman que oui, c'est bon, Maxendre est compatible. On a rendez-vous à Necker, on va en profiter pour leur parler de la greffe. Papa et Maman sont heureux, bien que tiraillés dans le fait d'infliger cela a mon frère, à leur premier enfant, à celui que je prends pour modèle et qui m'aime tant.

Le médecin de Necker nous reçoit dans son bureau et dit à Papa et Maman qu'il a reçu les résultats de Maxendre, et que dommage, il n'est pas compatible. L'ascenseur émotionnel est de retour. Le premier médecin s'est trompé, retour a la case départ mais une autre annonce fait surface j'ai un donneur compatible à 100/100, au Brésil. Il n'y a plus qu'à le retrouver, il faut patienter encore 3 semaines.

Et puis Papa et Maman ont parlé de ce fameux essai clinique italien. Une condition pour en faire partie, ne pas avoir de donneur, le médecin les a déjà contactés et les services sont prêts à me prendre si je n'ai aucun donneur.

Entre-temps, beaucoup de monde s'active autour de nous, il faut mobiliser le plus de personnes, il faut que tout le monde s'inscrive sur les listes de donneurs de moelle. Alors, mes grands-parents et ma grand-tante, cherchent tous les moyens possibles pour nous aider et décident de créer une association pour sensibiliser le plus de monde au don de moelle. Un élan collectif se met en place. En dehors de ça, une cagnotte est mise en place afin de nous aider dans notre quotidien et Papa et Maman n'en reviennent pas de la générosité de toutes ces personnes, que pour la plupart, ils ne connaissent pas. Mon histoire les touche. Et nous sommes, tous les quatre, plus que reconnaissants pour tout ça.

Le temps passe et impossible de retrouver mon donneur Brésilien, je n'ai plus de donneur mais on doit encore attendre, il faut être sur les listes des receveurs pendant plusieurs semaines avant de pouvoir entrer dans l'essai clinique. Les semaines passent et toujours pas de donneur, les injections d'enzymes me rendent de plus en plus malade, on recontacte les Italiens, on le fait même personnellement car Maman a réussi à récupérer le mail direct du médecin italien grâce à une maman dont l'enfant fait partie de l'essai. Pas de réponse, et puis Necker nous contacte le même jour que les Italiens, verdict, l'essai est complet. Je vois, Papa et Maman s'effondrer encore une fois. On n'a plus rien. Et puis Papa tombe malade, un syndrome de Guillain Barré, il ne sait plus marcher, ni même manger tout seul, il doit réapprendre tout ça. Papa et Maman décident que malgré les risques de décès avec un donneur moins compatible, la greffe reste ma meilleure et ma seule chance, donc on se lance dans un processus de greffe avec un donneur moins compatible, on m'hospitalise pendant 3 jours à Necker pendant que Papa est en centre de rééducation et on programme la greffe pour début mai juste après mes deux ans. On a un rendez-vous téléphonique avec l'hématologue deux jours après qui doit nous expliquer la greffe. Mais, lors de cet appel, tout change, encore une fois. Il nous annonce que les Italiens me veulent, une place s'est libérée. Une bouffée d'oxygène pour Papa et Maman, un peu de lumière dans ce tunnel sans fin. On est jeudi, ils m'attendent lundi. C'est rapide, il faut vite s'organiser entre Papa en centre, Maxendre qui doit être gardé, le travail de maman et tout le reste. Le lundi suivant je suis dans l'avion, premier baptême de l'air, j'ai vingt-trois mois.

On arrive en Italie, tout le monde est très gentil. J'ai un mois complet de check-up. Je vais bénéficier de la thérapie génique, la plus belle chance que je pouvais avoir. Papa s'est battu pour nous rejoindre rapidement, il a vite récupéré et arrive bientôt en Italie.

Alors, le principe de la thérapie génique est impressionnant. On va prélever mes cellules, les modifier génétiquement en laboratoire et puis me les réinjecter. Pour ça, je dois passer par la case chimio pour être en aplasie et puis le grand jour est arrivé, le 21 juin 2019, ma deuxième naissance, on me remet mes nouvelles cellules. Évidemment, maman pleure mais cette fois de bonheur. On y croit tous les jours, un peu plus fort. Après ça, encore un peu de chambre stérile s'impose et puis je sors. Apparemment mon corps fait le job. Ce sera six mois à passer en Italie. Six mois de parenthèse, où Maxendre nous a rejoints, six mois émotionnellement intenses et où j'ai pu me faire des copains de tous les pays. Nous sommes huit enfants dans cet essai clinique, seulement huit pour le moment à bénéficier de ce traitement expérimental, qui, je pense, était la meilleure chance de ma vie. Là-bas, en Italie, on a trouvé une deuxième famille et ils m'ont offert une vie. Les voyages en Italie se succèdent pour contrôler si tout évolue bien. On fera les allers-retours pendant huit ans mais ça en vaut la peine.

On essaie, comme on peut, de reprendre une vie « normale ».

Je m'appelle Ewen, j'ai trois ans et demi, je suis porteur d'une mucopolisaccharidose de type 1 et aujourd'hui, je crois que vais bien.

* * *

Nous sommes Wendy et Vincent, parents de Maxendre et d'Ewen. Nous avons vécu une épreuve de la vie comme, finalement, beaucoup trop d'entre nous vivent. Alors, nous voulions nous adresser ici, à vous qui nous lisez et qui avez un enfant gravement malade. Osez vous battre pour la prunelle de vos yeux parce que personne d'autre que vous ne le fera, osez déplacer des montagnes, poser des questions et vous imposer, personne ne connaît mieux que vous votre enfant alors faites-le savoir. Osez parler de votre vie à ceux qui vous entourent, de votre quotidien comme tout le monde le fait, parce que vous, votre quotidien c'est la maladie. Plaignez-vous, vous en avez le droit. Pleurez, criez, énervez-vous contre tout et tout le monde si vous le souhaitez, contre les administrations qui vous demandent de justifier encore et encore de l'état de votre enfant, contre l'infirmière qui n'a pas la patience d'entendre votre enfant pleurer pendant les soins, et contre le médecin qui prend son temps et ne vous apporte aucune réponse. Et souriez, remerciez et embrassez ceux qui sont toujours là pour vous, jour et nuit, ceux parmi votre famille et vos amis qui ne manifestent pas de peur, au personnel soignant qui prend son temps et la secrétaire qui s'intéresse à votre vie au moment vous en avez besoin.

Et, à vous, qui êtes peut-être proche d'une famille avec un enfant malade, ne l'ignorez pas, posez des questions, la maladie génétique comme le cancer n'est pas contagieuse. Parlez de tout et de rien, de la maladie ou pas, de la vie et de la mort, de la pluie et du beau temps. Peu importe. Mais parlez-leur. La maladie vous met mal à l'aise, vous fait peur, vous angoisse alors qu'elle ne vous touche pas de près, alors imaginez-vous un instant à la place de ces parents qui se retrouvent seuls, auxquels personne ne demande comment ça va parce que la réponse est déjà connue. S'il vous plaît, soyez juste présents. Invitez-les à manger, à boire un café, passez-leur un coup de téléphone, imaginez juste un instant si c'était vous, aimeriez-vous vous retrouver seul ? Savoir que tout le monde parle de vous mais que personne ne vous parle, à vous.

Et puis, à tous ceux qui sont là, avec nous, avec Ewen depuis le début, un merci ne suffirait pas, chacun d'entre vous se reconnaîtra. Votre soutien a été et est toujours plus que précieux. Vous avez chacun d'entre vous, contribué à ce miracle. Alors nous continuons et nous y croyons encore et tous les jours, à chaque progrès un peu plus.

Et, enfin, évidemment, merci et bien plus aux Italiens qui, nous pensons que nous pouvons le dire, ont sauvé la vie de notre enfant.

Wendy et Vincent Delobel

Association : **Des Bulles d'Amour Pour Ewen**

https://www.helloasso.com/associations/association-des-bulles-d-amour-pour-ewen

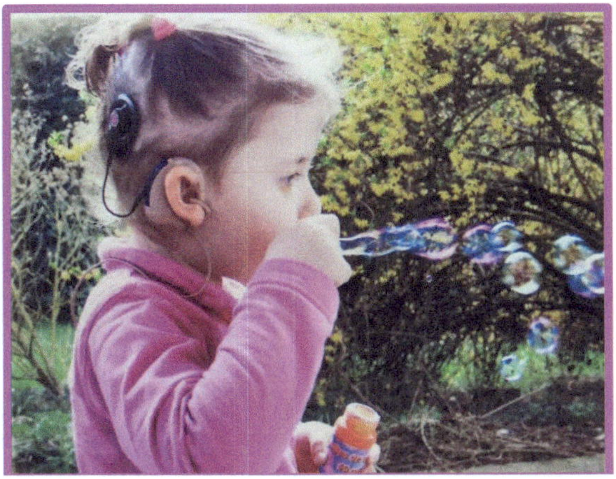

- 16 -
JULIETTE

« Mon cœur s'est arrêté lorsque le tien s'est endormi. Puis il s'est envolé lorsqu'on m'a dit que tu étais partie. Il s'est fendu en deux morceaux, l'un qui vit sur terre et l'autre dans les cieux. Et même si tu n'es plus là, mon cœur bat d'amour pour toi »

Si mon histoire était contée…

Je me demande souvent ce que serait notre vie si ce terrible jour n'avait jamais eu lieu. Aujourd'hui, tu serais une jolie jeune fille. Une ado. Sourde. Implantée. On imaginait cette période en souriant. Car l'implant, c'est nous tes parents qui en avions fait le choix et on se disait : « Ado, elle va nous le jeter à la figure ! » J'aurais tellement aimé…

Ta petite vie a été bien remplie. Chargée d'émotions quelles qu'elles soient. À chaque fois en « beaucoup ». Beaucoup d'amour.

Beaucoup de chagrin. Beaucoup d'espoirs. Beaucoup de peur. Et maintenant beaucoup de manque.

Dès le début de ma grossesse, j'ai ressenti des choses, je savais qu'il se passerait quelque chose après, que la naissance se passerait bien mais l'après m'inquiétait.

Mon entourage pensait que j'appréhendais l'arrivée du deuxième mais tout au fond de moi, je savais que ce n'était pas cela…

Cette angoisse a débuté avec l'échographie du deuxième trimestre. Le docteur, regarde ton cœur, l'écoute, y retourne, s'arrête, observe… Il y passe du temps. Un doute. Une inquiétude, l'origine de ce pressentiment qui allait me rester…

Ta naissance, s'est effectivement bien passée. Tu es même arrivée très vite. Une entrée la veille au soir, on renvoie papa, il est trop tôt. La nuit se déroule tranquillement jusqu'à l'arrivée de nouvelles contractions le matin, tu vas pointer le bout de ton nez. On appelle papa qui a juste le temps de faire la route, en même temps que tata, sage-femme qui te mettra au monde.

Premier cri matinal, tu tètes et tu t'endors pour la journée. Cette première journée me semble « étrange », tu es telle une jolie poupée de chiffon dans ton berceau, tu es silencieuse, tu ne réclames pas à manger. Je te stimule, tu bois mais renvoies aussitôt. L'équipe médicale me rassure, l'inquiétude me gagne. Je suis infirmière, du coup, on pense que j'exagère. Le lendemain matin, la puéricultrice vient te chercher pour faire ta toilette. Je suis perfusée et ne peux pas bouger. Elle t'emmène, les minutes me semblent des heures, la porte de la chambre s'ouvre, elle revient, le berceau vide. « Votre fille me paraissait bizarre, je l'ai emmenée en service de néonatalité, elle est vue par le pédiatre ». Mon cœur s'emballe, je lui demande de m'emmener voir ma fille.

« Je voudrais vérifier car votre fille a l'abdomen distendu ». Ces mots résonnent. Premiers clichés de ton petit ventre, le pédiatre demande un transfert à l'hôpital Nord dans le service de réanimation. Le service de réanimation, mon quotidien, mon lieu de travail… Mes collègues vont prendre ma fille en charge, ils vont tenter de me rassurer mais à partir de ce moment, je passe de l'autre côté de la barrière.

Vont alors s'enchaîner une pluie de diagnostics et une multitude d'examens, problèmes digestifs, occlusions, il faut une chirurgie exploratrice. On allait mutiler ma fille, son petit corps si fragile. Cela m'était inconcevable, insupportable.

Le premier diagnostic : la maladie de Hirschsprung. Selon les médecins, on pencherait vers une forme courte mais qui nécessite aussi des recherches génétiques. Nous devons surveiller ton ventre et tes selles. Tu vas avoir beaucoup de mal à prendre du poids, tu dors beaucoup. Je regarde autour de moi et vois ces enfants de ton âge qui eux, au fur et à mesure, s'éveillent pendant que toi ma Juliette, tu dors. Probablement d'un sommeil antalgique. Mais ça, on le comprendra plus tard.

Le moindre vomissement nous entraîne à l'hôpital. On enchaîne les allers-retours avec à chaque fois la même peur. Te perdre. J'avoue avoir utilisé mon *Pass VIP*, un coup de fil au service et là mes collègues nous attendent, une équipe que je n'oublierai pas, qui t'a accordé une garde rapprochée.

Petit à petit, la maison reprend vie, l'été arrive, les fenêtres sont grandes ouvertes, le vent s'y faufile, les portes claquent. Les portes claquent… Ce bruit qui nous fait sursauter, ne provoque rien chez toi, pas un sursaut, pas un mouvement. Tu ne réagis pas au bruit. Nouvelle inquiétude, Papa me dit que je m'inquiète pour rien. « Tu pensais qu'Alexandre voyait mal, là tu penses que Juliette n'entend pas, arrête de te stresser, regarde si je claque des doigts, elle les entend ». Non, elle n'entend pas. Mon bébé est coupé du monde. Mon collègue pédiatre nous prescrit un audiogramme, il faut vérifier.

Au Hirschsprung, va s'ajouter le diagnostic de surdité profonde. Je suis seule avec le pédiatre, Papa travaille. À partir de ce moment, chaque rendez-vous médical va devenir une appréhension, un supplice. Nous nous sentons seuls dans notre souffrance mais heureusement épaulés à chaque étape par la famille. Surtout mes parents et mes sœurs. Ils font du mieux qu'ils peuvent.

Les diagnostics « avalés », on essaie de s'adapter. Au fil du temps, on gère mieux la situation. Papa vient de commencer un nouveau travail, il doit continuer, il s'investit, moyen aussi de ne pas penser. Autour de nous, Alexandre du haut de ses deux ans, qui se dit qu'il faut qu'il se fasse tout petit car maman est déjà bien occupée avec toi. Il t'entoure, il vit lui aussi à ton rythme. Et moi ? Moi je te veille, te surveille et tente de regarder devant.

Vers quatre mois et demi, tu fais une très grosse occlusion. Tu as grandi, la partie malade de ton colon aussi, il va falloir te faire une colostomie. Encore un nom barbare pour un corps si frêle. Tu as une forme large de Hirschsprung, pratiquement tout ton colon est atteint, il va falloir attendre que tu reprennes du poids pour le rétablissement de la continuité. Une poche de colostomie à cinq mois ! Ça paraît tellement irréel, inconcevable… Et pourtant… Ça va être pour toi, pour nous, comme une deuxième naissance. À partir de ce moment-là, ta croissance va reprendre, tu t'épanouis et t'ouvres au monde.

Avec ton père, nous sommes décidés à mettre en œuvre tout ce qui est possible afin de t'armer pour cette vie qui t'attend. Nous sommes des soldats ! Suite au diagnostic de surdité profonde, nous prenons rendez-vous pour t'appareiller, les rendez-vous en orthophonie vont commencer afin de t'éveiller au maximum. Rapidement va se poser la question de l'implant.

Tes premiers appareils auditifs sont posés à l'automne. Nous nous lançons dans les deux formes de communication possible avec les sourds, la Langue des Signes et le Langage Parlé Complété. Pour nous, c'était l'occasion de te donner la possibilité de choisir dans quel monde tu voulais évoluer : celui des entendants ou celui des sourds ? Nous, nous avons découvert la beauté de ce dernier.

En 2007, nous nous inscrivons ensemble à un stage d'été de LPC (Langage Parlé Complété) avec mes parents, tes grands-parents qui se sont investis comme tes oncles et tantes dans ce nouveau mode de communication. Il a tout de même fallu batailler pour faire valoir nos droits à ce stage auprès de la MDPH.

Cette expérience nous offre de merveilleuses rencontres avec des familles, des enfants et adolescents implantés. Une perspective d'avenir, malgré le handicap invisible qu'est la surdité, s'ouvre à nous. Nos rêves de vie, brisés par les différents diagnostics, se redessinent petit à petit. Aujourd'hui, je sais que dans cette lutte constante face à ces épreuves, nous avons eu beaucoup de chance : être très entourés, faire une multitude de rencontres riches et importantes dans nos cheminements. Avoir une nounou, impliquée tout d'abord dans tes soins et dans nos choix de communication avec toi, a facilité la reprise du travail pour moi. Garder un bébé de cinq mois atteint de surdité, avec une poche, n'est pas donné à tout le monde. Elle s'impliquera aussi dans le Langage Parlé Complété, ne se voyant pas ne pas pouvoir communiquer avec toi. Une bouée de sauvetage qui nous a permis de reprendre le chemin du travail, de retrouver une vie « sociale ».

2008, tu as deux ans, nous apprenons que ton appareillage ne fonctionne pas, tu n'entends pas, on doit penser à l'implant. On s'interroge, se questionne, on doit décider pour toi et on se dit que oui peut-être tu nous en voudras, mais on doit le faire. Pour toi ! En juin, tu seras implantée.

En ce même début d'année, ta croissance va permettre un rétablissement de continuité et donc de retirer ta poche. Il manque une partie de tes intestins mais ton corps va s'adapter, et les rôles vont être redistribués aidés par un régime alimentaire. Vont débuter les érythèmes fessiers, tes petites fesses toutes rouges, mais très vite tu vas devenir propre.

L'apprentissage de la marche va t'être difficile, et à ce moment-là, le regard des gens sur toi m'est insupportable. La surdité te provoque des problèmes d'équilibre. Je ne veux pas que les gens pensent que tu es « retardée ». Tu marcheras après tes 2 ans, après la pose de ton implant.

Le travail d'orthophonie, l'implant, te voilà une petite fille épanouie, qui devient même espiègle. Je te revois me dire lorsque je t'ai demandé de ranger tes affaires : « Quoi ? Je ne comprends pas ce que tu dis ? Je n'entends pas ! »

Pendant tous ces mois, une petite victoire et c'était la grande fête ! On ne doit pas faiblir, on se bat, se débat. Nous sommes entourés mais malgré cela, j'éprouve un grand sentiment de solitude. Papa travaille beaucoup, il s'investit dans ses nouvelles missions sûrement pour se protéger, ne pas voir. Pour lui, l'hôpital m'était plus « facile », car familier. Familier… Oui, ça peut être une deuxième famille mais dans ces circonstances, tout ce que j'ai pu entendre ne touchait que la maman. Oui je suis infirmière. Pourtant il a toujours été très clair que je ne suis pas l'infirmière personnelle de mes filles… mais leur maman. Peut-être que les discours des médecins ont été plus faciles à comprendre. Mais avant de les comprendre, il fallait les entendre ces discours. Et à chaque fois je les entendais avec mes oreilles et mon cœur de maman.

Je me mets dans une bulle, tout est pour mes enfants, leur bien-être. Au départ, tout me paraissait insurmontable, inconcevable. C'était comme un gros paquet de nœuds. Petit à petit, on tirait sur l'un de ces nœuds, on démêlait au fur et à mesure.

2009, on a un an de recul. Quand tu allais bien, les angoisses s'envolaient mais à chaque vomissement, à chaque diarrhée, c'était l'effet boomerang. On commençait à y voir plus clair dans les diagnostics, on nous rassurait. Puis les résultats génétiques nous reviennent, syndrome de Waardenburg. Soit un cumul de trois pathologies avec la surdité profonde, dépigmentation de la peau et des cheveux (la mèche blanche) et la maladie Hirschsprung. Papa et moi sommes porteurs de deux formes différentes. Il y a donc un risque sur quatre que nos enfants soient porteurs, pour nous, c'était trois chances sur quatre qu'ils ne le soient pas !

Pendant tout ce temps, ton frère Alexandre sera malgré moi un électron libre. Avec le recul, j'ai l'impression qu'on lui a volé sa petite enfance, un gros sentiment d'avoir loupé beaucoup de moments avec lui. Inconsciemment bien sûr. Pourtant, il grandit, se met de côté, entre parenthèses pour que l'on puisse s'occuper de toi. Vous êtes tous les deux très complices. Alexandre a toujours refusé la LSF (Langue des Signes Française) mais vous aviez votre propre mode de communication. Il était très protecteur envers toi.

D'ailleurs après ton départ, il nous a fait des colères comme jamais auparavant. Il avait lui aussi ce manque à combler. Dès que l'on allait quelque part, il faisait des colères pour qu'on lui achète quelque chose, qu'il oubliait aussitôt dans un coin. J'ai un gros pincement au cœur, car je dois aller chercher très loin les souvenirs avec Alexandre.

Après ton intervention et la pose de ton implant, on avait l'impression que tout était derrière nous. L'angoisse était toujours là mais on devait avancer avec toi.

Un nouveau combat allait alors se présenter à nous : ta scolarisation. Nous habitons un petit village de campagne, disposons d'un regroupement scolaire, il nous faut accepter les mentalités qui ne sont pas toutes « ouvertes ». Nous nous refusions à te « parquer » dans une structure adaptée, de ce côté la loi handicap de 2005 nous a beaucoup aidés On te voulait avec les autres.

La bataille contre la maladie était devenue notre quotidien, l'éducation nationale allait devenir la nouvelle. On a essayé de faire au mieux pour toi. Nous allions te préparer à entrer dans l'arène. Avec Papa, nous étions d'accord sur le fait que tant que tu pourrais suivre un cursus classique, tu le suivrais. L'institut sera envisagé uniquement si nécessaire.

En avril, nous rencontrons le médecin scolaire et l'inspection académique. Il leur fallait évaluer tes besoins pour faire les bonnes demandes. L'inspectrice d'Académie a tout fait pour que ton intégration se passe bien. Elle a même proposé que tu fasses « une prérentrée » en juin, quelques heures par semaine malgré les craintes de l'enseignante. Tout était calé, restait à acheter ton cartable.

Malheureusement, tout cela n'a pas pu se faire. Jamais tu ne porteras de cartable au dos, tu n'entreras pas à l'école.

Avant d'être parent, on idéalise sa vie de parent. Le handicap bouleverse et amène à reconstruire un idéal, c'est faire le deuil d'une vie classique avec un enfant « normal ».

Avec toi ma Juliette, on a eu peur, mais on ne s'attendait pas à cela. On ne vivait pas avec la peur de te perdre mais avec l'envie de t'armer. La peur était plutôt « Comment, vas-tu affronter ta vie ? » Pour nous, après ton intervention, il n'y avait plus de raison que tu partes. Jamais on n'aurait cru ce qui allait se passer. (À la différence de Capucine que vous avez rencontrée précédemment dans le chapitre éponyme). Vous l'aurez compris, j'ai écrit un chapitre pour chacune de mes deux filles gravement malades.

Le jour de ton départ est une journée que je me refuse à imaginer, car y penser est trop dur. Dès qu'un souvenir arrive, je le chasse aussi vite que le drame est arrivé. Je culpabilise au sujet de la façon dont j'ai pris en charge ma fille ce jour-là, je suis infirmière et je n'ai pas su gérer un arrêt cardio-respiratoire… Le médecin me dira que j'étais, là, une maman et non une infirmière, qu'à l'hôpital il y a tout le matériel nécessaire pour la réanimation, qu'on est entouré et que l'on a des patients et non sa fille. Ça ne console pas. Cette culpabilité est là et restera.

Cette nuit-là, tu n'avais pas bien dormi, tu avais vomi, tu avais eu des diarrhées mais au petit matin, ça allait mieux. Je suis partie en courses avec Papylou et Manou, tu étais avec Papa. Lorsque je suis rentrée, tu as réclamé un biberon. Comme d'habitude, on t'avait mis une couche, tu étais propre mais ton transit était toujours très accéléré dans cette situation. Après le biberon, tu me dis que tu as rempli ta couche. Je t'emmène sur la table à langer, ouvre ta couche et là je sais, je sais qu'il y a un problème, tu te vides. Je hurle qu'il faut appeler le 15, j'ai conscience de ce qu'il se passe. Après c'est le brouillard. Les pompiers, le Samu, l'hélicoptère. Au bout d'une demi-heure de massage, je dis au médecin d'arrêter, que ça ne sert plus à rien. Papa hurle, me dit que je ne suis pas bien, que je dis n'importe quoi. Il faut protéger Alexandre, mes parents l'emmènent dehors. Je sais au fond de moi que c'est fini. L'hélicoptère du Samu t'emmène, on part en voiture. Ce trajet est interminable. Je ne tiens plus, j'appelle une collègue du service pour savoir, et là… elle se met à pleurer et me dit « Je suis désolée, je suis tellement désolée »… Tu es partie. À quel moment, tu es partie… Je suis persuadée que tu es morte dans mes bras. Je l'ai senti.

On arrive à l'hôpital, ton petit corps sans vie est là, allongé, on t'a débranchée. On reste avec toi, à tes côtés… Les infirmières nous demandent de sortir afin de faire ta toilette. Quoi, quelqu'un d'autre va te laver ? Cela m'est impossible, c'est moi qui vais faire ta dernière toilette, il est hors de question que l'on touche à ma fille.

On rentre à la maison sans toi.

Le lendemain, la morgue, les pompes funèbres. Je ne veux pas que tu ailles au funérarium, tu resteras à la maison avec nous. Le jour de l'enterrement, c'est Papa et moi qui te mettons dans ton petit cercueil parce que là encore : hors de question que quelqu'un d'autre le fasse. Je t'ai mis ta couverture pour ne pas que tu aies froid…

L'église est pleine pour te dire au revoir. Nous sommes agrippés tous les trois l'un à l'autre, on ne se lâche pas, on fait bloc. Il a fait chaud et beau les jours d'avant, aujourd'hui, il pleut. Même les nuages, le ciel te pleurent ma Juliette.

Nathalie Dick

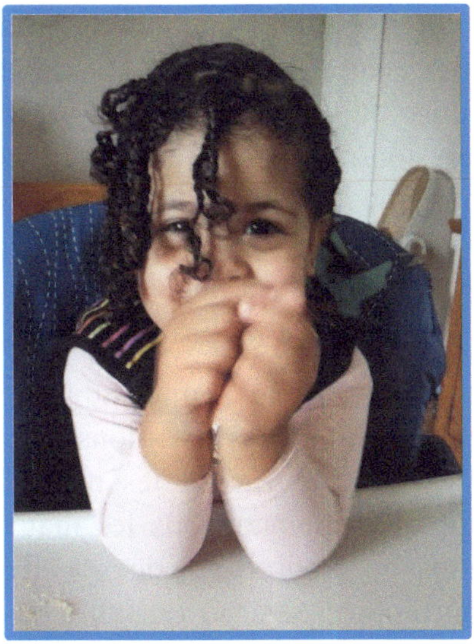

- 17 -
LEINA

« Tu n'es pas celle que j'attendais. Mais je suis quand même content que tu sois venue ». Fabien Toulmé

Citation choisie par son papa Daniel

J'ai longtemps eu peur de devenir mère. Je me voyais voyager à travers le monde, journaliste investie pour changer le monde en allant là où le danger est tangible. Être au plus près de ceux qui ont besoin d'aide pour défendre leur droit de vivre. Je voulais que ma vie serve au plus grand nombre. Et le destin m'a fait un sacré pied de nez ! Je suis désormais maman d'une famille nombreuse. J'ai trois enfants dont des jumeaux. L'une d'eux est venue avec une petite coquille dans son code génétique. Elle avait une chance sur 12 000 d'exister, et personne n'a su nous dire vraiment pourquoi notre fille, pourquoi notre famille a été ce cas sur 12 000. Leina a 7 ans aujourd'hui. Ce qu'elle aime, ce sont les dessins animés, jouer à cache-cache, faire des câlins à son papa, danser sur les derniers hits du moment avec sa maman, se baigner dans les fraîches eaux des mers bretonnes… En gros, elle est comme toutes les petites filles de son âge. En 2016, le médecin nous a dit : « Vous aviez raison, Madame ! ». Elle avait presque l'air heureux même. Elle me donnait l'impression d'avoir gagné au loto. Elle venait de trouver l'étiquette qu'il fallait poser sur notre fille pour la ranger dans une case. Après deux ans de suivi, d'examens dont on ne soupçonnait même pas l'existence, d'hospitalisations dans un service où le calme n'est que rarement troublé par les chuchotements de parents inquiets ou le babillement d'enfants qui passent leurs journées, seuls alignés dans leur petit lit, au fond d'un box où l'on peine à faire plus de deux pas entre le petit lavabo et le lit pliable d'appoint qu'on vous a prêté : la neuro-pédiatrie. La peur au ventre, le mot attendre devient un réel enfer…

Et un jour, le diagnostic est posé… Nous nous sommes dit que nous allions pouvoir passer à autre chose. Finies, les questions sans réponse ; finis, les examens, les prises de sang ratées, les nuits à l'hôpital pour « vérifier quelque chose », maintenant tous les maux de notre fille auront un nom : syndrome de Rett ! Mon mari pleurait silencieusement à mes côtés. Je crois qu'il n'a pas parlé pendant plus d'une heure sur le coup. Et derrière nous, Leina essayait de jouer. Même si ses mains ne lui répondaient plus. Et là, j'ai répondu : « En fait, j'aurais aimé m'être trompée… »

Chose étrange, je crois qu'on a « fêté » ça dans la foulée. Un restaurant, enfin, il fallait manger, mais pourquoi un restaurant ? À cet instant ? Aujourd'hui, je sais qu'il y avait bien quelque chose à célébrer car s'il y a bien quelque chose de pire que d'apprendre la maladie incurable de son enfant… c'est de rester dans l'ignorance du mal qui le ronge : l'errance médicale. Depuis, j'en ai rencontré des « errants », quelques mois, quelques années, parfois toute une vie. Avoir un nom pour désigner le mal qui vous pourrit la vie, c'est avoir un adversaire et comme en sport, mieux on le connaît, mieux on l'affronte, c'est savoir vers quelle association se tourner, c'est savoir expliquer aux autres, c'est savoir pourquoi l'on pleure en silence la nuit…

C'est ainsi que nous sommes rentrés dans l'univers des maladies rares et incurables. Celles dont on sait qu'on ne ressortira pas, enfin ça, on ne le sait pas tout de suite, d'abord il faut faire son deuil. Et encore avant… il y a le déni ! Personnellement cette phase m'est passée assez vite, en effet, à force de recherche sur le net, je savais que c'était le syndrome de Rett, tous les symptômes, toutes ces ressemblances, j'avais déjà commencé à acheter de la documentation. Au grand dam de mon mari, qui pestait à chacun de mes emballements thérapeutiques, car Leina a eu toutes sortes de maladies avant le diagnostic final, au gré de mes lectures, au gré des « inspirations » des médecins. *« Vous aviez raison, Madame ! »* Bien sûr que j'avais raison !!! c****** !!! Plusieurs mois que j'en parlais « vous ne pensez pas que… Ce ne serait pas les symptômes de… Pourquoi ne cherche-t-on pas… » Mais vous n'êtes que parents, pas médecin. Vous ne savez pas. Malheureusement si… Et très vite, avant même l'apparition de la maladie, car le syndrome de Rett n'est pas immédiat, pourtant une mère sait, une mère sent quand quelque chose ne va pas. Et je l'avais vu assez vite, une mollesse, une manière de se tenir, pas tout à fait normale pour un bébé… Pourquoi elle ne marche pas à quatre pattes encore ? Pourquoi elle a du mal à prendre le lait au sein ? Pourquoi elle semble un peu absente des fois ? Mais l'on vous dit de patienter, chaque enfant a son rythme, « si elle ne marche pas c'est parce qu'elle met toute son énergie dans son développement intellectuel », comment peut-on être aussi aveugle, aussi sourd au ressenti des parents ? Surtout quand on est médecin, quinze minutes d'examen contre quelques mois de parentalité, devinez ce qui a le plus de poids…

Oui, le syndrome de Rett n'est pas immédiat. Leina, avant son premier anniversaire, parlait comme une pipelette. Elle allait voir les inconnus dans les parcs et leur expliquait des tas de choses avec un langage incompréhensible dans lequel quelques mots parfaitement intelligibles résonnaient. Elle essayait de shooter dans les ballons de football de son grand frère, presque aussi grands qu'elle. Elle dévorait les pâtisseries comme si sa vie en dépendait… Parfois, il m'arrive de regarder des vidéos de ce temps insouciant où on lui demandait de se taire tant Mademoiselle aimait s'écouter parler… Et parfois, il m'arrive aussi de regarder les autres vidéos, celles où elle ne parle plus, où elle pleure de douleur, couchée sur le sol et moi, impuissante… Pendant deux ans, Leina a perdu, petit à petit, ses capacités à prendre les choses en main, à se déplacer, à parler. Nous l'avons vue s'étioler et perdre confiance en elle. Et nous, nous mourrions à petit feu. De médecin en médecin, d'hôpital en hôpital, nous avons tenté avec son père de garder la tête hors de l'eau. Mais des paroles maladroites ou volontairement dures nous faisaient perdre pied. Alors chacun y va de son conseil, de son expertise de parents, de grands-parents, de médecin, de thérapeute, de fil en aiguille. On vous conseille tel médecin, tel spécialiste, vous êtes prêt à tout tenter, « juste pour voir », psychomotricité, psychologie, acupuncture, médecine chinoise puis magnétisme, puis « médecine quantique », vous êtes à la merci du charlatanisme le plus banal… Vous cherchez des réponses, mais personne n'est en mesure de vous en donner, hormis ceux qui les fabriquent pour vous à 100 euros la séance…

Une partie de notre entourage s'est peu à peu éloignée aussi. Il était clair qu'on les mettait mal à l'aise. On commençait à n'avoir plus qu'un seul sujet de conversation. Et moins d'écoute aussi, leurs problèmes vous semblent bien futiles, vous aimeriez avoir les mêmes et eux ne savent plus trop comment se comporter entre la compassion et l'entrain, le soutien sincère et l'évitement. Et puis, l'annonce… « Diagnostic n'est pas pronostic », je ne sais plus qui nous a dit cela, sage conseil, car si vous écoutez certains médecins, le diagnostic équivaut à tracer en filigrane toute la vie qui vous attend. C'est écrit dans les livres ! Des livres très sérieux de spécialistes ! Eux savent, pas vous… Comme ce médecin très sûr de lui qui m'annonce la durée de vie des filles atteintes du syndrome de Rett : 25 ans ! Il l'a lu dans son VIDAL de 1992 ! Nous sommes alors en 2016 et l'on sait aujourd'hui qu'elles peuvent vivre plus de 60 ans. Vient alors, le déni, peut-être se sont-ils trompés, un faux positif ? Pourquoi aurait-elle cette maladie ? Ce n'est pas ça, ce n'est pas possible… en fait si, 1 fille sur 12 000, on se dit que ça n'arrive qu'aux autres. C'est très irrationnel le déni, et très humain aussi. Et puis vient le deuil. Oui, le deuil, certes Leina n'est pas morte. Mais les enfants ont plusieurs vies, celle qu'ils vivent et celles qu'on imagine pour eux, très tôt, parfois même bien avant leur conception, pleines de futurs improbables, de réussites, d'échecs, de joies partagées, de bonheurs… Ces vies-là, il a fallu en faire le deuil. Leina ne sera jamais la fille qu'on attendait. Elle sera bien plus que ça. Alors, on pleure, on hurle même, on veut des fois tout casser, des fois rester là à attendre, abandonner. Mais on ne peut pas, et bientôt on ne veut pas. On ne veut plus. On ne veut plus rester là à se taire, à cacher sa souffrance, à attendre que quelque chose nous renvoie dans le passé, que les médecins vous appellent pour vous annoncer qu'ils se sont bel et bien trompés. Il va falloir agir… « Diagnostic n'est pas pronostic ». Un an après, nous n'étions plus seuls. Autour de nous, notre famille, mais aussi de nouveaux amis avaient rejoint ceux qui étaient restés, dont des professionnels investis… En un an, notre quotidien s'est alors transformé. Que s'était-il passé ? En fait, nous avions osé demander de l'aide et dire que nous ne pouvions plus tenir seuls. Et nous avons probablement aussi rencontré les bonnes personnes au bon moment, nous avions peut-être une bonne dose de résilience en nous, et un peu de chance aussi. Nous avons alors bénéficié d'une prise en charge qui a su apporter très vite des résultats conséquents. Et l'un des plus importants fut le retour du sourire de notre fille. Mais il a fallu lutter pour le trouver, chercher les bons conseils, les bons médecins, ne pas écouter les « professionnels du diagnostic » pour qui rien n'est possible en dehors de ce qui est prévu dans leurs livres. Le problème du diagnostic c'est qu'il justifie tout et n'importe quoi… saviez-vous que l'on pouvait avoir une maladie rare ET aussi un rhume, une allergie, une intolérance alimentaire… Certains médecins semblent l'ignorer. En France, et peut-être bien dans la médecine conventionnelle occidentale, quand vous êtes malade d'une maladie bénigne, on soigne les symptômes, quand vous avez une maladie rare… on attend une cure. Alors nous nous sommes tournés vers des alternatives, prudents après nos précédentes errances, mais nous avons trouvé des pistes pour soigner ses symptômes, en attendant la cure. C'est à ce moment-là que nous avons compris que nous ne pouvions pas baisser les bras. Leina nous avait donné une sacrée leçon qui nous accompagne désormais à chaque instant. C'est elle qui est malade, pas nous. Et pourtant, c'est elle qui sourit et dit oui à la vie. Et nous, dans cette aventure, nous devons rester forts pour l'aider à conserver ce sourire jusqu'au bout. C'est ça, notre métier de parent. Et pour y parvenir le plus possible, nous avons créé une association *« Quand un sourire suffit »*. À l'image du sourire revenu de Leina… Le meilleur pouvoir de notre fille pour faire bouger les mentalités.

Grâce à celle-ci, nous avons pu renouer avec l'extérieur et faire de belles rencontres. Nous avons découvert des personnes d'une grande générosité mais aussi un système étrange où la personne en situation de handicap était peu considérée, où chacun de ses droits devait être défendu… C'est dur. La charge mentale est immense et les répercussions sur la famille peuvent être désastreuses. Nous avons continué d'oser en ouvrant les portes de notre maison à des volontaires du monde entier, nous avons appris à parler anglais et telle une auberge espagnole, notre foyer est devenu coloré, bruyant… vivant. Des jeunes, des moins jeunes, des musiciens, des informaticiens, des parents, des adolescents de tous horizons viennent illuminer notre vie ! Nous avons été jusqu'à quatorze à table ! Alors que notre budget est déjà juste pour cinq… et que nous n'avons que quatre chambres. Nous avons été incroyablement surpris par l'enthousiasme de ces jeunes gens venus de si loin pour nous aider. Avec eux, nous avons pu aménager une salle de travail pour Leina, être à la fois à ses rendez-vous médicaux, à l'école pour ses frères et au travail. Nous avons pu monter le premier événement festif de l'association, concert et partage, un moment inoubliable. Nous avons découvert par leur biais comment le syndrome de Rett est vécu dans des pays lointains comme dans des pays proches. Nous avons voyagé de chez nous en parlant espagnol, italien, portugais, allemand, anglais, coréen, chinois, suédois, russe. L'Argentine, le Brésil, la Corée, le Canada, le Burundi, la Russie… sont venus à nous ! Pourtant le quotidien reste très difficile. Nous avons cette impression étrange de préparer constamment notre futur, son futur : refaire chaque année son dossier MDPH, expliquer chaque jour à l'équipe éducative qu'elle a sa place à l'école, prendre le temps de répéter son anamnèse aux différents médecins… C'est épuisant, mon mari a perdu ses cheveux, et les miens sont devenus blancs. En parallèle, ses frères ont du mal à trouver leur place dans toute cette histoire. Heureusement, il y a eu l'association. Là les avis sont partagés, une association ? Encore une… À quoi bon ? Ou alors mais bien sûr ! Tous en ont une ; mais en effet, ce fut un grand tournant dans notre vie. D'abord, petitement, nous avions rêvé d'une petite association pour aider à financer les voyages thérapeutiques de Leina en Pologne. Mais très vite, en rencontrant toutes ces personnes concernées de près ou de loin par le handicap, il n'était plus possible de rester dans son monde à soi. Pourquoi aider Leina quand l'on peut aussi aider les autres enfants ? Il y a tellement à faire, et leurs parents sont comme nous l'étions, débordés, noyés dans leurs soucis, à lutter pour la moindre banalité comme s'il s'agissait d'enfant ordinaire. Car oui, les nôtres sont extraordinaires ! Ils semblent vouloir vous rendre heureux et vivre la vie avec tellement de force et d'envie, alors que nous les regardons parfois avec compassion voire pitié… Au-delà de leur souffrance, parfois permanente, de leur difficulté motrice qui les enferme dans leur propre corps, de leur difficulté cognitive qui les noie dans un brouillard où simplement communiquer demande de gros efforts… Pourtant je n'en ai jamais vu s'apitoyer sur eux-mêmes ni s'abandonner à la défaite face aux efforts à fournir en toutes circonstances. Et leurs parents aussi sont incroyables ! Continuer son travail avec passion ou bien changer de carrière, et ne rien laisser paraître alors que les problèmes semblent insolubles devant la bureaucratie et l'inertie d'un système qui fait tout pour vous faire renoncer à vos droits. Grâce à l'association et petit à petit, nous avons rallié les bonnes personnes, des parents, des professionnels du handicap et même des personnes loin de tout ça mais profondément généreuses et prêtes à donner de leur temps pour nous aider, pour les aider. Bientôt, nous avons pu faire bouger les lignes, nous avons constaté que les jeunes aidants étaient très peu représentés dans les institutions malgré la demande. Nous avons su prendre cette place à notre niveau, alerter et confronter les politiques locales aux difficultés et aux demandes de leurs concitoyens porteurs de handicap, rendus invisibles de fait par le manque d'action répondant à leurs besoins. Mais là encore, le chemin sera long. Le challenge est de ne pas s'oublier dans tout ça. Notre plus grand rêve est de partir faire le tour du monde en van aménagé. Mais comment y parvenir quand les finances s'évaporent à une vitesse folle dans les prises en charge non remboursées ? Comment même oser y penser quand l'un des enfants a une santé fragile ? Mais le plus compliqué : comment la protéger du regard des autres ? Cela n'empêche pas que nous avons beaucoup voyagé pour elle : Allemagne, Pologne, Belgique… pour voir des spécialistes du syndrome de Rett, faire des rééducations intensives, chercher ces fameux médecins qui soignent aussi les symptômes… Mais tout tourne autour de ses besoins et les nôtres sont secondaires. Une amie, un jour, m'a dit : « Je ne sais plus de quoi te parler car au final, tout ce que tu vis est pire que ce que je vis et je ne peux m'empêcher de culpabiliser de te parler de mes propres soucis. » Cela m'a fait mal car je la comprenais. Avant d'être maman d'enfant en situation de handicap, j'en avais peur. Une des raisons pour lesquelles je ne voulais pas devenir mère était que je ne me sentais pas à la hauteur d'élever un enfant, et encore moins un enfant différent. Pourtant aujourd'hui, je peux le dire sans hypocrisie : je suis heureuse d'être maman.

Je dirai même plus : je suis heureuse d'être SA maman.

Sandrine et Daniel Eifermann Soutarson

Association : **Quand un sourire suffit**

https://www.quandunsouriresuffit.org/

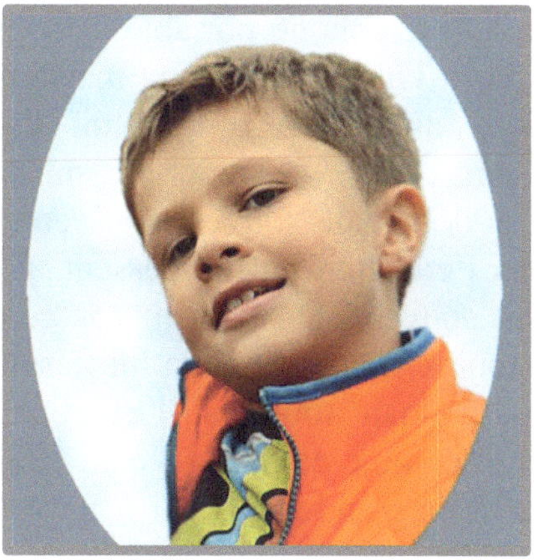

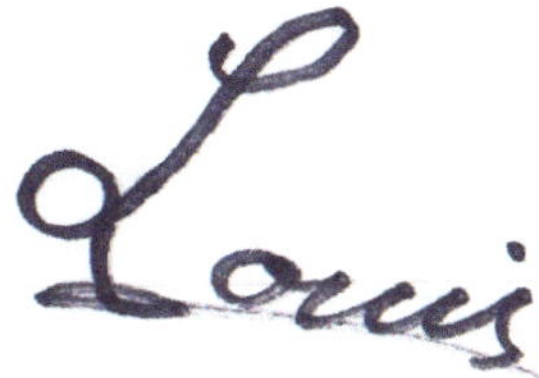

- 18 -
LOUIS B.

« Je ne suis plus là où je suis, mais je suis partout où tu es. »

Inspiré de Saint Augustin

Neuf est le chiffre qui résume sa vie. Il s'appelle Louis. Il lui a fallu neuf mois pour ouvrir les yeux sur ce monde, pour commencer à le découvrir. Il lui aura également fallu neuf mois pour le quitter. Il n'avait que neuf ans…

Et pourtant, malgré son existence éphémère sur ce monde, il l'a aimé et en a compris les choses essentielles. Ces choses que bon nombre d'adultes, n'ont jamais cernées ni comprises. La plus essentielle d'entre toutes, c'est l'Amour. Quoi de plus essentiel que d'aimer, quoi de plus essentiel que de passer le plus de temps possible entouré des personnes que l'on aime. Pour lui, rien n'a jamais été plus important que l'Amour. Pourtant, comme beaucoup de petits garçons, d'enfants de son âge, il ne manquait de rien. Il avait une armoire pleine de jeux, son téléphone portable, son iPad, que ce soit chez maman ou chez papa. Oui, il avait deux maisons. Il avait également un frère de deux ans de plus que lui. Ils se chamaillaient souvent, comme dans toutes les fratries, mais ils s'aimaient très fort. Son frère le défendait souvent à l'école. Il n'aimait pas que les autres enfants l'embêtent ou l'agressent. Louis était trop gentil comme il le disait souvent. Il ne savait pas ce que c'était que faire du mal. Il aimait tout le monde et si on lui faisait du mal, ce n'était pas grave. Il pardonnait toujours. Le grand ne comprenait pas pourquoi Louis était comme ça, mais il était comme ça. Alors, il jouait son rôle protecteur de grand frère.

Quand on apprend que son enfant est atteint d'une grave maladie, une tumeur cérébrale (glioblastome) pour Louis, le monde s'écroule sous nos pieds et on tombe dans le vide, sans rien pour se raccrocher, sans personne pour nous rattraper. C'est un sentiment quasiment indescriptible avec des mots. Mais il existe bien une personne capable de nous rattraper, une seule personne même. Cette personne, c'est cet enfant qui est malade. Louis m'a rattrapée. Louis m'a secourue. Louis m'a donné la force du premier jour de la maladie à aujourd'hui et il me la donnera jusqu'à mon dernier souffle.

Quand notre monde s'est écroulé, instinctivement je me suis mise « en mode robot », et aussi « en mode vampire » comme je le disais. Ces modes étaient indispensables à ma survie, à la gestion de la « crise ».

Le « mode robot », est un mode de fonctionnement où l'on s'empêche de réfléchir, de penser et où on agit. On fait ce qu'il y a à faire sans réfléchir et sans se poser de questions.

Le « mode vampire », quant à lui, c'est faire taire nos émotions car, si on les laisse parler, elles nous envahissent et nous submergent, au point de nous noyer. Comme pour un vampire, nos émotions sont décuplées. Alors, la seule solution est de les bloquer au risque de devenir insensible, voire totalement hermétique.

Chaque jour a son lot de mauvaises nouvelles. Chaque jour, elles empirent. On est incapable de réfléchir, de se poser. On encaisse. On encaisse tout, des coups de plus en plus forts. On ne peut pas bouger, on ne peut pas s'enfuir. On est figé sur place, incapable de bouger, incapable de réagir.

Et puis, il y a cet enfant. Cet enfant qu'on a mis au monde, qu'on est censé protéger envers et contre tout, et dont on pensait qu'il nous survivrait. Cet enfant qui va devoir livrer la bataille de sa vie, une guerre terrible sans aucune pitié, sans aucun répit. On pense sur le moment qu'on doit être fort pour lui, qu'on doit le soutenir et le tenir debout. Mais au final, ça ne se passe pas du tout comme ça. C'est cet enfant qui est fort, bien plus fort que nous. C'est cet enfant qui nous soutient et nous tient debout. Cet enfant devient la fondation de tout ce qui est en train de se construire autour de lui. Sans cet enfant, nous ne sommes plus rien…

Louis a été et sera toujours ma plus grande leçon de vie, tout comme pour tous ceux qui ont eu la chance de le connaître. Il est mon modèle de vie, mon exemple, mon guide. Il est moi… Je suis lui…

Être la maman d'un enfant malade est avant tout une leçon d'amour, une leçon de vie. Louis m'a appris en neuf années, plus qu'aucune autre vie bien plus longue n'aurait jamais suffi à m'apprendre. Comme beaucoup d'enfants malades, Louis fait partie de ces enfants qui sont exceptionnels. Par exemple, la plupart des enfants sont égoïstes. C'est tout à fait normal. Louis était l'opposé de l'égoïsme. Il s'oubliait pour les autres. Le bien-être des autres passait bien avant le sien. Il n'hésitait pas à donner son jouet préféré pour faire plaisir. Tout petit déjà, il ne cherchait pas la bagarre. Si un autre petit garçon lui prenait le jouet avec lequel il s'amusait, il ne disait rien et en prenait un autre, tout simplement.

Louis malade se préoccupait beaucoup plus du bien-être de ceux qu'il aimait plutôt que du sien. Il culpabilisait d'être malade. Il culpabilisait que j'arrête de travailler pour m'occuper de lui, que je ne puisse plus voir mes amis, etc. Quand il allait dormir chez son papa, il s'inquiétait de me savoir seule. Alors, il prenait son téléphone et contactait nos amis, pour être certain que je sois entourée…

Il était l'enfant malade, moi, sa maman. Et pourtant, c'est lui qui a pris soin de moi. Il était toujours inquiet pour moi. C'était le monde à l'envers… Son plus grand regret était de ne plus pouvoir m'aider dans les tâches quotidiennes de la maison. Et puis, un jour, ses progrès ont cessé. La régression est arrivée et Louis alla de mal en pis. À neuf ans, on est assez grand pour comprendre ce qui est en train de se passer… Mais son besoin de protection a toujours pris le dessus sur son propre bien être. Un matin de juin, il tomba en larmes dans mes bras à la sortie du bain. C'est l'une des rares fois où il a craqué devant moi. Il pleurait en me serrant très fort et me dit « Maman, pourquoi moi ? Pourtant je suis gentil, pourquoi moi ? ». Je lui ai répondu *« Je ne sais pas mon loulou, je ne sais pas. Tu es l'enfant le plus gentil du monde en effet. Si je le pouvais, je prendrais ta tumeur dans la sec… »*. Je n'ai pas eu le temps de terminer ce que j'étais en train de lui dire, quand il m'a repoussée violemment. Cela n'était jamais arrivé… Il ne pleurait plus, il était en colère, en colère contre moi. Il m'a dit *« Jamais maman ! Jamais maman, je ne te donnerai ma tumeur ! Qu'est-ce que je ferais sans toi ? »*. Sur le moment, je n'ai pas compris ce qui était en train de se passer sous mes yeux, ou je ne voulais pas le comprendre. Je ne sais pas.

Et puis, quelque temps plus tard, il est parti en vacances avec son frère et son papa. Mais il voulut, à tout prix, écourter ses vacances pour être présent le jour de mon anniversaire, le jour de mes quarante ans. C'était bien plus important pour lui que ses dernières vacances… Quand il a franchi la porte, nous avons été choqués de voir à quel point sont état avait encore régressé en l'espace de dix jours. Mais il fallait faire la fête et boire l'apéro qu'il aimait tant. Alors on a repris nos plus beaux sourires et on a ri, comme d'habitude. En fin de soirée, il y a eu une petite chamaillerie entre frères, rien de bien méchant, rien d'anormal. Louis se mit à pleurer dans mes bras. Il s'en voulait d'avoir gâché mon anniversaire à cause de cette dispute… Comment cela était-ce possible, mon plus beau cadeau était d'avoir mes deux garçons auprès de moi et rien d'autre n'avait d'importance… C'était une soirée magique où j'avais des étoiles plein les yeux malgré tout. L'essentiel était là, cet instant présent qui n'avait pas de prix…

C'était ça, Louis.

J'ai vu cet enfant se relever alors qu'il était totalement hémiplégique à gauche. Juste par le travail et la volonté, sans se plaindre et avec son plus joli sourire.

Je pourrais écrire des dizaines de pages sur ce sujet.

Un enfant est doté d'une force surhumaine, d'une force qu'aucun adulte n'a en lui. Un enfant malade est un enfant qui se bat comme une maman lionne lorsqu'une meute d'hyènes attaque ses petits. Quand on a côtoyé un enfant malade, on ne peut qu'être bouleversé et profondément changé par cette force et cette rage de vivre envers et contre tout.

La maladie nous a fait vivre les pires moments de nos vies, bien évidemment, mais également les plus beaux et les plus intenses. Elle nous a fait perdre de nombreux « amis », des membres de la famille même. Louis a beaucoup souffert de l'absence de ceux qui n'ont pas su suivre notre route, de ceux qui n'ont pas eu la fore de se jeter dans son combat à corps perdu. Du haut de ses neuf ans, il ne l'a pas compris. Comment expliquer le fonctionnement de l'espèce humaine à un enfant de cet âge qui n'est qu'empathie et amour ? Alors, on trouve des excuses à tout ça. On ne peut pas toujours dire la vérité à des enfants…

Mais la maladie, nous a fait gagner énormément également, elle nous apporte des personnes qui sont bien plus que des amis. Elle nous a fait gagner une « Famille ». Elle nous a donné des rencontres plus belles les unes que les autres et qu'il serait foncièrement impossible de classer, si jamais on voulait se prêter à ce jeu.

Ces personnes que nous avons rencontrées « pendant », sont les personnes qui nous ont vus tels que nous sommes réellement. Durant ces neuf mois de maladie, nous tous, avons été « sans filtre ». Nous-mêmes, ainsi que tous ceux qui ont livré ce combat avec lui, qui se sont jetés dans cette guerre sans pitié dont nous savions que personne ne sortirait vainqueur. Elle était perdue avant même que le combat commence… Nous étions comme totalement nus car nous n'avions pas la force nécessaire pour faire semblant. Ensemble, on riait comme on pleurait. Louis nous a tous rassemblés, nous a tous dévoilés, sans aucune pudeur…

Louis a réussi à faire sortir ce qu'il y avait de meilleur en nous. Il a donné tout son amour à tous ceux qui ont été présents pour lui, tous ceux qui l'ont soutenu dans les meilleurs moments, comme dans les pires… Et ils le lui ont bien rendu…

Dans cette horreur, dans cette apocalypse, nous avons ri comme jamais nous n'avions ri. Nous nous sommes tous aimés comme il est difficilement imaginable d'aimer à ce point en amitié. Nous nous sommes tout donné, bien plus que ce que nous pensions pouvoir donner et recevoir…

Louis était le pilier central de ce château de cartes qui pouvait s'écrouler à tout moment. Il préparait des blagues à ses ambulanciers, leur partageait sa collation, les faisait « tourner bourriques » au moment de monter dans l'ambulance. Il faisait rire ses infirmiers libéraux, se confiait à eux également dans les moments difficiles, tout comme à ses ambulanciers. Quant à nos amis qui sont venus à nous pour nous aider à mener cette guerre, ils l'ont tous aimé dès le premier regard, ils se sont taquinés, ils ont ri, ils se sont simplement aimés d'un amour pur et sincère comme il en existe peu.

Une solidarité exceptionnelle s'est créée dans mon travail. Mes collègues ainsi que la direction se sont mobilisés pour m'offrir des journées de congés afin que mère et fils puissent rester ensemble et profiter de ces derniers moments, si précieux, que la vie leur offrait. Eux, ainsi que nos amis ont récolté des fonds afin que ce dernier Noël soit encore plus magique pour les deux frères, etc. Cette solidarité était incroyable et surréaliste. Je pense que l'on ne réalisait pas ce qui était en train de se passer tellement cet élan de générosité était énorme.

Dans son école primaire, ses copains attendaient impatiemment le vendredi, car le vendredi, Louis venait manger avec eux et passer l'après-midi dans sa classe. Lui aussi attendait impatiemment le vendredi. Cette journée, il l'attendait toute la semaine. Ses camarades se chamaillaient pour manger à ses côtés, lui portaient son plateau. Son meilleur ami lui faisait le passage à la sortie de l'école. Ensemble, ils allaient chercher des bonbons. Sa maîtresse organisait tout pour ce moment. Elle a également organisé la sortie scolaire annuelle pour que Louis puisse y participer avec moi. Nous sommes tous allés au Puy du Fou durant deux jours. Nous avions une chambre pour nous deux, afin qu'il puisse se reposer le plus possible. Il était très fatigué… Des souvenirs également à jamais gravés dans ma mémoire et dans celle de ses camarades de classe… Même pendant son voyage de classe, il pensait à sa famille, à ceux qu'il aimait. Il a ramené des sacs complets de cadeaux qu'il a choisis avec le plus grand soin.

Et il a réussi l'impensable, réunir toute sa famille autour de lui. Cette famille qui s'était tant déchirée, qui s'était fait tant de mal. Sa famille était réunie autour de lui pour ce dernier Noël qui a très certainement été le plus beau et le plus intense de nos vies. Les mamies jouaient ensemble, avec lui, son frère, son papa et moi-même. Bien sûr, je tenais avec Louis, nous trichions sous leurs regards complices. Et on riait tous ensemble, on a ri aux éclats.

Tout le monde accourait dès que Louis désirait passer un moment avec l'un d'eux, voir tout le monde ensemble à certains moments. Tout le monde répondait présent.

Un très grand artiste a soutenu Louis dès les premiers jours de la maladie. Il a également répondu présent de suite, sans réfléchir, instinctivement, simplement par bienveillance et par amour. Louis était fan et a écouté l'un de ses plus grands succès quasiment en boucle durant ses 30 séances de radiothérapie. Si bien qu'il a fini par le rencontrer et a enfin cru qu'il était vraiment avec lui et que ce n'était pas un montage pour essayer de lui faire plaisir. Il était là, devant lui. Louis en est resté bouche bée. Ce fut l'une des plus belles journées de sa vie. Cet artiste lui a accordé sa confiance en le faisant participer à son enregistrement studio et en lui offrant des moments merveilleux et inoubliables, à jamais gravés dans mon esprit… Il a chanté pour lui, au piano, son regard plongé dans le sien. Cet instant était d'une beauté exceptionnelle… Il ne l'a jamais abandonné. Il l'a soutenu jusqu'au dernier jour et lui a rendu de magnifiques hommages…

Cet ami chanteur lui a organisé un concert, lui a chanté et lui chante encore aujourd'hui une magnifique chanson qu'il a également interprétée avec l'aîné des garçons, lors du dernier hommage rendu à Louis, le jour de la Saint Louis ... Un moment très dur, très fort, très symbolique mais par-dessus tout un moment d'amour intense entre ce chanteur tombé sous le charme de cet enfant, et un frère. Un frère qui, pourtant très pudique dans ses sentiments, très jeune, et accablé par le chagrin, a tenu à l'accompagner, par amour pour son petit frère qui a lui a donné cette force incroyable…

Tous ces moments pourraient se résumer avec un seul mot : l'Amour. Cet amour qui nous donne une force surhumaine, qui nous fait soulever des montagnes, qui nous fait tous faire des choses que l'on pensait impossibles. Sans cet amour, la gestion de la maladie aurait été bien différente, bien plus compliquée encore. Louis a réussi à nous montrer le chemin ; à nous montrer qu'avec de l'Amour, l'impossible peut devenir possible ; à nous montrer que les uns sans les autres, nous ne sommes rien et que nous ne pouvons pas avancer.

Louis a réussi ce pari fou de tous nous réunir dans la joie. Louis protecteur… Protecteur jusqu'à son dernier souffle.

L'avant dernier jour de la vie « avec Louis », j'étais au bord de l'explosion… Si bien que j'ai téléphoné à la psychologue de l'hôpital qui accompagnait Louis et moi-même pour cette fin de vie. Elle me demanda une chose très étrange et très violente pour moi à cet instant-là. Est-ce que je lui avais donné l'autorisation de partir ? Ces mots m'ont poignardée en plein cœur sur l'instant. Comment pouvais-je dire à mon fils de partir ? C'était une chose inconcevable et impossible pour moi. Alors, elle m'a expliqué avec des mots doux, des mots pesés, que Louis me protégerait jusqu'au bout, quitte à s'accrocher et donc, souffrir encore plus. Il fallait que je l'aide à lâcher prise, à partir.

Louis ne supportait plus les hôpitaux et ne voulait pour rien au monde y retourner. Il s'est donc envolé chez nous. C'était une belle journée d'août. Le soleil brillait dehors ce jour-là tandis qu'un tsunami ravageait tout sur son passage dans nos murs. Nous étions tous présents sauf son frère qui était chez des amis. Il ne pouvait pas voir ce qui était en train de se passer. C'était beaucoup trop violent pour lui. Il m'a téléphoné dans l'après-midi pour prendre des nouvelles de son petit frère. J'ai dû lui annoncer que son petit frère s'en allait… Il est rentré en fin d'après midi, il voulait lui dire au revoir et lui faire un dernier bisou… Il le fit dès son arrivée. Bouleversé, il s'assit sur notre salon de jardin, posé sur la terrasse, rejoignant son papa. Je me tenais aux côtés de Louis tout en observant son frère par la baie vitrée.

L'infirmière libérale de Louis commençait les soins, nos amis qui avaient passé la journée avec son frère étaient aux côtés de Louis. Je me suis levée pour rejoindre son frère à l'extérieur qui avait besoin de moi également. Quelqu'un a surgi en nous disant de venir tout de suite. Louis était en train de partir…

Les infirmiers de Louis sont formels, il ne devait pas partir à ce moment-là. Il a choisi son moment. Son frère était là, il lui avait dit au revoir mais n'était plus trop proche de lui, ses mamies venaient de partir pour quelques minutes et moi, je venais de rejoindre son frère à quelques mètres de lui, son papa était à l'extérieur également. Nos amis qui étaient à ses côtés, qui lui tenaient la main, étaient très proches de nous, de Louis. Il les aimait énormément et avait entièrement confiance en eux. Son infirmière, tout en s'occupant de lui, lui dit qu'il n'avait pas besoin de la protéger, que nous étions juste à côté, qu'il pouvait partir. Contre toute attente, il est parti.

Louis ne serait parti ni avec moi, ni avec son frère. Très certainement pas avec son papa ou ses mamies non plus. Son papa, son frère et sa maman étaient là, sans être trop près. Il avait eu le bisou de son frère. Il aimait et avait entièrement confiance en son infirmière, en nos amis avec qui il a choisi de partir, sa main dans la leur… Il nous a protégés jusqu'à son dernier souffle.

Louis et moi étions très proches. Pendant la maladie, nous avons fusionné. Nous avons dormi ensemble durant toute cette période, tandis que son frère dormait à côté de nous. Tous les soirs, par réflexe, je m'endormais, ma main posée sur son petit cœur. Elle y restait toute la nuit. Il fallait que je le sente battre. Quand il est parti, je me suis couchée à côté de lui et ai posé instinctivement ma main. Ce qui s'est passé en moi à ce moment est gravé à jamais. Son petit cœur ne battait plus. Cette émotion est l'horreur absolue… Je suis incapable de la décrire tant elle m'a détruite et vidée de l'intérieur…

Mon plus grand regret est celui de ne pas avoir eu la force de parler de sa maladie avec lui. J'ai toujours été positive, je lui ai toujours dit qu'il guérirait. Je lui ai toujours menti… Je l'ai laissé partir sans même l'y préparer…

Véronique Bourg

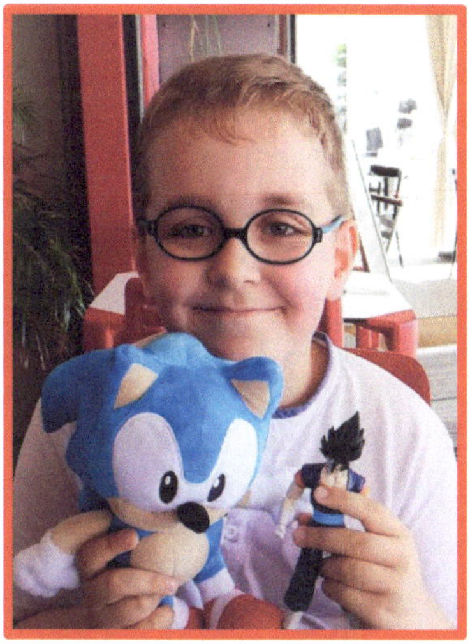

- 19 -
LOUIS K.

« T'inquiète pas Maman »

Louis a toujours été un petit garçon différent des autres. Il est né alors que sa sœur Sarah (en chapitre éponyme) se battait contre un cancer. Il a du coup très vite été confronté au monde des hôpitaux et de la maladie.

Son année de petite section a été compliquée. Il n'était pas dans la norme. Il n'aimait pas la peinture et il ne se battait pas avec ses petits copains. Il était plus passionné par les jeux que par les activités de l'école. Sa maîtresse a même fini par nous dire qu'il ne se sentait pas bien dans son corps. Malheureusement pour elle, nous n'avions que celui-ci à lui proposer. L'année de moyenne section s'est mieux passée. La maîtresse a su adapter son discours à Louis et il a ainsi pu progresser. Son comportement était souvent différent selon s'il appréciait les personnes avec qui il était ou pas. Il était très franc et pouvait dire directement à n'importe qui s'il l'aimait ou pas. L'année de grande section, nous sommes allés voir le médecin scolaire après que sa maîtresse nous ait informés qu'il avait certains troubles de l'apprentissage et qu'il y avait sûrement des moyens pour l'aider.

Après ce rendez-vous, nous avons été orientés vers un pédopsychiatre qui a fait faire pas mal de bilans à Louis avec divers spécialistes pour que nous ayons un diagnostic complet. Les rendez-vous étant assez nombreux, nous avons attendu quelques semaines avant d'avoir le résultat et nous avons alors appris que notre fils était « autiste asperger ». L'intelligence était bien présente mais cela lui posait des soucis sur toutes les interactions en société. Ce bilan nous a permis de comprendre certaines de ses réactions au quotidien et cela nous a soulagés, quelque part. Ce n'était pas un fainéant comme certaines personnes nous l'avaient laissé entendre. Il était atteint de troubles qui rendaient certaines activités compliquées à aborder pour lui, alors qu'elles étaient simples pour la plupart des enfants de son âge. Nous avons aussi découvert que ce petit garçon préférait ne pas faire que faire de la mauvaise façon.

Les mois qui ont suivi cette annonce ont servi à mettre en place des rendez-vous avec des spécialistes pour l'aider à être le plus autonome possible dans ses tâches quotidiennes. L'école se rendit enfin compte qu'il fallait faire des adaptations pour lui et lorsque c'était le cas, tout se passait bien et il pouvait évoluer. Après les batailles administratives pour le cancer de notre fille nous avons commencé un nouveau combat pour faire reconnaître le syndrome de notre fils et la maladie génétique dont il était atteint comme sa sœur (le syndrome de Cowden) afin qu'il puisse bénéficier des aides dont il avait besoin.

Sa petite vie s'est ainsi mise en place avec toutes les précautions que nous devions prendre pour qu'il soit toujours en confiance car la moindre contrariété dans son mode de vie habituel pouvait selon les époques être très dure à gérer pour lui. Il se réfugiait régulièrement dans les mondes qu'il maîtrisait parfaitement tels que les jeux vidéo et ses peluches qui l'aidaient à se protéger. Il croquait la vie à pleines dents et nous faisions tout ce que nous pouvions pour l'accompagner du mieux possible. Il passa le cap des sept ans avec beaucoup de craintes car il savait que c'était l'âge auquel sa sœur nous avait quittés et lui, du haut de sa petite personne, craignait qu'il lui arrive la même chose.

L'été de ses neuf ans, nous lui trouvions le ventre gonflé et nous sommes allés voir son médecin traitant. Vu les antécédents de la famille celle-ci a préféré l'envoyer passer une échographie en urgence pour être sûre de ne rien louper. Les résultats de cet examen n'étaient pas bons. Les docteurs ont découvert qu'il avait un liquide suspect dans le ventre et autour des poumons qu'on appelle ascite. Nous avons donc été envoyés directement aux urgences du CHU de Nantes. Pendant le trajet, Louis a vite compris que ce n'était pas une bonne nouvelle et après quelques examens aux urgences, il a été transféré en médecine générale pour effectuer des bilans complémentaires.

Après une nuit compliquée à cause de problèmes respiratoires, nous avons vu arriver dans sa chambre l'ancienne oncologue de Sarah (voir chapitre éponyme) et là, nous nous sommes dit que ce n'était vraiment pas bon. Elle nous a expliqué qu'elle ne savait pas trop ce qui arrivait à notre fils et qu'il lui fallait d'autres examens pour être fixée. Elle a discuté avec Louis et il lui a répondu qu'il savait qui elle était mais que s'il avait un cancer, il ne voulait pas se battre.

Le lendemain nous avons laissé notre fils au bloc pour des prélèvements en lui souhaitant bon courage et en lui disant qu'on l'aimait. L'intervention devait être rapide et sans risque mais deux heures après, les médecins nous ont expliqué que durant celle-ci, le potassium de notre fils était monté à plus de 12 et qu'il avait fait un premier arrêt cardiaque de 15 minutes. Il avait été transféré en réanimation et pendant qu'ils s'occupaient de lui, il avait fait un deuxième arrêt cardiaque de 15 minutes Ils avaient, du coup, été obligés de le mettre sous dialyse et CEC (Circulation Extra Corporelle) et de le plonger dans le coma pour qu'il puisse supporter tout cela. Nous apprendrons plus tard qu'à ce moment-là, il était déjà en mort cérébrale.

Les premiers résultats des prélèvements ont montré que Louis était atteint d'un cancer (lymphome de Burkitt) qui provoque souvent des montées de potassium.

À ce moment-là, nous avons compris que rien n'arrive par hasard. Il avait dit qu'il ne voulait pas se battre s'il avait un cancer…

Durant les jours qui ont suivi, tous les médecins se sont réunis pour décider qu'ils pouvaient le laisser partir tranquillement et cette décision nous a soulagés. On ne se voyait pas se battre contre eux pour qu'ils ne s'acharnent pas alors qu'on savait tout au fond de nous que tout était déjà fini pour lui.

Une fois débranché des machines, Louis a pu s'éteindre tranquillement le lendemain de ses neuf ans et nous l'avons accompagné jusqu'au bout. Cette attente a été très longue car chaque bruit de sa chambre en réanimation nous faisait nous poser des questions sur ce qu'il se passait et cela n'a pas été simple à vivre.

Nous avons pu nous recueillir autour de Louis après qu'il ait été préparé par le personnel du service et nous sommes partis pour lui préparer son dernier hommage. La célébration a été très belle et a correspondu à nos attentes.

Une fois cela terminé, nous sommes partis une nouvelle fois pour un changement de vie. Nous n'étions plus que deux mais notre amour était toujours aussi fort et nous étions prêts à continuer à nous battre pour avancer.

David & Marie Kerloeguen

Pap'ange & Mam'ange

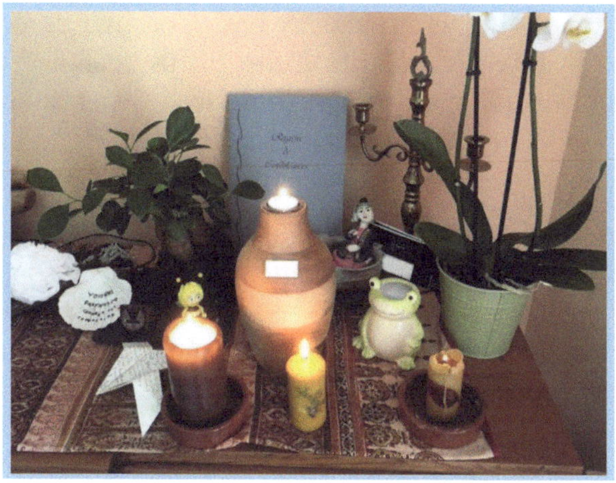

- 20 -
PETITE LUMIÈRE

« Est-ce la durée qui a le plus de valeur ?
Sans doute moins que le fait d'exister... »

« Notre petite Lumière » est née le 22 novembre à 18 h 48 avec le plus bel accouchement souhaité par une femme, un accueil merveilleux et s'est éteinte le 27 juin de l'année suivante, à 18 h 43, avec le sourire, sereinement, entre nos bras de Papa et Maman, en présence de sa Tatie et de sa Mamie. Dans son karma, « notre petite Lumière » a eu beaucoup de chance. Elle a été entourée de beaucoup de bienveillance et nous l'a rendue.

Il avait un cancer incurable (rhabdoïde). Un grand nombre d'enfants, diagnostiqués de cette maladie, meurt avant les six premiers mois. Puis il y a 80 % de mortalité parmi les survivants, avant leurs deux ans. Enfin sur les patients restants, 98 % connaissent une récidive mortelle à l'âge de dix ans. L'origine de ce cancer est congénitale. Il a la particularité d'être diffus (cellules cancéreuses non différenciées qui circulent dans tout le corps et donc difficiles à atteindre par une chimio). Par conséquent, les récidives sont récurrentes, après des périodes de rémission et d'espoir.

Malgré tout cela, « notre petite Lumière » nous a surpris plus d'une fois et a fait des exploits en atteignant l'âge de sept mois, avec multimétastases au départ, qui se sont toutes résorbées. Cette résorption a même donné espoir aux médecins. Mais dans ces maladies orphelines, on parle de cette période de rémission comme une « lune de miel » avant une aggravation exponentielle et mortelle. Les médecins le savaient, ne nous ont rien dit, ne nous ont pas laissé vivre le temps que nous avions encore à partager avec « notre petite Lumière ». Notre fils n'a pas échappé à la récidive, mais jusqu'à la dernière minute il a joué avec nous, les yeux fermés…, en communiquant avec nous par des gémissements. Quelle Force et quel Amour !

« Notre petite Lumière » a fait de sa vie à l'hôpital, sa normalité (mieux que nous) ; du personnel médical, ses copains et copines, et a eu le sourire du début jusqu'à la fin. Sa vie a été riche socialement par la rencontre avec des gens vraiment très différents, et heureuse : il jouait, a appris beaucoup de choses et tout le monde venait chercher son sourire pour la journée. La médecine nous a offert une parentalité, certes non rêvée, mais nous qui n'avions pas encore d'enfant, que nous ne pouvions connaître, elle a été riche de la générosité de notre « petite Lumière » et de celle du corps médical. Notre présence a prolongé ses jours. S'il s'en était sorti, à l'époque, de toute façon, il aurait eu des récidives plus tard à cause de la nature de ce cancer.

Du haut de ses sept mois, il a laissé un souvenir dans le cœur de chacun, d'amour inconditionnel, de curiosité de la vie, de gentillesse, de courage, de générosité, de surprises amusantes, d'expressions de visage, de bonne humeur, de sourires…

Ce n'est pas parce qu'on a de la volonté que l'on fait ce que l'on veut. Notre « petite Lumière » a souffert ce que personne n'aurait su endurer et nous ne saurons jamais les douleurs qu'il a vraiment endurées et ressenties. La maladie, malgré son courage, a eu raison de lui… C'est quoi la durée d'une vie ? Sept mois, dix ans, soixante-dix ans… ? Ce qu'on vit pendant sa durée et surtout ce qu'on veut bien recevoir et partager.

Du haut de ses sept mois, même sans parole, il nous a donné à tous une belle leçon de vie, en prenant ce qu'il y avait de bon à prendre et… à offrir. Il créait du lien entre nous, en nous montrant ce que nous avions de généreux en nous. L'âge n'est pas une barrière, les mots ne sont pas un langage… C'est impressionnant ce que ce si petit être et bout d'homme a su nous apporter et nous apportera encore après son départ. Merci « petite Lumière » d'être venu au monde pour mieux le regarder et me regarder… Je t'en suis reconnaissante et ne regrette pas cette expérience, ni ma maternité avec toi…

J'ai su écrire ce mail le lendemain de ton décès sous l'énergie encore vive de l'amour pour ton père et de ce que tu nous as donné du haut de tes sept mois et… en partant. Puis ton père a voulu conclure notre relation sentimentale par une amitié…

Vient le temps de l'absence et des doutes… La culpabilité d'une jeune mère… Les écueils de l'hôpital… nombreux… Je découvre que le deuil est fait d'allers-retours de réponses et de doutes. Ton père n'est plus là pour nous rappeler ensemble des beaux moments vécus tous les trois. Parce qu'une parentalité à l'hôpital, c'est bien particulier…

J'ai compris, seulement un mois après ton décès, qu'aucun prélèvement sur ta tumeur, qu'aucune recherche n'aura été faite car ta maladie ne toucherait que deux enfants sur un million au Royaume-Uni (chiffre non trouvé pour la France…) J'aimerais que ton amour et ton endurance servent à d'autres parents aidants et médecins, toi « mon petit lion courageux » comme t'a dit au revoir ta grand-mère. J'ai espoir, par mon témoignage, d'ouvrir une réciprocité humaine dans les hôpitaux : le droit au bénéfice et au partage du doute des deux côtés, au besoin de bienveillance des deux côtés ! Tu ne t'es jamais révolté de ta condition. Je ne veux pas écrire de révolte. Elle ne nous construit même pas intérieurement… J'ai trouvé un manque de confiance humaine des deux côtés à l'hôpital… C'est pourtant la clé de la guérison de nos enfants.

Le 23 février 2020, « notre petite Lumière » urina du sang deux jours après une altercation, traumatisante pour moi, avec ton père, puis tu vomis pour la première fois aux urgences, après avoir montré des symptômes qualifiés de coliques du nourrisson et des reflux les mois avant. Une tumeur rénale de 10 cm sur 10 sur 7 comprimait tous tes viscères, tes artères aorte et cave, à 3 mois ! Opération impossible car dangereuse. Chers médecins pédiatres et généralistes, si un enfant de 3 mois a des symptômes persistants variés au point d'avoir des cernes de fatigue, en pleurant de douleur, un besoin de téter et de bras permanent, avec des transpirations nocturnes, reflux…, ce n'est pas normal ! Aidez les parents à se poser pour rassembler les symptômes, au-delà des chiffres des bilans sanguins. Les cancers sont très complexes à diagnostiquer, ne laissez pas de place au doute. Allez plus loin que les observations des parents. La prévalence des cancers augmente. Prenez et prenons conscience que notre santé environnementale est impactée par nos pollutions. Le médecin généraliste m'a laissé repartir, juste une semaine avant ton hospitalisation… ! « Son ventre est souple, les coliques sont courantes chez les nourrissons. »

Le 24, nous apprenions ton cancer et qu'il était de nature très agressive, mais sans expliciter objectivement, scientifiquement que seul un enfant sur mille s'en sortait de façon inexpliquée. Ton oncologue a reconnu qu'il était difficile pour un médecin d'annoncer la fatalité d'une maladie, parce qu'en pédiatrie, il faut se laisser la chance d'y croire : la guérison des cancers est très « enfant dépendant ». Un membre de ta famille, pédiatre, a aussi éludé la vérité, en m'avouant qu'il avait vécu l'expérience de parents qui savaient leur enfant condamné et que cela avait été terrible. Mais au final, c'est reculer pour mieux sauter. À ton décès, les questions existentielles essentielles sont revenues comme un boomerang. Tant que tu souffrais de ton vivant, j'ai dilué « ma » souffrance, en focalisant sur d'autres problèmes, notamment sur des écueils de couple jusqu'à ce qu'une personne extérieure me dise : « Dans votre situation, votre cerveau cherche à étaler la peur sur plusieurs plans pour pouvoir supporter ces moments difficiles. Il vous faut comprendre les réactions naturelles de votre cerveau pour supporter l'insupportable. Cette compréhension vous aidera à sortir de la peur, mais aussi d'un sentiment d'impuissance et de culpabilisation. ». Si j'avais su la faible probabilité de guérison et de ta sortie, j'aurais, sans doute, été plus actrice quant à mes choix maternels. Je n'aurais pas cherché à agir sur tous les plans. Par exemple, renoncer à l'allaitement pour être moins fatiguée. J'aurais vécu chaque instant, plus consciente, donc plus présente, de façon plus responsable en tant que mère, sans cristalliser mes émotions sur les écueils de couple. Ton avenir était peu probable comme celui entre ton père et moi. Ton père avait lu des articles sur la nature de ton cancer, « petite Lumière ». Son attitude a été opposée à la mienne, plus réaliste et humble face à la fatalité (sans perdre espoir). Il s'est « libéré » de questions parasites pour se concentrer sur toi.

De mon côté, j'ai le sentiment aujourd'hui de ne pas avoir su profiter de toi, en culpabilisant d'avoir focalisé sur ma personne. Les VRAIES questions auraient pu être abordées PENDANT l'hospitalisation. J'ai entendu plusieurs fois cette phrase à l'hôpital : « Nous sommes là pour objectiver l'information », c'est-à-dire nos observations de parents aux médecins. Alors pourquoi ne pas le faire dans l'autre sens ? Je pense que vous avez une responsabilité de vulgarisation scientifique en tant que médecins et chercheurs. Cette compétence fait cruellement défaut en France et engendre une incompréhension ingrate entre patients et médecins. Aucun scientifique n'est responsable des limites de connaissances de la science. Trois jours avant ton départ, un oncologue nous proposait de chercher des traitements expérimentaux. Pourquoi cette proposition n'a-t-elle pas été faite au début ? En tant qu'être humain, un médecin a le droit d'avoir ses limites déontologiques et d'orienter les parents vers des confrères prêts à travailler en accord avec leurs choix. Cette réorientation ne doit pas se faire au pied du mur. Parce qu'une nuit, j'ai craqué en lâchant tous mes doutes à une infirmière au bout de trois mois de fatigue, le chef de pôle pédiatrique m'a convoquée dans son bureau : *« Il y a des parents avec qui ça ne matche pas. On peut vous donner des contacts à Toulouse ou Marseille »*. Les psychologues d'hôpitaux devraient pouvoir connaître le dossier médical pour collaborer étroitement avec vous, médecins. Parler de la mort, c'est parler de la vie ! Dans notre culture, la mort est taboue. On la fuit. Comment un psychologue peut accompagner des parents… qui à leur tour, accompagnent leur enfant… s'il n'est pas au courant de la réalité. Pourquoi ne pas échanger sur vos difficultés à en parler avec le parent ? À quoi sert d'avoir une telle équipe en hôpital ? Je me suis sentie profondément seule à cause des difficultés de communication au sein de notre couple, et malgré les soutiens des infirmières qui ont pris le temps de partager en tant que mères. Je leur envoie toute ma reconnaissance et ma gratitude. Sans elles, je n'aurais su prendre confiance en moi. Mais jouer les psychologues n'est pas leur rôle. Les médecins font reposer trop de responsabilités sur les épaules des infirmières. D'autres parents m'ont aussi rapporté cet avis.

Aujourd'hui, je porte la culpabilité de ta souffrance « petite Lumière » : avions-nous le droit de te maintenir une vie en souffrance, parce que nous, en tant qu'adultes, nous tenions à « t'aimer » ? Or cette question est remise entre les mains des médecins par des choix médicaux… Lorsqu'on découvre la trisomie d'un fœtus, on demande aux parents s'ils veulent garder l'enfant. Je considère notre situation similaire. Poser la question permet de se positionner et d'assumer son choix en tant qu'acteur. Le Papa ne regrette pas sa paternité, mais dit qu'on ne nous prépare pas du tout aux effets secondaires des chimios (vomissement de bile, défécation de glaire et de sang, rectocolite… pour un bébé). Sur Internet, pas de biblio valable. Nous sommes tous deux traumatisés. Le corps médical parle de transparence, de communication et d'équipe à l'hôpital, mais concrètement, c'est la hiérarchie qui prime… sur la parentalité souvent aussi.

Maintenir l'allaitement fut mon principal combat. Tu es mon premier enfant. Je projetais de t'allaiter ta première année, pour ta santé, ma « petite Lumière » et nouer une complicité. Nous avions un lien très charnel. Entré en urgence au service de réanimation, tu ne pus plus téter dès ton admission, en cas d'intervention chirurgicale. Émacié par ta tumeur et étouffé par un chylothorax en trois jours, tu dégageais ta tête du mamelon. Il fallut ensuite que j'arrête de t'allaiter par voie parentérale, pour réduire la production de chyle et freiner ton chylothorax. Masqué à 40 % d'oxygène, déformé, si douloureux et si petit, avec une tour de dix seringues de morphine et compagnie, je ne pouvais plus te réconforter par mon lait. Ce fut la première rupture de mes repères maternels. Enfermée avec toi dans une chambre, je ne sus pas vraiment m'en trouver d'autres. Ton père me renvoya : « Tu étais avec ton fils. Ça ne te suffisait pas ? ». Un père ne peut pas toujours se mettre à la place d'une mère. (Et inversement d'ailleurs…). Jour et nuit, je continuais à tirer le lait, en le donnant au lactarium, dans l'espoir d'une reprise de l'allaitement. Tu perdis ton réflexe de succion en 3 semaines. J'ignorais que c'était possible. À trois mois, trois semaines représentent un temps énorme. Je ne l'avais pas perçu, trop dans le stress, l'angoisse, notre souffrance et la frustration.

J'ai fait porter aux médecins la responsabilité de la perte du réflexe de succion par manque de considération pour l'allaitement. Mais ce n'est qu'en partie vrai : si tu découvris la sucette à l'hôpital et l'avais adoptée à la place de mon sein, c'est que les traitements chimiothérapiques tous les quinze jours ne te laissaient pas le temps de réapprendre. Pourtant ton besoin de succion était fort. Après avoir réussi à te faire téter au biberon, nous tentions de te faire tirer sur mon sein avec des méthodes pour des prématurés. Aucune littérature n'existe sur l'allaitement en cas de longue hospitalisation en dehors du thème des prématurés. J'investis beaucoup d'énergie et de temps pour trouver des conseils concrets dans notre cas. Il n'existe aucun médecin homme et conseiller en lactation en France ! Les femmes médecins se comptent sur les doigts de la main à ce sujet. Ce sont des infirmières ou des mères qui assurent les formations en lactation. Je trouvais les meilleurs conseils auprès de ***Grandir Nature*** qui loue des tire-lait et d'une infirmière à la retraite.

Les bienfaits de l'allaitement sont un lieu commun. Le défendre en devient plus difficile, car les interlocuteurs sauront sortir les arguments que l'on veut entendre. Lorsque tu déféquais du sang et des glaires, le chef de pôle pédiatrique avec le médecin de l'unité se réapproprièrent la situation en déclarant : *« Votre fils fait sûrement une allergie à votre lait ou un aliment que vous consommez. Voilà où on en est maintenant ! Je n'aurais jamais dû laisser faire. Je reprends la situation en main. Votre fils va être nourri de façon classique, comme tous les bébés qui passent ici... »*. Sauf que mon petit bout, tu nous montrais plein de signes depuis un moment et j'en avertissais les médecins en vain. Ton cancer te faucha une semaine et demie après… ! Je me rendis compte que la problématique de l'allaitement n'était vraiment pas acquise. Je voudrais pourtant témoigner d'un moment marquant à vie. Les infirmières, trop prises, tardaient à apporter le biberon après une tentative de mise au sein. Tu commençais à réclamer, puis à te plaindre sur mon lit. Tu retournas ton petit corps pour la première et seule fois à quatre mois, étirant jusqu'au bout des doigts ton bras pour attraper mon soutien-gorge. Tu le portas à ta bouche pour téter, mais… à ta surprise, au lieu d'avoir du lait, tu ne sentis qu'une texture râpeuse… Tu te mis à pleurer, puis tu insistas en portant le sous-vêtement de tes deux mains à ta bouche. Une grande déception et une grande incompréhension tirèrent des sanglots de tout ton corps. Tu ne voulus aucun biberon proposé. J'ai mis vingt minutes à te consoler, démunie et les larmes aux yeux. J'en pleure encore… L'allaitement n'est pas qu'une histoire d'alimentation, mais de réconfort réciproque. Je faillis abandonner et perdre ma lactation par découragement et fatigue. La reprise m'a fait prendre conscience que l'ocytocine jouait un grand rôle dans mon apaisement et mon endurance. Mon odeur de lait entretenait notre lien maternel. Je le constatais avec la perte de lactation : tu fus plus longtemps apaisé contre moi dès lors que je retrouvais 700 ml par jour par rapport aux 30 ml. La palette de goût du lait maternel développe l'oralité de l'enfant. Le lait maternisé a un goût standard. L'odorat de notre « petite Lumière » revenait en général une semaine et demie après la fin des cures. J'ai eu la chance de pouvoir en parler avec l'oncologue et la cadre de santé qui m'ont dit que j'avais fait comme j'avais pu en assurant une présence de 24 heures sur 24, à tour de rôle avec le Papa. Si tu avais eu plus de répit et de temps, peut-être aurais-tu repris le sein.

L'enjeu de l'allaitement maternel pour un enfant de 5-7 mois par rapport à un prématuré, n'est plus celui de l'attachement et de la survie, mais celui du plaisir et de l'affectif. On ne peut pas transférer les méthodes pour prématurés à des enfants malades de 5 mois et plus. Ne pas forcer la tête de l'enfant vers le sein, règle n° 1 et laisser libre son enfant de ses mouvements… pour que ces moments restent un temps de plaisir partagé. Tirer un jet de lait dans ta bouche entraînait des fausses routes et des appréhensions pour les fois suivantes. Bref… Trop en attente, je mettais une pression qui nous conduisit à l'échec dès l'installation des coussins et je suis passée à côté du plaisir que tu prenais déjà en peau à peau. Avec le recul, je serais plus prête à accepter ton choix ne pas avoir envie et j'explorerais des jeux de peau à peau. J'« allaitais » d'une autre manière, sans m'en rendre compte. Tu t'amusais en vocalisant, mon mamelon dans ta bouche. J'ai fait beaucoup de peau à peau.

Quand tu t'éteignis contre ma poitrine nue, « petite Lumière », ton visage retrouva l'expression apaisée et comblée, comme à la fin d'une tétée…

La sucette, cette concurrente que je détestais, fut d'un grand secours pour réconforter tes douleurs. Elle était devenue ton doudou rassurant que tu tenais entre tes deux pouces en dormant. Si l'expérience était à recommencer, je continuerais à tirer mon lait, seulement dans la limite de ma fatigue pour pouvoir apprécier ces moments de peau à peau et de jeux.

Pour l'avoir vécu, il est toujours possible de faire remonter sa lactation. Pour la maintenir, la clé est de pouvoir gérer son temps indépendamment des contretemps des infirmières. Avec l'accord de la cadre de santé, le papa acheta un stérilisateur pour les téterelles et les biberons, installé dans la chambre. Je trouvais un tire-lait suffisamment puissant, mais portatif aussi car la logistique des transferts d'affaires au quotidien finissait par peser. Mon matériel très encombrant, n'était plus adapté à la logistique. Les bénévoles de ***Grandir Nature*** furent les seuls à m'accorder plusieurs demi-heures de conseils sans intérêt lucratif. Mais surtout, surtout, il faut prendre le temps de choisir la bonne taille de téterelles, en recoupant différents avis. Cela m'aurait évité deux pertes de lactation avec des téterelles trop grosses et des crevasses avec des téterelles trop petites.

À l'inverse, je ne chercherais plus à trouver les tétines et biberons pour faciliter la reprise au sein. À moins d'être dans un cas bien spécifique, l'allaitement maternel est avant tout une histoire de relation affective entre son enfant et sa mère, lorsqu'il est sous chimio. J'en ai eu pour mon portefeuille et mon temps que j'aurais pu consacrer à notre « petite Lumière ». Le seul investissement utile fut une tétine pour prématuré, très petit débit contre les fausses routes, pour la rééducation à la succion, sur les conseils de la psychomotricienne.

Il est arrivé un moment où la lactation est devenue matérielle et technique. J'appréhendais, à tort ou pas, la diversification alimentaire avec les mucites. Notre enfant n'a jamais digéré confortablement le lait maternisé. Mais ça, pour le faire entendre… Les internes s'acharnaient à jouer sur les quantités. La diététicienne me recontactait régulièrement pour m'avertir qu'il fallait que je sois en mesure de fournir 700, puis 800, puis 1 000 ml de lait maternel par rapport au lait maternisé plus énergétique. Je notais mes objectifs à atteindre à chaque tirage. Je mettais 10-15 minutes à me réveiller, assise sur mon lit, deux fois par nuit, pour pouvoir tirer mon lait. Ce n'était plus un plaisir, bientôt plus un désir, mais l'espoir me fit tenir… Les infirmières prenaient le relais pour s'occuper de toi ma « petite Lumière » dans ton inconfort. Ton père, lui, se levait chaque fois et les infirmières s'occupaient moins de prendre le relais, malgré ses appels. Avons-nous eu le même traitement ou ai-je eu un traitement de faveur parce que j'allaitais ? Nous n'étions pas à bout, parce qu'il fallait tenir, nous dépasser, mais épuisés…

Persister dans l'allaitement était-il un choix judicieux ? Je ne saurais trancher. Je sais que l'oncologue de l'unité s'étonnait chaque fois de voir l'aplasie tarder à venir. Je suis convaincue qu'une étude serait à mener pour voir si les anticorps du lait maternel aident les enfants à mieux remonter l'aplasie et résister aux infections, en tenant compte de la variabilité des taux d'anticorps d'un lait à l'autre. De même que je me demande si la diversification à tout prix parce qu'il fallait tant de kilocalories et que notre « petite Lumière » était en âge de…, ne vint pas rompre un équilibre. Tout commença à dérailler avec l'apport de nouveaux aliments. Je voulais t'aider en t'apportant le maximum de vitamines possible pour que tu te répares des chimios. Je refusais les petits pots stériles et parvins à cuire des légumes au micro-ondes de l'hôpital. Les médecins ne voulaient pas que je ramène des plats préparés par mes soins, en prévention d'une intoxication alimentaire. Je mangeais ce que je te préparais, mais au bout d'un temps, mes intestins se sont irrités. J'ai appris que le micro-ondes cuit mal les fibres, ce qui a aggravé ta mucite, je pense.

Du moment où je contrais les convictions des médecins et leurs appréhensions, je dus agir seule, sans conseil, avec seulement des autorisations « oui », « non ». Une naturopathe m'a conseillé l'huile essentielle de lavande vraie dans le Questran pour les brûlures dues aux résidus de chimio dans les selles. Les fesses cicatrisèrent en 72 heures, mais les médecins ont félicité les infirmières de la régularité de l'application de la pommade Questran. Cette protection appliquée depuis deux semaines n'avait rien changé, mais eux ne me crurent pas…

Je cherchais des pédiatres oncologues avec une démarche intégrative pour t'aider dans les effets secondaires de la chimio. Les pédiatres oncologues sont peu nombreux en France et inexistants avec une démarche intégrative. Lorsque j'ai parlé des compléments alimentaires pour renforcer ton immunité et aider ton corps à se réparer (veines, muqueuse…), l'oncologue de l'unité me dit que cela ne servait à rien. Pourtant l'oncologue qui te suivait s'y intéressa car elle reconnut que nous en étions au balbutiement des découvertes. Suite à une réunion entre les deux, le feu vert fut donné dans la mesure où les conseils m'étaient donnés par un oncologue, certes pour adulte, mais expérimenté et reconnu dans la démarche intégrative. Malheureusement, l'oncologue attitré partit en congé maladie. Je demandai l'aval à l'oncologue de l'unité où séjournait notre fils. Il remit en question, en 1 h 30 de réunion, tout le protocole de naturopathie admis, alors qu'il était le subordonné de l'oncologue de notre fils et au téléphone avec elle.

« Pour les nourrissons, aucune médecine parallèle n'est acceptée hormis l'acupuncture et l'homéopathie, pour accompagner les effets secondaires. N'étant pas d'usage en France, leurs effets sont méconnus des médecins. »

Ce même médecin m'a demandé si cet oncologue externe était pédiatre. Non. Il a donc refusé tout conseil et partage de sa part. Mais l'oncologue de l'unité n'était-il pas pédiatre ? Je lui ai demandé les seuils d'oméga 3 à ne pas dépasser pour un enfant de 7 mois. Il me répondit qu'il n'en savait rien, mais qu'il chercherait. Je n'ai jamais eu de retours.

Les cancers chez le nourrisson sont tellement rares, que la réaction est de proscrire tout ce qui sort du protocole du traitement chimiothérapique… En France, pas en Chine par exemple. En Chine, le protocole est suivi avec des accommodements personnalisés en parallèle par des compléments médicamenteux.

N'ayant jamais eu de retour, je me pose encore la question : ai-je donné de l'oméga 3 en excès ? J'appris plus tard qu'il est un fluidifiant au même titre que l'héparine : il empêche le taux de plaquettes de remonter et donc de reprendre la chimio dans les délais, selon certains seuils et selon l'âge.

Tu t'es mis à pousser, pousser…, puis déféquer du sang et des glaires. Il a fallu que tu en arrives là pour que les médecins interviennent… trop tard. Trop de délai entre deux cures. Ton cancer avait envahi de nouveau ton corps, alors qu'il ne restait presque plus rien au PET-SCAN, quatre semaines plus tôt…

Je suis en colère et attristée pour toi, mon enfant, d'apprendre à ton décès, après ton combat, qu'aucun prélèvement de ta tumeur n'a été étudié, suite à son ablation. C'était à la moitié de ton parcours en hôpital. La réplique posthume du chef de pôle pédiatrique aux compléments alimentaires a été : « Il y a un protocole que nous devons suivre. Peut-être qu'un jour, s'il y a une recherche à ce sujet-là, on pourra en donner. Il n'y aura sans doute jamais de recherche d'ailleurs… ». Alors pourquoi nous avoir autant rabâché qu'il fallait rester dans un cadre scientifique au nom du protocole et de la recherche… ? J'ai compris à la fin que la chimiothérapie que tu recevais mon p'tit bout, était générique, car aucun traitement n'est connu pour le cancer rhabdoïde. Je te demande pardon pour ce que tu as souffert… Pourtant tu nous as souri, tu as ri, nous avons partagé une parentalité avec toi… Mais on parle de transparence, de communication, de sciences… Comment faire confiance après coup ? Je voudrais seulement que ton combat ne soit pas pour rien… Toi qui as donné ton amour et ta gratitude sans condition à tous, y compris aux infirmières par tes sourires.

Petit Homme universel que tu es, « petite Lumière », je souhaite continuer les ponts que tu as bâtis entre nous, avec ton sourire d'origine cubaine, africaine, philippine, amérindienne, catalane, suisse, corse, périgourdine… Je voudrais laisser des notes positives, en clin d'œil à ton énergie communicative à toute l'équipe médicale qui voulait venir te dire bonjour quand tu avais de quatre à sept mois…

Merci à toi « petite Lumière », « Mon lion courageux » comme t'a qualifié ta grand-mère.

Ton papa a beaucoup contribué à cette aura positive, pour nous aider à dépasser ta condition et ton inconfort qui devenaient les nôtres. Il accueillait les infirmières toujours avec un mot pour rire et le sourire. Cette humeur communicative s'était transmise jusqu'à ton sourire. Les infirmières venaient le chercher. En bref, ton père a su installer un cercle vertueux qui t'a conduit jusqu'à ta « lune de miel » avant la récidive. Les médecins ont cru que tu guérirais.

Même si on vit dans un « bocal » hors du temps, trouver un rythme de vie dans une chambre hyper stérile est important pour un bébé… et pour nous, parents, grâce à des petits rituels. Ton père t'imposait des siestes après chaque alimentation (six fois par jour) pour limiter les vomissements, gérer ta fatigue et pouvoir, nous aussi, faire des microsiestes. Chaque nuit nous réservait en effet des surprises, parfois blanches, à cause de tes douleurs. Même dans un environnement pauvre, un enfant a besoin de repères et nous aussi. C'est une manière de s'approprier un cadre rassurant à la place de notre domicile.

Deux fois par jour, je te prenais dans mes bras pour te conter la grande fresque d'animaux fantastiques : en levant les rideaux, on commençait par dire bonjour au Soleil, aux quelques oiseaux dans le ciel et aux arbres. Puis nous finissions par imaginer une histoire avec les animaux de la fresque peinte sur le tunnel qui nous barrait la vue de la fenêtre, faute de mieux. Mais je me suis prise au jeu. Au fil des semaines que l'histoire s'étoffait, je me suis rendu compte que tu avais pris goût à ce rituel. Nous avons « perdu » la fresque lorsque nous avons déménagé de chambre. Mais nous avons gardé le rituel en racontant les gens dehors.

Une infirmière a trouvé dommage d'abandonner mon investissement pour t'allaiter au sein : elle souligna l'importance de ritualiser ces moments pour que tu te repères par ces temps privilégiés. En effet, même si tu ne tétais pas, tu suçais mon mamelon.

Elle eut la généreuse idée de trouver une baignoire. Tous les trois jours, à chaque changement de tes pansements, le moment du bain devenait ton temps de détente privilégié, même en étant très inconfortable. Tu t'endormais facilement un moment après, mon amour… C'était une valeur sûre et rassurante pour moi.

Une autre attention contribuait à ton confort : t'aider à développer ton autonomie et ta motricité. Même enfermé dans une chambre, c'est possible. En service réanimation, à ton plus mauvais état clinique, tu compris qu'en recrachant la sucette, nous nous levions toute la nuit pour te la redonner en bouche, comme un câlin rassurant. Ton père a surpris la cadre de santé en répliquant : « Il m'a saoulé ! Je lui ai appris à attraper tout seul sa sucette. Je lui apprends à être autonome ». Les médecins voulaient à tout prix te l'enfiler dans la bouche pour t'aider, mais… Ah non ! Tu la prenais en main pour le faire tout seul. Puis nous avons fait de même avec le biberon, en achetant un petit format. Même si tu ne tétais plus vraiment, tu aimais le tenir et le mastiquer… Tout seul ! Ton Papa attirait ton regard dans tous les sens de ta chambre en projetant la lumière des lampes sur le mur avec une histoire.

Dans une chambre stérile, il fallait trouver et apporter des activités « stériles ». Dans mes jours de pause, j'enrichissais mon registre de comptines, moi qui ai toujours chanté faux ! Les infirmières de réanimation me surnomment en souvenir « la maman qui chantait la nuit ». J'avais aussi rempli de graines et d'épices variées des petites bouteilles plastiques de 25 cl. Chacune sonnait différemment en les secouant et offrait une odeur différente à l'ouverture. Les odeurs de printemps étaient dehors… C'était un moyen d'éveiller tes sens… et ta dextérité, même si la chimio altère l'odorat pendant au moins une semaine et demie après les cures. Pour le tapis de jeu, une infirmière suggéra d'enrouler une couverture pliée d'un drap que nous pouvions laver tous les jours. Je disposais des jeux à attraper, mais pas plus de trois. Sinon tu n'arrivais plus à te concentrer et arrêtais de jouer rapidement. Le portique de jeux t'a occupé de trois à quatre mois, en alternant les mobiles. Tu préférais les mobiles sonores quand tu tapais dedans. Je privilégiais les jouets interactifs, non électroniques.

Ton père te faisait écouter beaucoup de musique et en écoutait beaucoup, de part sa culture cubaine. Tu avais le rythme et il était facile d'en jouer avec toi contre les barreaux de ton lit, d'explorer les nuances de sons de haut en bas de la tour à perfusion. Du coup, tu voulais toucher. Je te demandais : « C'est chaud, c'est froid ? ». Dès lors que tu commenças à vouloir attraper tes pieds à six mois, je les posais sur toutes les matières et les formes présentes dans ta chambre en te portant. Ta passion restait la tour à perfusion que les infirmières manipulaient quinze fois par jour. Un enfant de quatre à sept mois saute facilement d'un intérêt à un autre. C'était le plus difficile pour moi dans cet environnement monocorde. La psychomotricienne et les médecins n'observaient aucun retard de développement. Ton Papa t'a transmis son goût pour les petits défis. Ton autonomie et ton sens de l'observation ont prolongé ta vie et impressionné tout le monde. Mais très honnêtement, je regrette de ne pas avoir pu échanger des idées avec d'autres parents dans ma situation, plutôt que d'aller voir une psy. Une plate-forme sur la parentalité à l'hôpital serait à créer.

Lorsque tu devenais douloureux, tu prenais des gestes comme des tics. Ton papa transformait tes gestes en jeux… Une fois, tu t'es mis à remuer la tête, puis à me regarder dans les yeux pour que je te suive. Pour t'éviter de vomir, je te prenais assis contre ma poitrine et vocalisais un son plus ou moins grave. Tu collais ton oreille et je sentais ton rythme cardiaque s'abaisser jusqu'à la fin de ta nausée. Les effets des sons pour l'apaisement de l'enfant et de la mère à l'hôpital seraient à explorer avec la mère, car très abordable techniquement et efficace. Pratiquant le yoga, Papa et moi t'entraînions à respirer pour soulager ta douleur. Tu étais passé maître en la matière à trois mois déjà… ! Ton médecin traitant de « notre petite Lumière » nous répondit : « Un enfant peut tout apprendre ». Pourtant, j'arrivais à faire baisser ton rythme cardiaque pour t'éviter de vomir. Le corps médical affirmait qu'« à six mois, un enfant ne sait pas gérer sa douleur ». « Si votre enfant joue, c'est qu'il n'est pas inconfortable ». « En tant que parents, vous êtes les personnes qui connaissent le mieux votre enfant, mais nous sommes là pour objectiver l'information. » Je regrette un manque de confiance et de prise en compte par le corps médical du lien parent/enfant. De même, tout ce qu'un enfant peut percevoir et comprendre. Devant les autres chambres du service, je t'expliquais que d'autres enfants comme toi étaient malades. Tu arrêtas net d'observer les mobiles au plafond et songeas quelques instants, regard au sol. Pour cette raison avec ton père, nous avons toujours demandé au médecin lorsqu'il rentrait, de te saluer et tenir compte de toi en discutant, selon le contenu du sujet.

À six mois, tu commençais à avoir fait le tour des jeux. Je regrette les 36 heures de sortie à la maison, promises à l'annonce de la maladie de ton cancer que l'oncologue de remplacement n'a pas voulu accorder. Tu étais au mieux de ta forme et tout le monde croyait à ce moment-là à ta guérison. Je commençais à lâcher prise et à craquer auprès des infirmières au bout de trois mois continus d'hôpital. Ma présence devenait inefficace. Les sorties en bas de l'hôpital étaient salutaires pour nous. Alors que tu respirais aux bouteilles d'oxygène trois jours avant ton décès, on nous a permis de sortir en bas. Tu t'es mis à respirer mieux et tu t'es même endormi à l'ombre des arbres, à l'apogée de ton agonie. L'importance de changer de cadre et de la nature pour les tout-petits n'est pas à négliger. Sachant que ton cancer incurable nous condamnait à vivre une vie de famille très courte, pourquoi ne pas avoir privilégié ces moments de sorties, en nous faisant confiance ? J'entendais dire de nous, parents « Ils connaissent leur fils par cœur ». Je reviens à la question posée au début de mon témoignage sur le choix médical et de parentalité.

Je conclurai par un mail que le chef du service de réanimation m'a écrit, à titre posthume :

« Je vous souhaite beaucoup de courage. Nous pensons également souvent à votre Petite Lumière. Il a la chance d'avoir ses parents proches de lui. C'est une vraie chance ! Tous les enfants n'ont pas cette paix. Amicalement »

C'est donc possible, pour un bébé, d'être bien en hôpital. J'espère que les parents qui me liront prendront confiance en eux et que mon témoignage aidera les médecins à la compréhension des questionnements de parents face à la mort. J'espère plus de transparence sur les limites de la médecine et les choix de confiance, de dialogue entre médecins et parents, bref d'humanité par l'acceptation de nos limites réciproques.

Ton sourire pour tous nous manque, « petite Lumière ». Tu nous as montré le meilleur de nous-mêmes. Nous serons toujours fiers de toi. À moi de l'être maintenant de moi, en ta mémoire.

Amalia

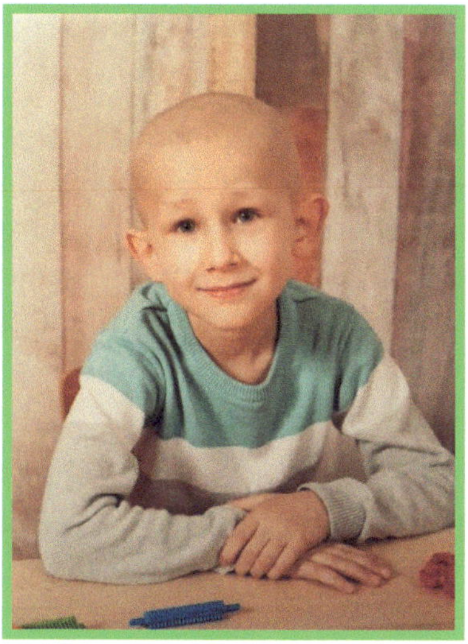

- 21 -
LUKA

Dans ce chapitre, je vais vous relater le premier mois d'hospitalisation de Luka, son histoire.

Luka a été hospitalisé 133 jours sur 160 jours de traitement. À ce jour, Luka va très bien, il a repris le chemin de l'école et peut profiter de nouveau de sa vie de petit garçon de six ans.

Tout commence le 10 avril 2019, Luka, comme tous les petits garçons de quatre ans, adore jouer aux petites voitures, à des jeux de construction mais par-dessus tout courir et sauter partout !

C'étaient les vacances de Pâques. Luka avait déjà arrêté l'école depuis deux semaines car il n'allait pas bien. Cela a commencé par une simple toux, nous sommes allés consulter notre médecin traitant mais cela semblait tellement anodin, « juste une toux » me dit-il. Une semaine passe… Luka commence à avoir de la fièvre, 39° au thermomètre.

Nous retournons consulter notre docteur, mais toujours rien d'inquiétant selon lui. Le corps de son petit patient se défend contre cette vilaine toux. Mais Luka continue toujours de tousser et d'avoir de la fièvre.

Une autre semaine passe, Luka est de plus en plus mal. Il ne mange presque plus, passe ses journées à dormir sur le canapé du salon et il devient pâle. Son état nous inquiète de plus en plus malgré les propos rassurants de notre médecin. Je le contacte une troisième fois en rentrant du travail, le mardi 9 avril 2019. Pour lui, il s'agit d'une baisse de magnésium et il me conseille donc de passer à son cabinet pour récupérer une ordonnance de sirop.

Impossible pour nous, en tant que parents de Luka, nous savions très bien que ce n'était pas le magnésium qui était en cause et nous n'allions pas lui administrer ce médicament sans une consultation au préalable. Pour notre médecin, on fabulait. Nous étions inquiets pour pas grand-chose. Le lendemain, mercredi 10 avril, je prends contact avec une de ses consœurs, qui examine Luka à 11 h 45. Elle m'annonce que ce qu'a Luka n'est pas viral, qu'il a les ganglions de la mâchoire, des aisselles et de l'aine, tous enflés.

« Votre fils se bat contre quelque chose qui s'est propagé dans tout son corps, il faut vous rendre aux urgences pédiatriques ».

Sans attendre, nous rentrons à la maison, je prépare son sac à langer avec doudou, carnet de santé, livret de famille, tablette… Je suis persuadée que nous allons rester à l'hôpital. Nous arriverons vers 13 heures au Centre Hospitalier Départemental de La Roche–sur-Yon et sommes pris en charge de suite après notre inscription à l'accueil. Le jeune médecin qui nous reçoit est un étudiant en pédiatrie urgentiste, supervisé par le médecin chef. Luka est pâle, fatigué. Il n'a plus de force pour marcher. Il ne fait que dormir depuis quelques jours, ne se nourrit plus et il tousse beaucoup.

Les médecins pensent alors à une gastro mais il ne vomit pas et n'a pas de diarrhée. On nous installe alors dans un box où un cathéter lui est posé sur le bras gauche afin d'y faire des prélèvements sanguins. Huit tubes de sang ! Lors de l'auscultation, les médecins examinent les poumons et ils envisagent un épanchement des poumons.

Une radio lui est faite sans tarder. Rien n'est décelé. Le moniteur cardiaque indique un battement de cœur à 137 pulsations par minute, cela nous paraît énorme car la fréquence cardiaque d'un enfant au repos est entre 80 et 120 BPM. Mais les médecins ne sont pas inquiets.

L'infirmière revient nous voir et prélève un neuvième tube de sang, afin d'y faire une vérification, nous dit-elle. Les médecins repassent vers 17 h 30, l'interne me demande si la grossesse s'est bien passée ?

— Oui, bien sûr ! J'y ai veillé, je ne bois pas, je ne fume pas…

Le docteur en chef nous explique que Luka a un taux d'hémoglobine très bas, il est à 4 gr. pour 100 ml de sang pour une moyenne entre 11 et 13 grammes pour un enfant de son âge. Elle nous annonce la maladie… Luka a une leucémie, un cancer du sang… Notre monde s'écroule…

La leucémie est un cancer des cellules de la moelle osseuse. Je fonds en larme, Papa reste fort. Elle nous explique que Luka sera installé dans une chambre du CHD pour la nuit et nous serons transférés le lendemain matin vers l'hôpital de Nantes. Une fois installé dans la chambre vers 18 h 30, Luka est transfusé en globules rouges, il est du groupe sanguin A négatif. Nous ne dormons pas de la nuit, Luka tousse encore beaucoup. Nous sommes bien loin du diagnostic de notre médecin traitant…

Le lendemain matin, un ambulancier vient nous chercher avec un brancard et une infirmière.

Luka ne veut pas s'allonger sur le brancard, il a peur. Je le porte donc dans mes bras jusqu'à l'ambulance. Arrivé à celle-ci, il ne veut toujours pas y monter. L'homme me demande de m'allonger sur le brancard et de prendre Luka sur moi. Moi, qui suis malade en transport… En plein trajet, je demande à changer de place, Luka accepte. J'ai envie de vomir.

Arrivés à l'hôpital Mère - enfant de Nantes, nous sommes installés dans une petite chambre, la 526. Il y a le prénom de Luka sur la porte. C'est très étrange de voir le prénom de son fils sur la porte, je sais que nous étions attendus mais cela provoque chez moi un sentiment de mal-être, comme si tout était déjà écrit à l'avance. Je ne suis plus maître de mon destin, de mon fils. Désormais, son sort est entre les mains de la médecine. On nous informe qu'une opération avec anesthésie générale aura lieu à 15 heures l'après-midi pour la pose d'une chambre implantable sous cutanée appelée aussi « site ».

Cela servira à effectuer les prélèvements sanguins pour les bilans, à passer les médicaments par intraveineuse et à passer la chimiothérapie.

Pendant l'opération, Luka a également son premier myélogramme qui servira à déterminer de quelle leucémie il est atteint.

Pendant ce temps, nous sommes allés faire des courses avec ma tante car nos repas ne sont pas pris en charge par l'hôpital. À notre retour, Luka est en salle de réveil, je vais de suite à son chevet. Le retour en chambre se fait vers 18 heures. Mais il y a une complication car avec le manque de plaquettes, le sang ne peut pas coaguler et malgré les points de suture au niveau de l'incision pour l'installation du site, cela ne s'arrête pas de saigner.

J'ai l'impression que Luka se vide de son sang. Nous sommes sortis de la chambre le temps que les médecins, infirmières et l'anesthésiste s'occupent de lui.

Grâce à une transfusion de plaquettes, l'équipe médicale parvient à stopper les saignements. Il n'a rien mangé depuis le matin et il devra rester à jeun car un hématome s'est formé au niveau du site, il doit donc repasser le lendemain au bloc pour nettoyer la plaie sous anesthésie générale. Le médecin référent de Luka, Docteur Caroline THOMAS demande à me voir pour m'annoncer les résultats du myélogramme.

Luka est atteint d'une leucémie de Burkitt. Le traitement ou bien le protocole est de six mois, il est court par rapport aux autres leucémies mais il est intensif. Il existe tellement de formes différentes de leucémie. Et voici son protocole pour éradiquer cette fichue maladie.

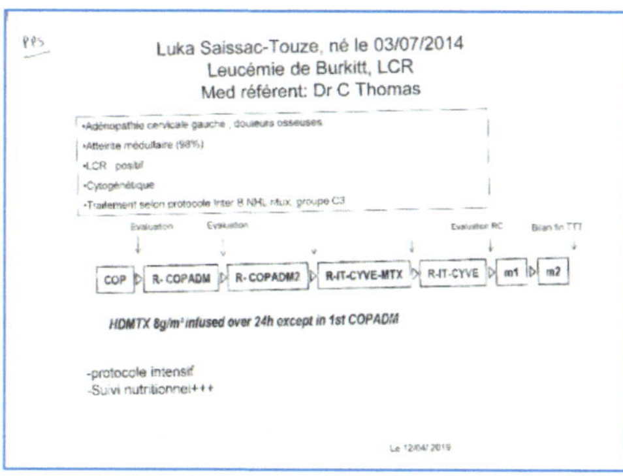

La nuit s'est bien passée. Luka a un bilan sanguin toutes les quatre heures. Il n'ira pas au bloc opératoire aujourd'hui car son hématome s'est résorbé !

Sa première cure de chimio commence, pré phase COP qui durera sept jours, du 12 au 18 avril 2019.

Il aura sa première ponction lombaire à 11 heures. Ensuite, il devra rester allongé pendant deux heures pour éviter les maux de tête et les vomissements.

Luka est très courageux car il n'a pas pleuré durant sa ponction. Il dormira un petit peu, juste après.

À 15 heures, une échographie cardiaque est prévue pour que les médecins puissent avoir matière pour un futur comparatif. À son retour, il y a un Plasmair installé dans sa chambre. Le Plasmair est une unité mobile de décontamination de l'air qui réduit le risque d'infections. Le soir, nous avons les résultats de la ponction lombaire. Luka est au stade 4 de la leucémie, sa moelle osseuse et le liquide céphalorachidien sont touchés. On nous annonce également que nous serons peu à notre domicile les prochains mois.

Luka a repris de l'appétit, c'est une bonne chose pour la suite des événements. Le lendemain matin, je lui fais prendre sa douche. Il est épuisé, heureusement qu'il dispose d'un siège de bain pour lui permettre de s'asseoir. Les bains de bouche sont obligatoires car la chimiothérapie entraîne des aphtes.

En sus de sa chimio, Luka est ensuite transfusé en globules rouges et en plaquettes.

Hormis un petit saignement au niveau du site rien de grave.

Nous avons la visite de l'étudiant en pédiatrie urgentiste de La Roche-sur-Yon. Il tient à voir Luka, son premier enfant diagnostiqué d'une leucémie. Cela le conforte dans sa vocation de faire carrière dans ce domaine et d'aider les enfants malades.

Le soir, c'est un bon ami de la famille qui vient de la région parisienne pour faire une petite surprise et soutenir les troupes l'espace d'un week-end.

Luka a vomi ce matin en prenant son petit-déjeuner. Il aura de nouveau une ponction lombaire ainsi que sa chimio. La nuit a été compliquée, l'infirmière a dû l'équiper avec d'autres électrodes pour pratiquer un électrocardiogramme car son rythme cardiaque était de 57 BPM, rien d'alarmant en phase de sommeil profond.

Toutes les 2 heures il fait pipi au lit. L'infirmière lui pose finalement une couche. Entre l'hydratation, les médicaments et la chimio, beaucoup de liquide rentre dans son organisme qui l'évacue.

À 11 heures, il a une séance de chimio. Dans le même temps, une infirmière lui pose une sonde nasogastrique pour qu'il puisse se nourrir et pour la prise de médicaments et ce, jusqu'à la fin de son traitement. La sonde est à changer une fois par mois. Il la vomira au coucher…

Au petit-déjeuner, Luka n'a pas beaucoup mangé car il voulait de la viande !

Luka est surveillé toute la journée donc il sera « scopé » car il va avoir une chimio Rituximab qui lui sera administrée en différentes doses en raison du risque d'allergie ou de montée de tension.

Dans l'après-midi, Luka fait la connaissance de Virginie, une bénévole de l'association AOPA (***Association Onco Plein Air***) qui propose du sport adapté aux enfants malades.

Luka commence également à faire son collier du courage. À chaque étape, soins, il aura une perle qui correspondra aux soins apportés.

Aujourd'hui, c'est la fin de la cure préphase COP de sept jours. Ce matin, Luka a eu une échographie abdominale, tout est bon. Il a eu un myélogramme et en même temps la pose de la sonde nasogastrique.

Sans perdre de temps, son médecin enchaîne le lendemain la seconde cure de chimio, le R-COPADM 1 d'une durée de six jours. Puis l'aiguille du site, que Luka a surnommée l'araignée, lui est changée. Les premiers résultats du myélogramme sont encourageants, pas de traces de cellules tumorales dans la moelle osseuse.

Dimanche de Pâques, le personnel hospitalier a offert des chocolats aux enfants du service. Une auxiliaire me prévient que ma marraine m'attend dans le salon des parents. Là, c'est le choc ! Mes parents, aussi, sont présents ! Je fonds en larmes dans leurs bras, j'avais vraiment besoin de leur présence et cela me fait un bien fou !

Luka reconnaît, tout de suite, sa Mamie malgré le port du masque et de la blouse, il est super-content et il est hyper gâté !

Les jours qui suivent, Luka est épuisé. Il a vomi avant et après une nouvelle ponction lombaire. Il appréhende la prise de médicament par la sonde, cela semble lui faire mal et peut-être que ses vomissements viennent de là ?

Dans la matinée, une infirmière m'apprend qu'une chambre plus adaptée s'est libérée et que c'est à moi de prendre la décision du changement. La chambre porte le numéro 525. Elle me paraît immense ! Une chambre avec un vrai SAS, la seule du secteur conventionnel et le *Plasmair* est intégré au plafond. Fini le gros bloc qui prend de la place. J'accepte donc de changer de chambre. Luka passe une radio pour vérifier que la sonde n'a pas bougé, celle-ci est toujours bien positionnée.

C'est le dernier jour de la cure R-COPADM 1 !

Luka n'a rien mangé depuis quelques jours et dort toute la journée, il saigne du nez car il n'a presque plus de plaquettes, il a mal au dos. Sa dernière ponction lombaire est douloureuse, ce qui explique les maux de dos. Il ne parle plus, ne fait que des gestes pour se faire comprendre. Je pense qu'il doit en avoir marre de ne pas rentrer à la maison avec Papa. Les médecins lui prescrivent du laxatif, Luka n'est pas allé à la selle depuis 3 jours.

L'aplasie pointe le bout de son nez pour la première fois, cela veut dire que la chimio a détruit toutes ses cellules, les bonnes comme les mauvaises. Ses globules blancs chutent radicalement. Les médecins me préviennent qu'ils attendront que Luka soit remis des effets indésirables de la chimio avant d'entamer la cure suivante.

Il a un rythme cardiaque élevé suite à la déshydratation, la nutrition par la sonde sera suspendue pour laisser son intestin au repos.

Luka a encore eu beaucoup de douleurs au ventre cette nuit. Le médecin de garde de nuit décide de lui administrer de la morphine pour le soulager. Mon fils ne parle toujours pas, a mal à la bouche, ce qui explique son mutisme. Il commence à avoir de la mucite dans la bouche. Les aphtes passent par le tube digestif et vont jusqu'à l'anus. Il est en diarrhée pratiquement toutes les quatre heures et devient très fiévreux. L'infirmière lui prélève du sang pour le passer en hémoculture. Résultat : un staphylocoque… Il sera donc sous antibiotiques pour éliminer cette bactérie puis une transfusion de sang et de plaquettes sera effectuée en même temps que le changement de son aiguille.

Après une échographie cardiaque, les signaux sont bons. Les médecins augmentent un peu la morphine et commencent la nutrition parentérale, par intraveineuse.

Luka bave beaucoup, il n'arrive plus à avaler sa salive à cause de la mucite, et saigne du nez, toujours à cause du manque de plaquettes. Parfois, la nuit, Luka se met à parler pendant qu'il dort, à cause de la morphine. Je ne distingue plus ses appels de ses rêves. La morphine est remplacée par Fentanyl pour le soulager davantage.

Malgré de bons résultats sanguins, son ventre se met à gonfler. Luka parle de plus en plus dans son sommeil. Cela me fait peur. Les médecins augmentent progressivement le Fentanyl pour le soulager. Après ce changement, je découvre mon fils après mon repas, debout sur son lit, complètement désorienté, les yeux dilatés, qui me dit, tout en ayant très peur, qu'il a vu une araignée dans son lit, qu'il veut absolument sortir de son lit. Je comprends bien vite qu'il a une hallucination et j'appelle aussitôt l'infirmière. J'arrive à le calmer, à l'apaiser. Ce soir-là, c'est ma tante qui passera la nuit avec Luka pour qu'on puisse se retrouver avec son papa et que je souffle car depuis vingt jours, je ne suis pas retournée à la maison et je rêve de passer une bonne nuit. Celles de l'hôpital sont saccadées entre les « bips » des machines, les visites des infirmières toutes les quatre heures et l'angoisse. Cela ne laisse pas beaucoup de place à la sérénité pour pouvoir récupérer au maximum.

Première nuit sans Maman… La nuit de Luka a été mouvementée. Il n'a presque pas dormi. Au matin, son battement de cœur est à 240. Il est en tachycardie !

Il a le ventre qui gonfle progressivement depuis quelques jours et est immédiatement placé sous oxygène car ses poumons sont écrasés par le gonflement de son ventre et donc la saturation en oxygène n'est pas bonne. Au programme, transfusion de plaquettes, radio des poumons qui révélera la présence de liquide dans la partie inférieure des poumons. Son cœur finit par être stabilisé.

Je reviens auprès de lui car il m'est trop difficile de laisser Luka à l'hôpital sans sa mère.

La nuit suivante se passe bien. Je suis anxieuse au sujet de l'oxygène. Ce matin, les médecins ont évoqué son transfert vers le service réanimation pour une surveillance constante. Luka dort beaucoup même en journée. Le soir, son matelas est changé car trop dur et pas adapté pour un enfant qui ne bouge plus. Il a des escarres sur la plante du pied, le dos, les fesses et les coudes. Une nuit de plus et là son cœur bat la chamade jusqu'à 230 BPM. Il dort et ne se rend compte de rien. Peut-être un mauvais rêve. Cela ne durera que dix minutes. Un point est effectué le lendemain avec les médecins pour décider ou non d'un transfert en service de réanimation pédiatrique. Pendant que je déjeune, Luka a accidentellement retiré sa sonde nasogastrique pendant son sommeil.

Le lendemain, un matelas à air lui est installé, qui devrait l'aider à faire disparaître les escarres en plus de mes petits massages. Ses globules blancs remontent, ce qui signifie qu'il est en train de sortir d'aplasie. En 48 heures, il passe de 200 globules blancs à 700 ! Le lendemain, les globules blancs continuent de remonter pour atteindre 2 000 GB dont 1 200 PNN ! Luka est sorti d'aplasie, tout devrait rentrer dans l'ordre. Il a toujours des effets secondaires et doit rester à l'hôpital le temps que les symptômes disparaissent et que son ventre dégonfle.

Rentrer à notre domicile ne sera possible que quarante-huit heures plus tard avant de commencer la troisième cure de chimio. Une radio abdominale ne détecte rien d'anormal. Luka commence à perdre ses cheveux. Je retrouve plein de petits bouts de cheveux sur son oreiller. Je les lui avais coupés quelques jours auparavant pour ne pas qu'il s'en rende compte. Les médecins finissent par nous annoncer que tout est conforme pour le début de la troisième cure de chimio. Comme nous avons du retard dans le protocole suite aux effets secondaires, le retour à la maison sera limité à 24 heures voire pas du tout si Luka ne demande pas à rentrer. Il continue à être très courageux et les médecins ont décidé de lui poser à nouveau la sonde nasogastrique car il n'a plus d'aphtes. Luka n'a pas voulu du masque, proposé par les équipes pour qu'il choisisse un parfum et soit à demi anesthésié. Le gaz hilarant est appelé le méopa, un gaz qui sert à le décontracter et le rendre dans un état hypnotique. Je reste donc à ses côtés pour le soutenir et c'est horrible !

La nuit suivante est douloureuse pour Luka. Le médecin de garde a décidé de reprendre la Ketamine en doublon avec le Fentanyl vers 5 heures du matin.

Dans la nuit du surlendemain, je me rends compte vers 23 heures que Luka est tout pâle et ses lèvres sont toutes blanches. J'en parle aux infirmières de nuit et elles décident de faire le bilan maintenant plutôt que d'attendre quatre heures du matin. Résultat du bilan sanguin, les globules rouges ont dégringolé. Il est passé de 11 à 5 grammes en 24 heures. Il sera transfusé le matin en hémoglobine et il dormira toute la journée. Les médecins n'arrivent pas à expliquer cette chute soudaine. Luka demande à faire caca. Il a la tête qui tourne et il me dit qu'il ne se sent pas bien, il tremble comme une feuille. Il est pris de panique et son cœur s'emballe. J'informe l'infirmière que son état n'est pas normal. Elle fait de suite un bilan en urgence. Les résultats tombent 2 heures après. Luka est à 3 grammes en hémoglobine et il sera transfusé d'urgence en globules rouges, son cœur reprendra son rythme normal. Il vomit et il fait des pets.

Au matin, Luka va à la selle, ça sent très mauvais. Tout le monde est ravi ! Treize jours sans défécation ! Dans l'analyse des selles, on trouve beaucoup de sang. *Bis repetita* après la douche. Un scanner est pratiqué pour voir ce qui se passe dans son petit corps. Verdict : Luka fait une hémorragie digestive !

Un anneau de l'intestin saigne, l'artère déverse le sang dans l'intestin et Luka l'évacue par les selles. Le médecin m'informe que Luka à trois options pour s'en sortir :

1) Il arrive à se soigner tout seul grâce aux médicaments et à ses plaquettes.

2) Il passe au bloc opératoire pour que soit pratiquée une électrocoagulation de la lésion du tube digestif qui saigne.

3) Il passe également au bloc opératoire pour une ablation chirurgicale (retrait de tissus par chirurgie)

Le soir, Luka est admis au service réanimation pédiatrique, Chambre 401.

L'aiguille du site lui est changée à minuit car ce service ne travaille pas avec les mêmes pompes que le service oncologie pédiatrique. Luka n'a pas dormi de la nuit, maman non plus d'ailleurs… J'ai peur… Il y a tout le temps du bruit dans la chambre, la lumière du sas reste constamment allumée. Puis le chirurgien vient me voir dans la chambre pour me prévenir qu'ils ne peuvent plus attendre et que Luka passera au bloc opératoire dans 4 heures et qu'ils vont procéder à la cautérisation de l'artère avec l'électrocoagulation. Je fonds en larmes, j'ai tellement peur de le perdre. J'appelle Papa pour le prévenir, il est sur le parking du CHU, il arrive… Puis mes parents pour les prévenir, je pleure, on pleure. J'ai tellement peur…

Nous l'accompagnons jusqu'au bloc opératoire, Papa et Maman sont avec toi. On ne repart qu'une fois notre fils endormi. Sa vie est entre les mains des chirurgiens.

La sœur de Papa est venue te rendre visite mais ce n'est pas la bonne journée, elle reste souvent toute seule. Ensuite je reçois un appel du service REA PED, Luka est de retour dans sa chambre… Ouf, il est toujours avec nous. On se précipite dans sa chambre, l'infirmière nous avertit qu'il est toujours sous l'effet de l'anesthésie donc il ne bouge plus et il est toujours intubé. On lui demande alors comment s'est passée l'opération ? Le chirurgien n'a rien fait car il n'y avait plus de saignement actif. Luka a eu une fibroscopie ainsi qu'un scanner pour vérifier que ses plaquettes et les médicaments ont suffi à le rétablir. Lors de la fibroscopie, Luka a évacué beaucoup de sang par l'anus, environ 500 grammes. Il a un cathéter dans l'artère fémorale. Sous l'effet de l'anesthésie, l'infirmière en a profité pour changer l'aiguille du site car celle-ci a été mal posée, c'était une première pour l'infirmière qui lui a posé la veille. Elle arrête le produit qui l'endort et en quelques secondes, il se réveille, paniqué, toujours avec le tube dans la trachée. Il se met à vomir mais n'arrive pas à l'évacuer, on appelle tout de suite l'infirmière qui lui retire de suite l'intubation et avec son petit aspirateur, elle aspire le vomi dans sa gorge pour éviter qu'il ne s'étouffe. Le docteur du service vient nous voir pour nous expliquer donc qu'il n'y a plus de saignement actif mais que Luka continuera à évacuer le sang éjecté par l'artère avant qu'il ne se résorbe. Donc pas de panique, le sang qu'il aura dans les selles sera du sang digéré.

L'infirmière reçoit l'ordre des médecins de retirer le cathéter de l'artère fémorale. Nous n'avons pas dormi de la nuit avec Luka. Le lendemain, nous retournons dans la chambre du service oncologie pédiatrie, notre chambre 525 ! On lui change de nouveau l'aiguille du site puisqu'on inverse de nouveau les pompes entre la REA PED et l'ONCO PED. L'équipe médicale du cinquième étage a offert un magnifique camion à Luka pour son retour. Il continue à évacuer le sang et ne dort pas pendant trois nuits consécutives. Il a pris le rythme de la REA. Il a pratiquement perdu tout son gros ventre, sachant qu'il était monté à 74 centimètres de tour abdominal. Un myélogramme est, à nouveau, effectué.

Luka a des boutons. On pense à la varicelle ! Un prélèvement est fait pour vérifier s'il s'agit bien de cela ou non. Premier résultat du myélogramme : pas de trace de la leucémie malgré le retard dans le protocole dû à l'hémorragie digestive. Et les boutons confirment la varicelle !

Pendant les jours suivant, Luka supporte très bien les autres cures de chimiothérapie. Celle-ci était la plus coriace et c'était la première ! Pas très rassurant pour la suite. Mais il s'est démené comme un lion et a su trouver la force et le courage pour venir à bout de cette foutue maladie.

Le 10 octobre 2019, a eu lieu son bilan de fin de cure et le bilan est excellent. Désormais un retour progressif à l'école est envisagé et Luka va pouvoir retrouver tous ses copains !

Cynthia Touzé

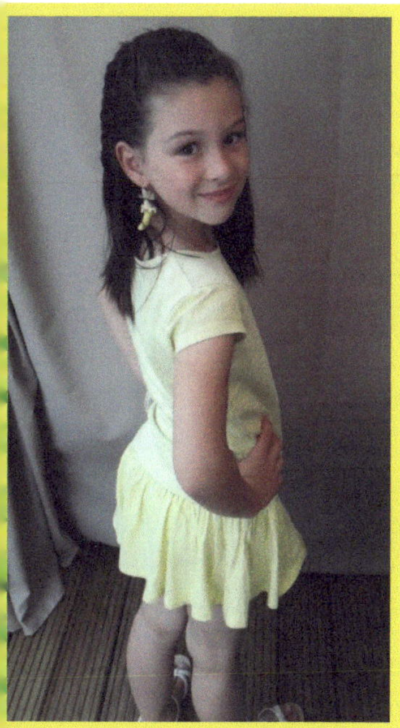

- 22 -
MAËLYNE

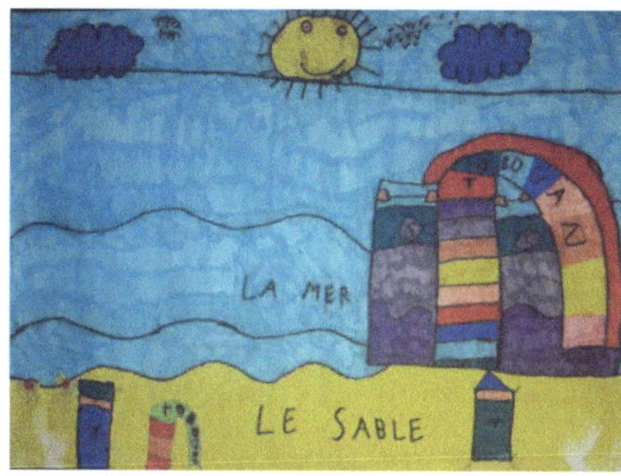

« Tu n'es plus là où tu étais, mais tu es partout là où je suis… »

Victor Hugo

Je m'appelle Maëlyne. Je suis née le 6 juillet 2009. Je pratiquais de la danse moderne jazz, c'était ma passion. J'étais studieuse, serviable, honnête et je détestais l'injustice. J'adorais les enfants et j'aimais plus que tout ma sœur Elya avec qui j'avais une grande complicité. J'étais discrète mais je savais ce que je voulais, j'allais au bout de mes idées. Mes amis étaient chers à mon cœur, ils me nommaient Mama, j'étais joueuse et j'aimais la rigolade. C'est en fin d'année scolaire 2017 quelques jours avant la kermesse de mon école que je me suis plainte de maux de dos, vomissements et maux de tête qui sont survenus brutalement. Mes parents m'ont amenée aux urgences, j'ai fait un tas d'examens, prise de sang, scanner. Rien d'anormal a priori. L'infirmière m'a mis une perfusion antidouleur et je suis rentrée à la maison. Malgré la douleur qui persistait, courageusement, j'ai décidé de faire le spectacle pour la kermesse de mon école. Deux jours après, le lendemain de la fête des pères, je retournais aux urgences et mes parents très inquiets sentaient qu'il y avait quelque chose d'anormal. Ils ont dû insister auprès des médecins pour obtenir une IRM. C'est ce jour que notre vie a basculé, le lundi 19 juin 2017, lorsqu'un médecin oncologue a annoncé à mes parents que j'avais une tumeur cérébrale cancéreuse non opérable nommée Rhabdomyosarcome. C'est avec beaucoup de délicatesse que mes parents m'ont annoncé cette terrible maladie, je ne me doutais pas de ce que la maladie et les traitements allaient me faire endurer. On m'a emmenée rapidement dans le service Onco-hématologie pédiatrique du CHU d'Amiens pour commencer le combat. Après avoir eu une intervention chirurgicale pour une biopsie, j'ai commencé la chimio et la ponction lombaire.

À partir de ce moment-là j'ai compris que le chemin allait être long et difficile, que je n'irais pas en vacances comme c'était prévu, que je n'aurais pas les cheveux longs comme je l'avais rêvé, que je ne fêterais pas mes huit ans comme d'habitude et que je ne ferais pas ma rentrée scolaire avec mes camarades de classe. La force et la positive attitude de mon entourage m'ont permis de garder le sourire et d'accepter tous les médicaments, chimios, injections tous les jours contre la phlébite, traitements contre les effets secondaires (nausées, constipation, mucite). C'est avec courage que j'ingérais le tout dans mon petit corps qui s'affaiblissait. Des crises d'épilepsie se déclenchaient de plus en plus, c'est alors que les médecins ont décidé de passer au protocole 2. Malgré la diminution de la tumeur de 80 % et des médecins confiants, je souffrais toujours autant de la tête et du dos. Quand je n'avais pas mal, je dessinais ou je participais aux ateliers proposés par l'éducatrice de jeunes enfants. Pour me relaxer : les massages, que j'adorais, de ma maman d'amour et les câlins de mon petit papa. C'est après une très grosse crise d'épilepsie que mon corps s'est mis en position de pont. Choqués par l'intensité de cette crise, les médecins ont convoqué mes parents suite à une réunion

STAP pour les prévenir que mon état de santé s'était aggravé. Les métastases continuaient à se multiplier du haut jusque dans le bas du dos. Il fallait passer au troisième plan ce qui signifiait un autre protocole. Mon état général s'est vite dégradé…

Quatre mois après le diagnostic, je fermais les yeux le 10 octobre suite à un arrêt cardiaque. L'électroencéphalogramme s'avérait plat. Après m'être battue pour rester en vie, mon corps et ma tête étaient arrivés au bout. C'est le 12 octobre 2017 que l'on m'a débranchée pour que je puisse m'envoler au paradis des anges.

Comment survivre après avoir perdu un enfant ? Nous sommes si fiers d'être les parents de Maëlyne, de son combat contre la maladie, de son courage et de sa générosité à toujours prendre soin des autres. On a choisi de survivre avec elle, mais différemment : toujours présente dans notre cœur et dans nos pensées. C'est à travers nos mots, nos faits et gestes que notre fille continue à exister autant que notre amour qui ne fait que grandir. Nous avons choisi de transformer les jours les plus difficiles en organisant des rassemblements familiaux et amicaux en son hommage pour y passer des moments chaleureux et conviviaux. Le jour de son anniversaire, le 6 juillet, nous nous rassemblons sur la plage du Touquet pour y partager des moments de rigolades et pour que le jour de sa naissance ne soit pas oublié mais qu'il nous rappelle la chance que l'on a eue de l'avoir connue. Le jour de son envol nous nous sommes unis au cimetière de notre commune où repose son corps pour y déposer des fleurs ou tout autre signe d'amour suivi d'un lâcher de ballons. Nous avons eu la chance d'avoir été guidés vers l'association ***Le Point Rose*** qui a su nous accompagner, nous écouter, nous soutenir dans notre projet de créer une antenne régionale en Picardie. Notre antenne ***Maëlycorne Le Point Rose*** a vu le jour un an après l'envol de notre fille, le 12 octobre 2018. C'est en collaborant avec le service Onco-hématologie pédiatrique du CHU d'Amiens que nous ajoutons de la vie, des couleurs et du confort au quotidien des enfants malades et de leurs parents en proposant des ateliers de création parents - enfants, un soutien matériel, moral et financier. C'est auprès d'une grande famille de « par'anges » que nous nous ressourçons et que nous partageons notre tristesse, nos questionnements, nos souvenirs et nos sourires. Nous avons fait de très belles rencontres également au sein de la fédération ***Grandir Sans Cancer.*** Nous remercions toutes les personnes qui nous soutiennent et qui nous encouragent à suivre notre chemin de vie.

Aujourd'hui cela fait trois ans que l'on n'entend plus la voix de notre fille, son sourire, son rire, sa respiration. Ses câlins nous manquent énormément. Pour moi, sa maman, il m'aura fallu trois années pour regarder les vidéos de Maëlyne sans éclater en sanglots. C'est un pur bonheur de la voir en vie et d'entendre sa voix mais aussi un déchirement de ne pas pouvoir la prendre dans mes bras et de me contenter de la voir derrière un écran. Le temps nous permet de nous surpasser, de nous reconstruire et de nous endurcir mais il ne faut pas oublier la douleur ni le manque qui sont simplement, chaque jour, un peu plus profonds dans notre cœur. Nous avançons main dans la main en étant émerveillés par des choses simples de la vie, en profitant de chaque évasion, en aimant sans compter, en nous rappelant que l'amour est bien plus fort que la mort. Nous terminerons ce chapitre par une envolée de bisous pour Maëlyne, notre fée des licornes, notre danseuse des étoiles, notre amour éternel qui fait notre force d'aujourd'hui.

Ta Maman d'amour et ton petit papa.

Adeline et Cédric.

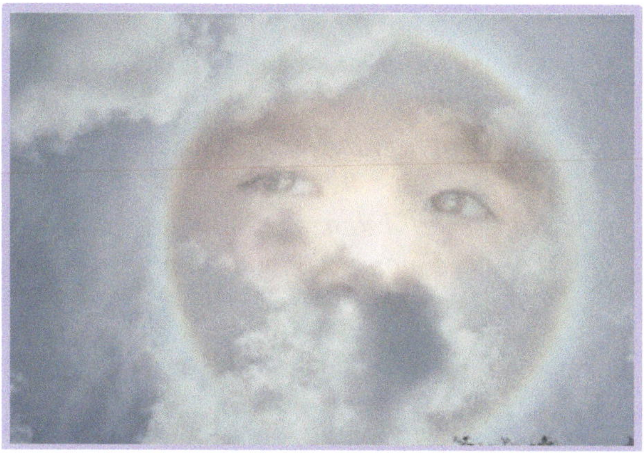

- 23 -
MARIE-CLAUDE

« Vis comme si tu devais mourir demain.
Apprends comme si tu devais vivre toujours. »
Ghandi

Ma chère Marie,
Maintenant que tu es partie,
Alors reviennent dans ma mémoire
Tant de souvenirs.

Je t'avais fait la promesse de venir te voir,
Hélas tu ne m'as pas donné assez de temps.
Tu es partie avant.
Sans se dire au revoir…

En cours ou dans la vie,
Tu t'es toujours battue
Contre ta fichue maladie.
Et je t'ai toujours soutenue.

Rappelle-toi toutes ces années,
Tous ces moments que l'on a vécus ensemble.
On passait des journées
À jouer, rire, se consoler.

De ta poupée Tinnie,
Aux heures jouées sur l'ordinateur,
À pianoter sur ton synthétiseur,
On a surtout bien ri.

Tu fus ma meilleure amie,
Je ne t'oublierai jamais.
Presque treize ans qu'on se connaissait,
Je vivrai pour toi qui es partie
Emportée par la maladie
Terrible qu'est la Leucémie.

Ces mots je les connais par cœur.
Ils sont gravés sur ta dernière demeure.
Ils sont gravés dans ma mémoire. Je les ai écrits en 1995.

Le jour de la date anniversaire de ta mort approche, ce sera dans quatre jours. Tu allais avoir vingt ans. Vingt-six ans plus tard, tu es toujours là, près de moi. Tu es mon ange gardien. Souvent, je t'imagine avec des enfants, quelle femme tu serais devenue, quel garçon tu aurais épousé. Longtemps tu es venue me rendre visite dans mes rêves, j'essayais de ne pas te perdre. Ils finissaient toujours mal, je n'arrivais pas à te sauver.

J'ai encore parlé de toi à mon dernier fils cet été. Je me rappelle quand nous allions en cachette chercher des mûres sur la côte. On enjambait la barrière et on essayait de ne pas se faire prendre.

Nous habitions sur la place de l'église, à quelques maisons l'une de l'autre. Je voyais ta maison de ma chambre. Je me rappelle le jour où j'ai appris ta maladie. J'étais au collège, en sixième, toi, tu étais en CM2. Je parlais de toi à une copine. J'entends ses mots claquer dans ma tête.

« Marie-Claude, elle est malade, elle sera peut-être morte avant d'entrer au collège… »

Je suis rentrée ce soir-là du collège en pleurs. J'ai demandé à ma mère si c'était vrai. Elle a juste acquiescé de la tête. Puis elle m'a expliqué ta maladie, ton aplasie médullaire depuis ta naissance.

Ce soir-là, dans mon lit j'ai pleuré longtemps.

Marie, j'aimais t'appeler comme ça, tu étais ma meilleure amie, je t'aimais bien plus que ma propre sœur.

D'ailleurs, Marie, c'est aussi une chanson de Francis Cabrel que j'adore. Et je pleure toujours à chaque fois que je l'entends. J'imagine les étoiles me parler de toi quand je la joue sur ma guitare…

Tu es arrivée au collège l'année suivante, et on a fait un bon bout de chemin ensemble. Finalement, en quatrième, nous nous sommes retrouvées dans la même classe. J'ai pris option latin pour être avec toi en classe. Je me rappelle, on se battait pour avoir la première place. Tu l'as finalement gagnée. On ne se quittait plus ! On a même pris option grec pour le lycée pour être sûres d'être dans le même bahut. Tu me racontais tes rendez-vous médicaux, tes allers-retours à Paris, toi la petite Rhétaise, quand je te questionnais. Tu parlais très peu de ta maladie, ou plutôt tu ne la laissais pas prendre le dessus. Tu m'as expliqué les transfusions. Je me suis promis de donner mon sang et j'attendais ma majorité avec impatience. Le jour J est arrivé, j'étais tellement fière. Je me suis inscrite tout de suite pour donner ma moelle. Je n'ai pas hésité. J'aurais tellement aimé être ta sœur pour être compatible.

Je crois que c'est toi qui as guidé ma route. Tu m'as donné la force d'aller vers ces enfants comme toi. Courageux, joyeux, croquant la vie à pleines dents.

Je me rappelle cette petite fille que tu m'avais présentée. En plus de sa leucémie, elle était née avec une main en moins. Et elle jouait du piano divinement bien. Elle est partie.

Tout comme Philippe qui avait créé l'AVAL (Association pour la Vie des Aplasiques et Leucémiques).

Nous avons pris des directions différentes après le bac. Je suis partie faire mes études d'auxiliaire de puériculture à Bordeaux, tandis que toi tu étais restée à La Rochelle. Tu t'étais lancée dans le droit.

Et je me rappelle ce jour. Ce fameux jour où tout a basculé.

Je venais de perdre ma grand-mère.

Tu m'appelles et tu me demandes de m'asseoir.

« J'ai une super-nouvelle à t'annoncer. J'ai trouvé un donneur. Il vient de Belgique. » On était comme deux puces au téléphone.

Euphorie et inquiétudes se mêlaient dans nos esprits. Tu m'expliquais que tu devais partir à Paris, en chambre stérile, pour te préparer à recevoir ta greffe.

Tu as été greffée début Septembre. On a échangé au téléphone pendant ton hospitalisation. Puis un jour, ton père m'a dit que tu ne pouvais pas me parler, parce que tu étais trop faible. Tu avais attrapé un « champignon » dans ta bulle. Ces fameux champignons qu'on appelle aujourd'hui « maladies nosocomiales ». Je les connais bien.

Ce soir-là, mon sang n'a fait qu'un tour. Je venais de trouver un job d'étudiante, et j'attendais ma première paye pour venir te voir. Hélas, je n'en ai pas eu le temps.

Le téléphone a sonné ce soir, alors que je rentrais. Il devait être plus de 20 heures. Je savais…

« Allô Céline, c'est Maman… »

J'ai tout de suite compris. Je me suis effondrée. Je ne pouvais pas le croire. Pas TOI ! Tu n'avais pas vingt ans !

Ma grand-mère, elle avait soixante-treize ans, c'était normal, mais pas toi !

Le jour de ton enterrement a été terrible. Des amis à toi que je connaissais à peine ont fait des discours. J'en étais incapable. Je ne tenais pas debout. Une musique retentissait dans l'église. Ta musique, celle de Madonna dont j'ai oublié le nom. J'ai oublié cette chanson.

Chaque fois que je retournais à l'île de Ré, j'allais te rendre visite. Au cimetière d'abord. Puis j'allais voir tes parents. J'ai passé des heures à discuter avec ta maman. Elle me disait : *« La médecine, elle n'a fait aucun progrès. Il y a trente ans, on a enterré le frère de Marie-Claude. Elle ne l'a pas connu. Et trente ans après, on en est au même point... »*. Ses mots sont gravés en moi.

Je suis retournée à ma vie, parce que la vie continue pour ceux qui restent. Mais elle n'était plus la même. À vingt et un ans, j'avais été confrontée déjà trop de fois à la mort.

J'ai travaillé en crèche, puis à l'hôpital. Puis je suis devenue infirmière. L'infirmière de pédiatrie, l'empathique, qui comprend les enfants, les parents. J'ai rencontré plein d'autres enfants malades, je les ai accompagnés en soins palliatifs. J'aimais être avec eux, j'ai joué des dizaines de parties de baby-foot avec Malik, Geoffrey comme je leur avais promis, à la fin de mon service. On a passé mon examen ensemble, à Montmorency. Ce sont les meilleurs souvenirs de ma carrière. C'est toi qui m'as donné cette force, la force de pouvoir être avec eux. Je te remercie. Je ne les ai jamais vus souffrir, tout comme toi. J'ai passé des heures à jouer avec eux, certainement comme toi tu l'as fait, j'imagine.

Puis à nouveau l'insupportable. J'ai une amie qui a perdu il y a quelques mois, son fils Thomas, de l'âge du mien. J'ai tout plaqué. Juste l'envie de vouloir profiter de mon fils, parce que l'on ne sait pas de quoi demain sera fait.

Ma devise : « *Vis, comme si tu devais mourir demain.* »

T'écrire cette lettre ce soir, me rend nostalgique. Mais elle me fait tellement de bien en même temps. Je crois que je n'ai jamais accepté ton départ.

Tu seras toujours dans mon cœur et dans ma mémoire. À tout jamais, je te le promets.

Je suis fière de faire partie de ce beau projet, parce que c'est une façon de te rendre hommage et de ne pas vous oublier, toi, Thomas, Clément, Philippe et tous les autres.

Merci.

Céline Gonzalez

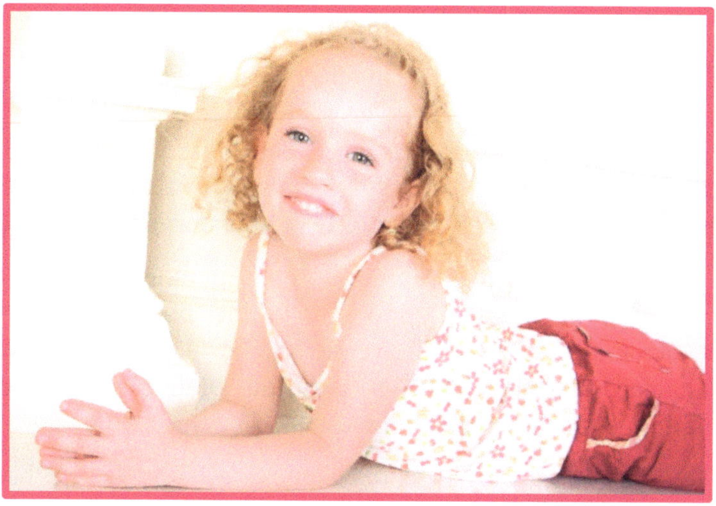

- 24 -
MARINA, « Mon bébé d'amour »

« La vie n'est pas faite de ce qu'on y trouve,
mais de ce qu'on y apporte »

« Les filles, faut pas pleurer. C'est pas comme si on n'aura plus jamais de vacances. »

Ce sont les mots de Marina, à la fin des vacances d'été. C'était en 2011 et c'était le dernier mois d'août que Marina vivrait…

Elle n'avait pourtant que six ans et demi et, comme on le dit, toute la vie devant elle.

Marina voulait alors, à cet instant précis où elle prononçait ces mots, assise dans la voiture du retour, consoler ses deux grandes sœurs qui pleuraient la fin des vacances et les copines trop vite connues, trop vite quittées du camping…

Mais nous, parents, avons pris ces mots, en apparence si anodins, comme un uppercut. Car si, Marina, si ! C'étaient là nos dernières vacances à tous les cinq, ensemble. C'était surtout la dernière fois de ta vie que, TOI, tu partirais en vacances, que tu irais au camping, que tu verrais la mer… C'était ta dernière année de vie.

Quand on a connu Marina, c'était quelque chose de tout simplement inimaginable de penser qu'elle pouvait nous quitter bientôt de maladie, tant elle était pleine de joie de vivre et d'insouciance. Marina, c'était un rayon de soleil que tout le monde appréciait, que tout le monde connaissait.

Tout à coup, par des petits signes anodins, sa vie bascule : strabisme soudain, sommeil agité, chutes, difficulté à uriner… Et on vous annonce l'impensable, l'inimaginable : votre enfant a un cancer.

Le monde s'écroule autour de vous. Mais ce n'est pas tout. On vous annonce que votre enfant va mourir, que ce n'est qu'une question de temps, de mois précisément : entre 6 et 24 mois pour cette tumeur rare du cerveau, le Gliome Infiltrant du Tronc Cérébral.

Comme si vous étiez hors du temps, vous regardez tout ce qui se passe autour de vous de très loin. Vous étouffez, vous suffoquez. J'avais l'impression d'être de ceux qui vivent l'expérience de la mort imminente et qui, quand ils en reviennent, racontent avoir flotté au-dessus d'eux-mêmes. Oui, j'avais l'impression de flotter au-dessus de notre vie qui basculait.

À ce moment-là, tout vous semble futile, même ce qui ne l'est pas tant que cela. Parce que quoi de plus grave que la mort annoncée de votre enfant ?

Et puis, des mois de soins, de combat contre la maladie, contre la mort, à vouloir croire qu'il existe un traitement quelque part. Mais rien, rien, rien. Au bout, la mort.

J'en veux à ceux qui nous dirigent, j'en veux aux médias influents. Je les désigne tous coupables de la mort de ma fille. J'en veux finalement à ceux qui savent que certains cancers de mauvais pronostic ne bénéficient d'aucune recherche, ceux qui ont le pouvoir et ne font rien pour corriger cette situation indigne d'un pays développé comme le nôtre. On ne joue pas avec la vie, on ne joue pas avec la santé. On ne peut pas ignorer les réalités et on se doit d'agir quand il le faut ! Le pouvoir entraîne des responsabilités qu'il faut engager et assumer.

Marina a été sacrifiée au nom d'intérêts économiques, c'est la seule conclusion que j'en tire encore aujourd'hui. Je dirais même encore plus aujourd'hui qu'au début de sa maladie où je le comprenais déjà. Comment expliquer que je me batte depuis huit ans maintenant au travers de mon association lyonnaise ***Aidons Marina*** et surtout au travers de la fédération ***Grandir Sans Cancer***, dont je suis cofondatrice et actuellement présidente, pour que les fonds dédiés à la recherche médicale sur ce cancer rare et tant d'autres soient à la hauteur des besoins ? Comment expliquer que cela commence « aujourd'hui », avec moi, avec quelques familles qui, comme moi ont découvert et dénoncent les mêmes constats ? Pourquoi, alors que cette tumeur qui a emporté Marina et qui entraîne la mort de cinquante enfants en France chaque année depuis des décennies (tous cancers confondus, ce sont cinq cents enfants qui meurent chaque année), aucune recherche n'a été est n'est financée ?

Cette maladie n'est pourtant pas apparue soudainement ni récemment et on sait que les chances de guérison de ce cancer sont inexistantes. Les solutions médicales apportées sont, dès le départ, dès le diagnostic, des soins palliatifs ! Vous rendez-vous compte ? Et pendant ce temps-là, alors que la recherche n'avance pas car aucun moyen n'est apporté, ou presque, cinquante enfants en meurent, soit un par semaine sur le territoire français…

Oui, sacrifiée au nom d'intérêts économiques car, comment expliquer qu'avec tous ces cas, il faille encore se battre pour faire entendre ce besoin de développer la recherche ? Comment expliquer qu'on n'obtienne aucune réponse ou pire, des refus alors que, dans le même temps, on est prêt à sacrifier des milliards pour des causes parfois peu justifiées ?

Marina ne doit pas être morte pour rien. Sacrifiée oui, mais au nom d'intérêts économiques, répétons-le. Mais nous pouvons, nous devons donner du sens à sa mort. Nous battre pour que nos institutions agissent avec bon sens et n'ignorent plus ces cancers pédiatriques. C'est l'objectif que s'est donné notre association ***Aidons Marina*** et ensuite et, désormais, je dirais même surtout la fédération ***Grandir Sans Cancer***, forte de représenter et d'être soutenue par une centaine d'associations. Ensemble, on est plus forts !

Plus forts pour défendre la cause des cancers pédiatriques et déjà, la faire entendre ! Chaque année, l'événement « Septembre en Or » doit permettre de mettre la lumière médiatique sur la cause des cancers pédiatriques (cet événement apparu aux États-Unis en 2012, se développe en France depuis cinq ans environ). Mais, malheureusement, on en parle toujours si peu ! Cette année 2020 est la pire de toutes. Les médias les plus influents ne pensent qu'à la Covid. C'est affligeant, un manque de responsabilité de leur part, un manque de professionnalisme presque de ne pas informer nos concitoyens sur ce qu'il y a à savoir sur le cancer pédiatrique, les manques de moyens et le besoin de soutien.

Marina, je garde de toi l'image d'une petite fille pétillante et heureuse de vivre, qui respirait la santé. Même sur ton lit de mort, tu étais si belle. On aurait dit l'une de ces princesses de Disney que tu admirais tant. Si je m'étais écoutée, je t'aurais prise en photo. Terrible de dire cela mais c'est si vrai. Me permettre ainsi de garder une part de toi avant que tu ne disparaisses dans ce cercueil. Je ne l'ai pas fait pourtant car cet instant, ces images, ne pouvaient appartenir qu'à nos souvenirs.

Marina, je suis si fière d'avoir été ta Maman. Tu étais belle comme un cœur, la dernière de mes trois filles adorées, la dernière et donc encore mon bébé. Mais la maladie t'a fait grandir, cette maturité dont tu faisais preuve m'impressionnait. Tu étais devenue si forte. C'est lorsque tu nous as quittés que j'ai compris d'ailleurs que, parfois, tu taisais tes douleurs ou ta tristesse pour ne pas nous inquiéter, nous rendre tristes.

Ma vie a arrêté d'être belle le jour où tu nous as quittés. Lorsque j'étais jeune, malgré les épreuves déjà traversées dans ma vie, j'ai eu cette chance de sentir mon cœur léger. Léger d'être tout simplement heureuse de ce que la vie m'offrait.

Depuis que tu es partie, la vie m'a offert mille autres belles choses. C'est incroyable mais c'est vrai et je me dis toujours que c'est toi qui m'accompagnes chaque jour et m'offres le meilleur. Mais, quoi qu'on m'offre aujourd'hui, même si je sais apprécier, jamais je n'ai retrouvé cette sensation d'avoir le cœur si léger, si joyeux.

Tu as été notre princesse et tu le resteras à jamais. Dans mon cœur, dans mon âme, dans mes tripes, je te ressens. Jamais ton nom n'a été prononcé aussi souvent que depuis que tu es partie. Tu continues à vivre à travers nous.

Pour l'éternité.

Et, aujourd'hui, le combat qui n'a pas été mené avant, je le mène avec mes compagnons d'infortune, ceux qui sont confrontés à cette même terrible épreuve et ceux qui n'ont pas été particulièrement touchés mais dont le cœur est si grand qu'ils nous accompagnent dans cette quête d'une vie meilleure, d'une vie tout court pour les enfants que le sort a frappés.

« La vie n'est pas faite de ce qu'on y trouve mais de ce qu'on y apporte »…

Marina n'a vécu que sept ans et demi mais nous a tant apporté et continue de le faire au travers de mon combat.

Moi-même, j'apporte tout ce que je peux pour que, plus jamais, on ne dise à un parent qu'aucun soin n'est possible, que la mort est la seule issue, alors même qu'on ne finance pas ou pas assez la recherche médicale.

J'attends de vous, institutions, politiciens et médias que vous preniez vos responsabilités et agissez avec raison pour « apporter » vous aussi. C'est la vie de milliers d'enfants qui dépend de vous. Et il n'est jamais trop tard pour s'engager.

En ce qui me concerne, ce combat, je le mènerai jusqu'au bout car il est juste et nécessaire et qu'il me permet de supporter cette absence.

À toi, Marina, mon bébé d'amour. Pour l'éternité.

Stéphanie VILLE

Association : **Aidons Marina**

www.aidonsmarina.com/ contact@aidonsmarina.com

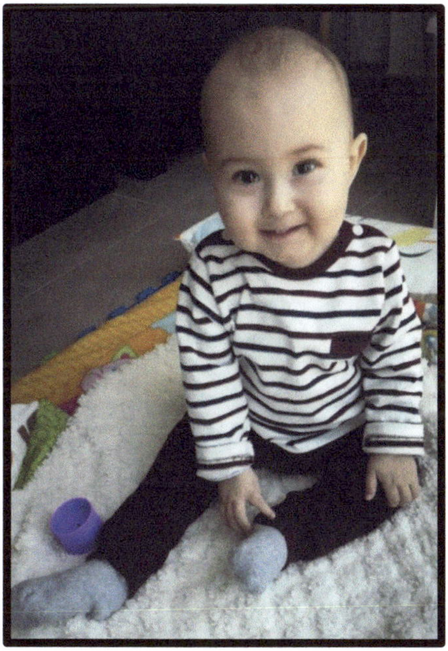

- 25 -
MATEO

« Adieu, dit le renard.
Voici mon secret. Il est très simple : On ne voit bien qu'avec le cœur.
L'essentiel est invisible pour les yeux. »
Antoine de Saint-Exupéry

Ce sont les paroles de Renard au Petit Prince. Les mêmes que Mateo pourrait nous susurrer. La vie, si imprévisible et impermanente, nous ramènera toujours à l'essentiel…

Nous sommes fin novembre 2017. La naissance de notre premier enfant, Mateo, est prévue pour le 14 février qui suit. Suite à des douleurs persistantes, la maternité nous demande de nous déplacer pour un contrôle. Arrivés à deux heures du matin, nous n'aurons pas le temps de réaliser. Mateo naîtra une heure plus tard !

À ce stade il est grand prématuré. C'est l'équipe du Samu pédiatrique qui le prend en charge, car cette maternité n'a pas d'unité de néonatalogie. Elle lui administre les premiers soins et nous laisse le voir quelques minutes avant de le transférer en réanimation au CHU. Nous ressentons à la fois la joie de sa naissance et la tristesse de le voir intubé, pour lui donner les meilleures chances de survie.

Nous découvrons l'hôpital, les mesures à prendre pour approcher Mateo, les relations avec les soignants. Les proches ne peuvent pas accéder au service, et nous essayons d'être présents le plus possible pour soutenir et apprendre à connaître notre fils. Le soir, nous devons néanmoins quitter Mateo, et garder le téléphone allumé au cas où l'hôpital devrait nous joindre au milieu de la nuit.

Durant un mois et demi, nous allons traverser tous les stades émotionnels. D'un côté la peur liée à une septicémie, ou encore les alarmes du moniteur lorsqu'il oublie de respirer et qu'il faut le stimuler rapidement. De l'autre le bonheur du « peau à peau », les difficiles victoires gagnées une à une pour mettre en place l'allaitement maternel sur un bébé qui n'a pas encore le réflexe de succion, et finalement l'apaisement du retour à la maison, puis la libération de la sonde nasogastrique pour reprendre un quotidien hors de l'hôpital.

À l'été 2018, nous commençons à vivre « normalement », après les mois d'hiver et les risques d'infections associés. Nous préparons le voyage en Espagne pour le mois d'août, le deuxième pays de Mateo, celui de sa maman, Esther. Après des mois de stress, il est temps de profiter en famille !

Fin juillet, c'est la canicule sur Toulouse. Mateo est fatigué. Il est de plus en plus faible et a le ventre gonflé. Nous nous décidons à prendre rendez-vous chez le pédiatre. Pour lui il n'y a rien de flagrant. Il consent néanmoins à prescrire une analyse de sang, à faire dans quelques jours si son état ne s'améliore pas. Nous n'attendons pas et allons au laboratoire dès le lendemain midi. Moins de trois heures après, Stéphane le papa, est dans le bureau du pédiatre pour l'annonce du diagnostic : une leucémie.

Il ne réalise pas encore ce que ça veut dire, mais ne demande pas plus d'explications. L'hôpital est déjà prévenu, il faut y aller d'urgence ! Moins d'une heure plus tard, nous sommes dans le service d'hémato-oncologie, complètement désorientés. Une météorite est tombée sur notre monde. Le choc est terrible, mais l'urgence est de s'occuper de Mateo. Nous nous souviendrons toujours de ce passage dans la salle de soin, pour lui faire les prélèvements de sang, l'état des lieux nécessaire avant d'administrer quoi que ce soit. Mateo ne comprend pas ce qui lui arrive et il est épuisé, comme nous. Les infirmières mettront une demi-heure pour arriver à lui prélever quinze tubes de sang, alors qu'il a déjà besoin d'une première transfusion. Après une nuit blanche, il faut encore prévenir la famille et les proches qui ne se doutent de rien.

Les jours suivants, les médecins nous expliquent longuement le protocole de soin, la gravité de la maladie, les mois de traitement à venir, la chimiothérapie sur notre bébé, les nombreux effets secondaires possibles, et aussi que Mateo doit retourner en réanimation. La réanimation pédiatrique, ce même service qu'il a quitté huit mois plus tôt, et que nous ne pensions jamais revoir ! Nous encaissons difficilement, et appréhendons déjà les premières doses de chimiothérapie.

Le traitement débute. Les journées sont dures et les nuits courtes, avec les contrôles de température et tension toutes les trois heures, ou les prélèvements de sang. De plus, les contraintes liées à l'hospitalisation compliquent l'allaitement d'un bébé. Notre objectif est de poursuivre autant que possible, vu l'effort fait pour sa mise en place en néonatalogie. Avec du recul, nous sommes persuadés des bénéfices de l'allaitement dans ce contexte. En plus du réconfort, il limite les effets secondaires des chimios au niveau infectieux et gastrique, des avantages référencés dans des publications scientifiques. Mais le lit n'est pas adapté, et Mateo est bardé de perfusions et câbles difficiles à manipuler. L'équipe médicale se focalise sur l'apport de lait enrichi, nécessaire pour éviter la perte de poids, conséquence de la puissance et l'intensité du traitement. Nous, nous arrivons finalement à convaincre le personnel soignant qu'on peut adapter quelques règles pour continuer l'allaitement dans des conditions acceptables, et arriver à donner son premier biberon à Mateo en quelques jours afin d'éviter la sonde nasogastrique.

Du jour au lendemain, les impacts organisationnels sur la vie quotidienne sont énormes. Esther passe presque tout son temps à l'hôpital et Stéphane doit pouvoir se rendre disponible n'importe quand ; les déplacements professionnels ne sont plus envisageables. Pour l'intendance, même si nous avons la chance d'habiter à proximité du CHU, les proches sont mis à contribution : courses, linge, ravitaillement dans le service, et ménage en continu à la maison au cas où Mateo serait autorisé à sortir. Une cohabitation parfois pesante mais indispensable, qui permet aussi aux grands-parents de nous soutenir et d'être avec Mateo. Grâce aux aides facilitées par l'assistance sociale, nous ne souffrons pas de problèmes financiers ou liés à nos employeurs. Les collègues de Stéphane lui ont aussi donné quasiment deux cents jours de congé ! C'est dur à accepter au départ, dur de devoir expliquer sa situation et de se sentir redevable aux autres, mais indispensable. Certaines familles que nous avons côtoyées vivent des moments très difficiles de ce point de vue.

Ces circonstances affectent aussi le couple. Le fait de devoir se relayer à l'hôpital et le besoin d'être entouré des grands-parents réduisent les moments d'intimité quasiment à néant. Et malgré cela, il faut rester fort et appuyer l'autre quand le moral baisse. C'est un combat de longue haleine dont on ne connaît pas la durée.

Les six premiers mois, Mateo supporte « plutôt bien » le traitement, on suit le protocole standard. Les phases de chimio s'enchaînent, avec tous les soins et précautions qui vont avec : passages au bloc opératoire pour les voies centrales, corticoïdes à haute dose (leur effet excitant n'arrange pas les nuits !), antibiotiques pour traiter plusieurs infections, antifongiques, pansements et autres médicaments. Notre moral oscille au fil des annonces des médecins, mais les moments de déprime sont compensés par le développement de Mateo. Il est sollicité sans arrêt et progresse dans les domaines qui lui sont accessibles : motricité fine, position assise, et ses premiers mots, « papa » et « mama ». On n'imaginait pas les entendre pour la première fois dans une chambre d'hôpital.

Les équipes du service ont un métier difficile. Elles font pour la plupart leur possible pour que ça se passe au mieux, avec les moyens disponibles. Nous avons nos préférences, mais on ne peut en vouloir à personne. Les infirmières et aides-soignantes rentrent chez elles le soir, après douze heures de travail, et sont forcément marquées par la vie du service. Suivre des enfants et des familles pendant des mois crée forcément un lien, et affecte les soignants même s'ils ne le montrent pas.

Début 2019, après une série d'infections et des semaines d'antibiotiques, les résultats d'une analyse de la moelle osseuse montrent que le protocole actuel ne suffira pas, la greffe devient indispensable. C'est un coup dur, nous fondons en larmes en serrant Mateo dans nos bras, et ça ne va pas s'arrêter là. Lors des examens prégreffe, une infection pulmonaire est détectée, bénigne pour une personne saine, mais grave avec des défenses immunitaires anéanties par la chimio. Les médecins consultent un groupe national, car on est sorti du « standard ». Nous commençons une thérapie ciblée, couramment utilisée chez l'adulte, mais très peu chez les enfants.

Pendant ce temps, Mateo continue de nous épater. Malgré ce qu'il endure, il fait le coquin et apprend. Il boit au verre, et nous arrose en trempant les doigts dans l'eau, comme le lui enseigne sa grand-mère espagnole… Il refuse d'un coup le biberon de lait enrichi, et nous fait comprendre qu'il veut manger du solide. Ça fait plaisir de voir ce nouveau pas en avant, mais cela n'évitera pas finalement le besoin d'une sonde nasogastrique.

Malheureusement, la thérapie n'a pas l'effet escompté. La maladie revient plus fort et se concentre dans les os de Mateo, jusqu'à les fragiliser et lui provoquer une fracture du fémur ! C'est très rare chez les bébés… Une douleur de plus à gérer, et le début de la morphine. Cette période nous fait réaliser la difficulté à identifier la douleur et son origine, chez un enfant trop jeune pour l'exprimer par des mots. Comment aider les soignants et les parents à différencier un caprice d'un réel mal-être ?

Mi-juin, après une nouvelle tentative de traitement dans le cadre d'un essai clinique, on nous annonce ce qu'on n'osait pas concevoir. Le corps de Mateo est trop fatigué après des mois de soins, et la maladie ne va plus régresser. L'équipe médicale n'a plus de solution à proposer, et décide d'arrêter le traitement de la leucémie. L'issue sera forcément fatale.

C'est un cataclysme. Nous savons qu'il nous reste peu de temps à partager avec Mateo. Peu de temps, mais sans savoir combien. Durant tous ces mois, nous avons imaginé tant de moments à vivre après la guérison. Nous prenons conscience que ça ne sera plus possible. Nous avons rêvé de l'emmener en montagne, de lui faire toucher le sable de la plage, ou tout simplement de le voir jouer au parc avec d'autres enfants. Mais son état de fatigue et de douleur ne nous l'autorise plus, la frustration et la tristesse sont immenses. L'équipe du service des soins palliatifs fait de son mieux pour qu'on se sente bien sur les dernières semaines. Nous tentons de retourner à la maison pour profiter en famille, mais une crise de douleur aiguë nous oblige à revenir à l'hôpital en urgence. Nous y resterons jusqu'à la fin, nous ne voulons plus le voir dans cet état de crispation que jamais nous n'avions observé.

Le 5 juillet 2019, c'est la fin de la souffrance pour Mateo, et le début d'un grand vide pour nous et tous les proches. La vie n'est pas éternelle, mais on ne peut s'empêcher de se dire que perdre un enfant n'est pas dans l'ordre des choses. Notre regard sur la vie va changer, encore. Même en 2020, il y a encore beaucoup de chemin à parcourir pour traiter les leucémies pédiatriques, et plus généralement les cancers de l'enfant. La recherche doit continuer pour cibler les causes, et proposer aux soignants des traitements efficaces, moins difficiles à vivre. Quelques chiffres sur notre parcours : 337 jours de traitement, 4 blocs opératoires, 2 500 prises de température, des dizaines de transfusions, de doses de chimio et de ponctions, sans compter les dizaines de milliers d'euros de frais. Bien sûr, ces traitements sont inenvisageables sans les donneurs de sang volontaires, et notre système de santé qui prend en charge tous les frais. Merci à eux et à tous les futurs donneurs qui liront ces lignes. À noter enfin que très rares sont les libéraux qui acceptent de faire des prélèvements sollicités par l'hôpital à un bébé à domicile ; par manque de formation ou par commodité ?

Cette épreuve, même si elle nous a isolés physiquement de beaucoup de monde, nous a rapprochés de notre entourage, famille, amis et collègues. Mateo nous a soudés par ce qu'il a vécu et nous a fait vivre. Chacun a su être présent à son niveau pendant notre combat, et encore aujourd'hui. Peu se sont éloignés, ce qui aurait pu être la facilité dans ces situations compliquées à gérer émotionnellement. Il est impossible d'imaginer notre vécu et notre au revoir à Mateo sans être confronté à une situation similaire. Mais le plus important est de se savoir entouré pour pouvoir l'affronter. Nous pouvons tous supporter plus que ce qu'on imagine.

Nous sommes retournés dans le service d'hémato après quelques mois. C'est à la fois difficile de retrouver ces lieux que l'on a quittés en larmes, et réconfortant de pouvoir échanger avec ceux qui ont vécu avec nous le traitement de Mateo pendant presque un an. Une des premières remarques qu'on nous a faite est : « On est content de voir que vous êtes encore ensemble ! » Nous ne nous attendions pas à ça. Beaucoup de couples explosent après une telle expérience de vie, après le néant qui suit des mois dédiés exclusivement à la maladie de son enfant. Le nôtre a tenu bon, il s'est même renforcé. Nous pensons que c'est lié à la complémentarité de nos caractères, aux valeurs qui nous ont été transmises, et qu'il n'y a pas de formule magique. L'essentiel est l'amour que l'on partage, et la nécessité de parler de nos ressentis.

La vie de Mateo a été courte, dix-neuf mois. Elle valait le coup d'être vécue. Certains pourront penser que ni lui, ni nous, n'avons pu profiter pleinement sur une période si courte et contraints par les mesures strictes du protocole de soin. Nous pouvons dire au contraire, que nous l'avons vécue avec lui plus intensément. Même si ses seuls mots étaient « mama » et « papa », il nous a transmis énormément par son comportement et son énergie. Il a ri, joué, fait des bêtises, ressenti et bénéficié de l'amour de tout son entourage. Il a aussi pleuré, souffert de douleurs physiques et de contrariétés. Comme tous les enfants qui passent par cette épreuve il a été courageux et incroyablement fort, plus fort que beaucoup d'adultes dans une situation similaire. Par-dessus tout, partager notre vie avec lui nous a fait exploiter des ressources qu'on ne soupçonnait pas. Nous avons fait croître notre amour, notre patience, notre générosité, notre compréhension de la vie et notre force intérieure.

Nous te dédions les derniers mots de ce chapitre Mateo. Tu es unique. Tu n'imagines pas combien d'amour tu nous laisses. Tant d'amour à partager avec les autres, en ta présence toujours dans nos cœurs. MERCI « BICHITO » !

*MATEO, TE AMO (*Mateo, je t'aime)

Esther Hernandez Bernal,

Stéphane Viargues

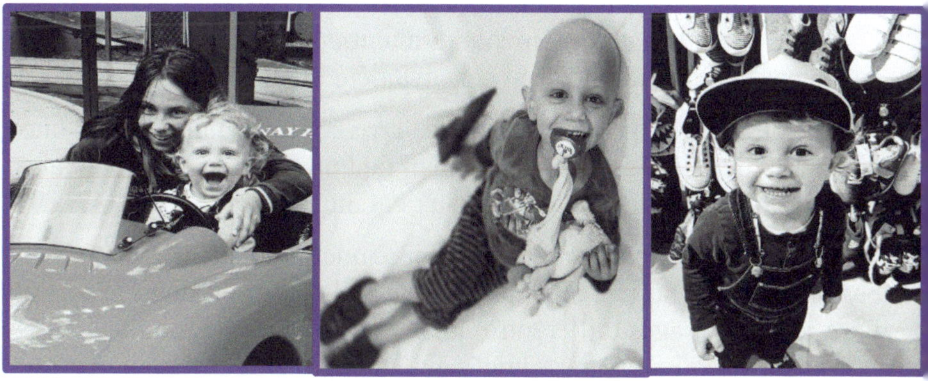

- 26 -
MATHIS

« Alors que nous essayons d'enseigner la vie à nos enfants, nos enfants nous montrent ce qu'est la vie ! »

Angela Schwindt

Notre enfance à mon mari et à moi n'a jamais été vraiment belle et simple, mais notre rencontre a tout changé et nous nous sommes juré de donner à nos enfants l'amour, la joie et la sécurité dont nous avions tant manqué.

Nous avons eu notre premier bébé « Lilou » le 22 janvier 2009, le jour de sa naissance a donné un sens à ma vie, je ne savais pas que l'on pouvait aimer autant un être, l'amour inconditionnel, celui pour lequel on déplacerait des montagnes et on donnerait sa vie…

Les années ont passé et le besoin d'avoir un autre enfant est devenu très grand, nous avions fait le choix d'une différence d'âge assez importante afin de s'occuper de notre fille comme il se doit.

Un bébé demande beaucoup d'attention et nous ne voulions en aucun cas la délaisser même si cela avait été involontaire…

Notre petit prince est donc arrivé le 29 juin 2017, que demander de plus à la vie qui semblait tant nous sourire, dix-sept ans d'amour, de complicité et deux beaux enfants !

Cela n'aura malheureusement duré que 6 mois… Mathis faisait beaucoup de coliques, comme sa sœur bébé, j'avais donc appris à faire des massages au ventre afin de soulager la douleur, j'ai rapidement senti sous mes doigts que quelque chose n'allait pas car le foie de Mathis était dur, j'ai pris rendez-vous chez notre médecin de famille car cela m'inquiétait énormément.

Comme d'habitude les gens me disaient « tu t'inquiètes encore pour rien… Arrête un peu… ». Le médecin lui, m'a donné raison, le foie était anormalement dur et gros et a prescrit une échographie, mon instinct maternel s'est mis en mode « alerte », j'ai insisté pour avoir l'examen d'urgence, alors que l'on me donnait des rendez-vous sous 15 jours, j'ai fini par en obtenir un le lendemain.

Après l'échographie on nous a demandé de revoir rapidement notre médecin pour une prise de sang et des examens complémentaires car Mathis avait beaucoup de nodules dans le foie.

Dans l'heure qui suivait nous y étions et la prise de sang était faite.

Il a fallu attendre le lendemain pour les résultats, une soirée longue et éprouvante, c'était l'anniversaire de notre princesse, faire semblant d'être heureux ce soir-là alors que l'inquiétude nous gagnait mon mari et moi, fut un déchirement, mais hors de question de ne pas lui faire souffler ses bougies, neuf ans, que le temps passe vite !

Le lendemain matin j'ai attendu au travail l'appel du médecin, ce qu'il a fait en milieu de matinée. Il m'a dit que les résultats n'étaient pas bons et que nous étions attendus au service oncologie de l'hôpital sud d'Amiens.

Je me souviens être montée en voiture, avoir hurlé, pleuré tout en allant chercher Mathis chez la nounou, je ne savais pas ce qu'il avait mais c'était grave !

Avec mon mari, nous nous y sommes rendus rapidement, nous ne savions pas à l'époque ce qu'était un service d'oncologie pédiatrique mais lorsque nous y sommes rentrés et que l'on a croisé les petits bouts sans cheveux, cela nous avait semblé irréaliste, quand allions-nous nous réveiller, c'était un cauchemar !

L'oncologue suspectait un neuroblastome et il allait falloir plus d'examens pour en être certain. Mathis a donc été hospitalisé quelques jours pour faire échographie, scanner, prises de sang, scintigraphie, ponction.

Le diagnostic tombe, confirmation d'un neuroblastome surrénal avec métastases au foie… C'était grave, appelé « cancer du nourrisson » cette maladie est très agressive et progresse vite, Mathis devait être pris en charge rapidement…

Le monde s'était écroulé sous nos pieds, la peur de le perdre, la peur qu'il puisse souffrir, d'être complètement impuissant, l'incompréhension et le sentiment d'injustice étaient présents. Nous étions dévastés… Notre petit prince avait « le cancer », ce mot qu'aucun parent ne souhaite entendre ou devoir prononcer au sujet de son enfant !

L'oncologue nous avait expliqué, qu'il y avait trois formes de neuroblastome et que seule la ponction pouvait déterminer de quel type il s'agissait.

Dans les grandes lignes, soit la maladie se soigne d'elle-même, soit il y aurait un pronostic donnant 80 % de chances sous chimiothérapie ou, si c'était le cas plus grave, 20 %. Les échantillons recueillis partirent à l'institut Pasteur et il fallait encore attendre un mois avant les résultats.

Durant tout ce temps, Mathis devait venir tous les deux jours pour une évaluation clinique et au moindre doute sur l'évolution rapide et négative, une cure de chimiothérapie serait mise en place, afin d'éviter que le foie finisse par écraser tout le reste de ses organes.

Un mois, une éternité, cela m'a été insupportable, je n'arrivais plus à manger et faisais de mon mieux pour être forte devant mes enfants…

Nous constations que son foie continuait à grossir, son ventre devenait de plus en plus gros et notre peur grandissait avec, car nous comprenions qu'il ne se soignerait pas seul, qu'il lui restait 80 ou 20 % de chances de guérison et que la chimiothérapie était inévitable…

J'avais commencé à prier tous les soirs le Seigneur, je parlais à nos chers disparus partis trop tôt leur demander de lui venir en aide, d'écarter le mal et de prendre ma vie en échange, je finissais par m'endormir en versant les larmes retenues durant la journée, J'avais également pris la décision de baptiser Mathis afin de le faire entrer dans la grande famille des Chrétiens, étant persuadée qu'il serait davantage protégé…

Quelques semaines plus tard, le verdict tombe : 80 % de chances de guérison !!! Dieu soit loué, dans son malheur, Mathis avait une forme de cancer avec un bon pronostic.

Nous voilà *boostés*, nous nous sommes immédiatement mis en mode *Warrior* pour notre petit bout, l'oncologue avait été clair sur le sujet : « étant petit, il puise ses forces en vous, vous baissez les bras il fera de même ! » Hors de question ! Notre bébé devait être entouré de gens aimants et positifs afin de lui laisser le maximum de chances dans son combat.

Dès le lendemain, anesthésie générale pour la pose du cathéter en sous cutané qui lui servirait à recevoir la chimiothérapie qui débutera juste après.

Durant 6 mois il a enduré son traitement et les hospitalisations comme un grand, sans jamais se plaindre, Nous avions dû mettre notre vie entre parenthèses car les périodes d'aplasie étaient systématiques (sans défenses immunitaires) après chaque cure, mais cela était une évidence pour nous, afin de pouvoir le protéger et lui éviter de nouvelles hospitalisations.

Je l'ai surprotégé, câliné, accompagné sans me rendre compte que j'en oubliais ma grande fille. J'en souffre aujourd'hui, je m'en veux énormément, elle a été tellement adorable et exceptionnelle à cette époque du haut de ses neuf ans avec sa propre souffrance. Jamais elle ne s'est plainte de ne plus me voir ou de ne plus m'avoir à ses côtés comme auparavant, nous étions, avant cela, très fusionnelles.

Ses résultats scolaires étaient excellents, elle se faisait petite, voire même oublier afin de nous éviter d'autres soucis, elle me disait souvent « Ça va maman, je vois que tu vas bien donc je ne m'inquiète pas ! »

Ces mois avaient finalement porté leurs fruits, après la dernière cure, les nodules dans le foie de Mathis avaient bien diminué et la chirurgie pour l'ablation de la surrénale, afin d'éliminer la tumeur mère, était maintenant possible.

On nous avait donc annoncé une rémission, quelques nodules étaient encore présents dans son foie, mais étant de bas risques et comme il n'y avait plus la tumeur mère pour alimenter, ils devraient finir par partir naturellement. Une surveillance suffirait, scanner du foie, de la surrénale et scintigraphie tous les six mois la première année et ensuite tous les six mois pour le scanner et une fois par an pour la scintigraphie pendant cinq ans à l'issue de quoi Mathis serait déclaré guéri.

Nous étions aux anges et avions fêté la nouvelle en même temps que sa première année. Quel bonheur de partager ce moment avec tous ceux qui nous avaient aidés et soutenus durant cette dure épreuve ! La vie nous souriait enfin de nouveau ! Avec de nouveaux projets en tête ! Le temps des premières vraies vacances en famille, le cœur léger à profiter pleinement de la vie !

Deux ans de bonheur quand les gens demandaient des nouvelles de la famille, je répondais « On va bien, on est heureux ! ».

Aujourd'hui les enfants ont bien grandi et ils nous procurent chacun à leur façon, amour et fierté.

Mais l'examen des deux ans est arrivé, celui que je redoutais, allez savoir pourquoi, encore cet instinct maternel qui m'avertissait, j'avais des doutes, j'avais senti depuis une semaine une grosseur sous son bras et je commençais à avoir cette boule au ventre, des insomnies et des idées noires…

Pendant la scintigraphie, ils lui ont fait plus d'images que d'habitude et là d'un coup mon cœur s'est comme arrêté, le manipulateur, allez savoir pourquoi a posé, à côté de nous, les images de l'examen pour replacer la machine, mon regard s'est porté dessus immédiatement, j'ai regardé mon mari les yeux remplis de larmes et de stupeur en lui disant : « Notre bébé est métastasé de partout, il y en a partout, ce n'est pas possible !!!!! »

Il n'a pas vraiment compris sur le moment et m'a demandé de me calmer.

En sortant je lui ai expliqué que la scintigraphie marquait en noir les cellules cancéreuses et que son petit corps en était rempli !!!

Un médecin est arrivé après avoir analysé les clichés et nous a dit d'un air compatissant qu'il était désolé mais qu'il fallait aller voir rapidement notre oncologue car les résultats n'étaient pas bons ! Ce que nous avons fait, effondrés, désemparés, notre vie venait de se briser pour la seconde fois !!!

Le cancer était revenu et cette fois il ne l'avait pas épargné, il était agressif avec des métastases dans le corps, les os et après examens, la moelle osseuse était également touchée. Comment cela était-il possible ?

Quel pourcentage de survie, après une rechute pareille, l'oncologue pouvait-il nous annoncer ? Qu'allait-il nous dire ? Y avait-il encore de l'espoir ?

Le désespoir, la peur de l'annonce, que l'on nous dise qu'il n'y avait rien à faire, que son état était trop grave…

Par chance, le neuroblastome n'a pas muté, probablement des résidus cancéreux restaient dans le corps de Mathis qui s'étaient redéveloppés. Cela veut dire que la chimiothérapie qu'il avait reçue bébé à petite dose avait été normalement efficace et que son pronostic était de 50 %.

Le protocole allait être très lourd et dur pour notre petit bonhomme, entre chimiothérapies à hautes doses, greffe de cellules et, au besoin, radiothérapie.

Mais comment rester optimiste ? Comment croire en ce que l'oncologue nous dit ? Quand AUCUN traitement d'entretien n'avait été mis en place durant sa rémission ! Cela aurait sans doute évité cette monstrueuse rechute ! On nous avait dit qu'il n'y avait pas de risque zéro mais qu'il y avait très peu de probabilités de rechute puisqu'il était de bas risque. On a surveillé tous les six mois le foie, la surrénale et une fois la scintigraphie générale la deuxième année de rémission mais le cancer est revenu partout sauf aux endroits contrôlés tous les six mois !!! Aucune prise de sang ne lui a été faite durant l'année !!! Aurait-on pu éviter cela ? Tant de questions, d'incompréhension, d'injustice, de colère, de doutes !!!!!

Mais la machine de guerre que peuvent être les parents s'est vite remise en mode « combat », avec des « si » on pouvait refaire le monde et surtout le temps n'est plus au doute, le mal est là et il faut se concentrer à nouveau là-dessus ! Aider du mieux Mathis dans l'accompagnement, le soutien et surtout, rester positif.

50 % de chances lors d'une rechute c'est énorme et il faut y croire, notre *Warrior* a déjà remporté son premier combat, cette fois il gagnera sa guerre une bonne fois pour toutes !

Nos mots d'ordre à partir d'aujourd'hui seront : « Joie, bonheur et combat ! » Laisser un maximum de chances à Mathis dans son combat, les traitements vont être tellement durs, qu'il faudra lui faire oublier au maximum les choses, en lui rendant la vie belle ainsi qu'à sa sœur pour qui l'annonce a été douloureuse.

Le partage et l'amour sont des valeurs que nous leur transmettons et nous continuerons durant tout le combat.

Mathis aujourd'hui passe entre deux et trois jours, hospitalisé pour ses chimiothérapies tous les 10 jours. Nous sommes à sa cinquième séance sur les huit prévues au premier protocole.

C'est un vrai guerrier avec des débuts très douloureux pour lui, dus à une allergie aux *strips* qui lui a valu une brûlure au niveau du cathéter, maintenant il est complètement paniqué à l'idée de recevoir des soins, le masque anesthésiant ne fonctionne pas, c'est un véritable déchirement de voir notre enfant dans cet état ! Mais il faut prendre sur nous, l'aider du mieux possible : nous testons une méthode, sur les conseils d'une amie de l'association ***Grandir Sans Cancer,*** basée sur la psychologie de l'enfant en lui faisant affronter la situation afin de mieux la contrôler, avec des images confectionnées par Mathis lui-même. Il se prépare aux déroulements des soins avec une récompense en fin de soin si tout se passe relativement bien, il devient donc acteur et non spectateur et cela commence à porter ses fruits en plus d'une équipe médicale formidable.

Mathis est d'une force, d'une générosité, d'une patience et d'un humour incroyables, il donne une sacrée leçon de vie aux gens !

Les séjours là-bas semblent très peu le perturber, mis à part qu'il ne mange rien, mais je ne m'inquiète pas car il a son petit rituel avec Papa au retour à la maison. Ils font leur bonne et belle pizza et ça lui redonne vite de l'appétit !

Mathis aime faire son charmeur avec les infirmières, il a même osé leur dire pendant un moment, dès qu'elles sortaient de la chambre, « Tu reviens quand tu veux, ma poule ! ».

Il se fait remarquer mais dans le bon sens, il est joyeux et cela semble être communicatif, il a la joie de vivre, je me dis souvent que ça l'aidera aussi dans la guérison et que nous devons bien faire les choses avec Papa pour qu'il soit comme cela !

Au bout d'un mois, il a commencé à perdre ses cheveux, une véritable épreuve ! Entre le savoir, en parler et le vivre, c'est complètement différent, on n'est finalement pas prêt, la première fois il n'en avait presque plus et je ne me souviens pas l'avoir aussi mal vécu ! Avoir les mèches de cheveux de son enfant dans ses mains après chaque câlin, sur la taie d'oreiller tous les matins au réveil et les trous dans la chevelure, c'était traumatisant et je ne pouvais plus le supporter, nous avons donc vite pris la décision de raser et papa l'a accompagné en faisant la même coupe que son petit guerrier, afin qu'il appréhende moins ce moment, maintenant les deux font partie de l'équipe « BZ » (boule à zéro) comme ils disent en riant !

Nous faisons dans le service de belles rencontres avec des mamans et papas dans le même cauchemar que nous, il y a tellement de cancers pédiatriques et de tout âge, c'est d'une injustice !

Nous échangeons, nous nous soutenons et cela fait vraiment du bien, car malheureusement l'hôpital a pour vocation de soigner, pour le reste ce sont les associations qui s'en chargent, mais Covid oblige, elles ne peuvent être très présentes sur le site, cela se fait ressentir dans le moral des enfants et des parents.

Je m'étais rapprochée de la fédération d'association ***Grandir Sans Cancer*** après la rémission de Mathis. À l'époque, j'en avais ressenti le besoin et le devoir, leur formidable travail dans l'accompagnement des familles et leurs actions afin de trouver un maximum de dons pour la recherche, qui rappelons-le, est quasi inexistante en pédiatrie faute de moyens financiers et d'aides suffisantes du gouvernement !

Mathis vient de passer une scintigraphie de contrôle afin de vérifier si le traitement fonctionne, j'ai eu la boule au ventre, tellement traumatisée par la dernière, j'avais la sensation que je n'y arriverais pas ! Mais je n'avais pas le droit de laisser ma peur prendre le dessus et surtout je devais être auprès de lui et de mon mari ! Un combat, ça se mène en famille !

Qu'allait-on encore nous annoncer ? Je n'ai jamais cessé de prier le Seigneur et de parler à nos proches disparus, espérant qu'ils continuent de m'entendre, qu'ils soient encore une fois près de lui dans son combat et qu'ils mettent tout en œuvre pour le libérer du mal. Certains se diront *« Mais comment fait-elle pour garder la foi, après tout ce que son petit a enduré et continue à endurer ? »*, c'est ma façon de me raccrocher, de croire en la vie, en l'amour !

L'oncologue nous a reçus dans l'heure qui a suivi afin de nous donner les premiers résultats, Mathis est très réactif à la chimiothérapie et le travail du traitement est très satisfaisant !

Quel soulagement, quel bonheur, l'avenir semble lui sourire, nous voilà *reboostés* pour la suite de ses traitements.

Cette fois, Mathis est pris en charge en haut risque donc rien ne sera écarté, nous irons au bout des traitements prévus, il va recevoir une greffe de cellules en décembre et après, si tout rentre dans l'ordre, un traitement d'entretien, ce qui éliminera les éventuelles cellules cancéreuses encore présentes dans son corps et évitera au maximum, la rechute.

Aujourd'hui je vis au jour le jour, profitant au maximum de mes enfants et de mon mari, et j'espère du plus profond de mon être pouvoir d'ici un an vous dire que le combat est gagné, que mon *Warrior* n'a rien lâché, que la vie est belle et le sera encore plus !

En attendant, prenez soin de vous et de vos proches, laissez les choses sans importance de côté, profitez de la vie ! Si elle vous semble parfois difficile, pensez à tous ces *Warriors* en combat, à ceux qui ont gagné et à ces anges partis trop tôt ! À leur courage et leur persévérance !

Pensez à leurs frères, sœurs, maman et papa pour leur combat à eux aussi !

Voilà, l'histoire de mon *Warrior* de trois ans, courageux, intelligent, aimant, merveilleux, extraordinaire, fantastique, combatif…

Espérant vous avoir fait prendre conscience de la tragédie qui se joue dans notre pays aujourd'hui !

Chacun d'entre vous peut faire de grandes choses à son niveau et avec ses moyens, alors :

Aidez la recherche pédiatrique et les associations, pour qu'un jour l'on puisse dire *« le cancer pédiatrique n'existe plus ! »*.

Merci aux associations, aux oncologues, aux infirmières, aux aides-soignantes, aux ASH (Agents des Services Hospitaliers) pour leurs investissements et leurs fabuleux travaux.

Élodie Tomczac

Association : **Grandir sans cancer**

https://www.grandirsanscancer.com/

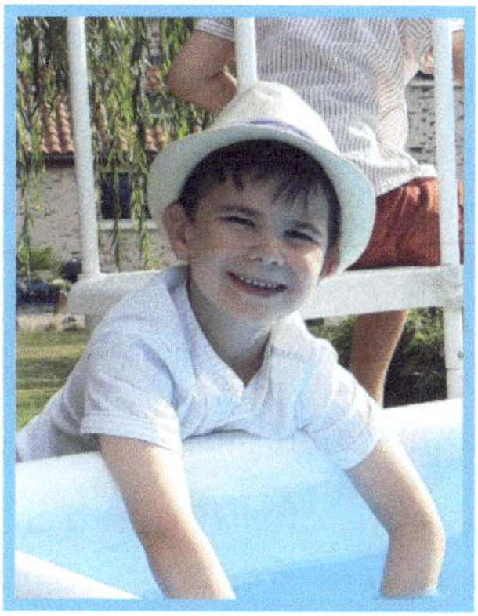

- 27 -
MAXENCE

« Apprends à écrire tes blessures dans le sable
et à graver tes joies dans la pierre »
Lao-Tseu

Les trois quarts du temps, la peur est un sentiment occasionnel, court et intense. C'est un peu comme une vague qui vous submerge et qui, en se retirant, vous laisse vous relever.

Quand au bout du téléphone les mots « hôpital », « Maxence » et « cancer » m'ont renversée, la peur a commencé à devenir chronique. Elle l'est devenue pour nous sept. Cette fois, un rouleau gigantesque était venu nous emporter en pleine mer pour nous noyer. Alors, on suffoque, on cherche sa respiration et on se noie dans ses larmes faute de ne pouvoir noyer sa tristesse. On crie à l'intérieur d'une plainte silencieuse que les autres perçoivent à peine. C'est comme se noyer près de gens qui ne voient rien et qui ne peuvent nous sauver. Le téléphone se coupe enfin et, bizarrement, le monde continue de tourner. Dans le tram, les gens rient, plaisantent, râlent et dorment. Pour un peu, je leur en veux de vivre. À ce moment, j'ai juste envie de crier au monde entier que mon frère a un cancer et que tout s'arrête.

Il faut savoir que lorsque l'on a quatre ans et qu'un gros méchant du nom barbare de leucémie lymphoblastique de type B vous attaque, on n'est pas seul. Le combat se mène à plusieurs, à coup de médicaments aux noms imprononçables mais aussi de rires, de jeux et de bonne humeur. L'entourage compte beaucoup pour lui, il me semble, et l’inverse se ressent aussi : bien que la maladie ne nous atteigne pas directement, elle fait souffrir. On souffre des pleurs des parents, de ses colères dues aux corticoïdes et de voir son petit corps changer au gré des traitements. On est blessé par les moqueries qu’il peut recevoir à l’école et par les disputes avec son frère, pour des choses qu’ils ne partagent plus. On a mal, oui. Mais on supporte. On n’a pas d’autre choix que de pouvoir supporter, que ce soit le regard des autres ou son regard à lui, qui ne comprenait pas.

Il y eut aussi ce moment au tout début où il refusait tout d’un bloc. Cela était trop. Trop d’aiguilles qui perçaient son corps, trop d’inconnu, trop de pleurs autour de lui. Alors, il ne voulait plus de rien, plus de l’amour de maman, plus de bisous, plus de regard de son frère. Ses pleurs étaient emplis de rage. La rage de ne pas savoir, de ne pas comprendre pourquoi du jour au lendemain, on l’avait traîné dans cet hôpital alors que ceux qu’il aimait étaient restés à la maison, dans son nid douillet. À quatre ans, on ne réalise pas que l’on peut mourir mais quand on en a dix-huit, on ne réalise que trop bien que le cancer puisse gagner.

C’est d’ailleurs en partie pour cette raison que je haïssais le cinquième étage du CHU de Nantes. Parce que c’est lui qui avait révélé la maladie de Maxence, lui qui voyait mourir des enfants. Ce que je n’avais pas encore compris, c’est que c’est lui aussi qui en voyait guérir.

Petit à petit, cet étage est devenu pour Maxence un endroit familier où tout le monde le connaît. Il se l’est approprié. Il y a ses petites habitudes, ses repas fétiches et ses jeux de société favoris. Il y a aussi les activités drôles qu’il attend avec impatience comme le sculpteur de ballon ou le magicien. L’hôpital, qui lui paraissait au début si hostile, est devenu une partie intégrante de sa vie de petit garçon. Pour moi, il était devenu l’endroit de sa future guérison, le champ de bataille d’une guerre sans merci.

Notre mode de vie est désormais peuplé de choses inhabituelles, de médicaments et de mots compliqués. La peur s’est un peu effacée par habitude et est même devenue une camarade de route. Les cheveux de Maxence tombent puis repoussent, les repas sont à la carte pour qu'il mange normalement et l'infirmière vient plus souvent que la famille. Maxence réalise un à un ses rêves grâce aux associations, il va de temps en temps à l'école et explique aux copains ce qui lui arrive et désormais, il montre fièrement son site sur son cœur par où les chimios vont combattre son cancer. Je donne mon sang en pensant à lui et aux autres enfants malades, nous nous engageons dans le milieu associatif et faisons connaître les cancers pédiatriques autour de nous. Notre quotidien a changé, nous avons fait le deuil de notre vie d'avant.

Aujourd'hui, nous sommes toujours sept, et plus encore dans cette mer houleuse. Entre tempêtes et récifs, nous vivons et survivons. Notre objectif commun est de porter à bout de bras notre Maxence hors de cet océan, sur une plage lisse et brillante que doit être la vie d'un petit garçon de quatre ans.

Alexandra, grande sœur de Maxence.

Association :**Warrior Chloé**

https://www.helloasso.com/associations/association-warrior-chloe

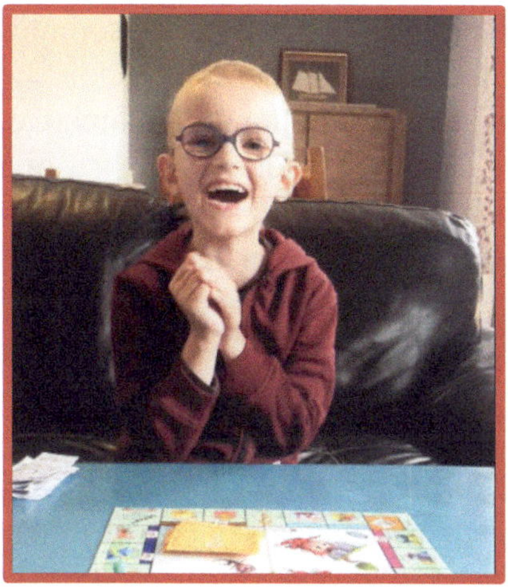

- 28 -
MELVIL

« Un pays développé est un pays qui permet à tous ses citoyens de vivre une vie libre et saine dans un environnement sûr »

Kofi Annan.

Je m'appelle Félix et je suis le petit frère de Melvil, j'ai six ans et demi. Pour moi, c'était dur que mon frère soit à l'hôpital. Là-bas, il regardait beaucoup la télévision. Je n'étais pas avec lui, il me manquait. Souvent, j'étais avec Mamie Fabienne, parce que ma maman était avec mon frère et mon papa travaillait. Parfois Melvil rentrait à la maison. J'étais très content. Quand j'allais le voir, je jouais dans la salle de jeux avec lui. À la maison, une dame venait souvent pour sa prise de sang.

Aujourd'hui mon frère va mieux et moi, je suis super-content.

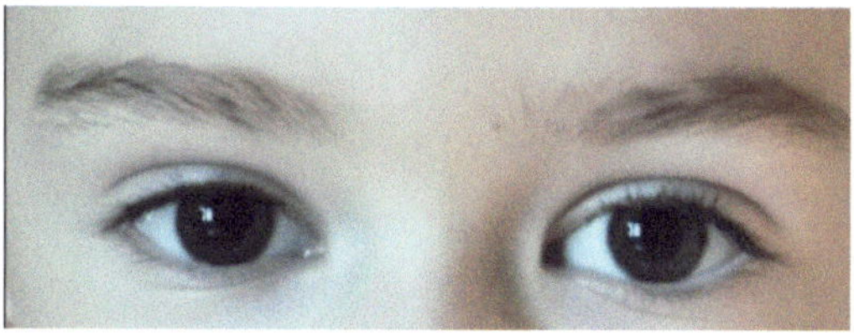

Félix Lalo Chaste – Né le 3 mai 2014

Je m'appelle Melvil, j'ai neuf ans. En famille, nous sommes allés voir un spectacle de pirates et j'avais une douleur au genou. Le 15 février 2017, nous nous sommes rendus à l'hôpital, maman et moi. On m'a fait plusieurs prises de sang et ce jour-là, j'ai su que j'étais malade et j'y suis resté 47 jours… Quand j'avais mal au ventre, j'appuyais sur la sonnette quand maman et papa n'étaient pas là, alors, les infirmières me donnaient une bouteille d'eau chaude que je mettais sur mon ventre pour que j'aie moins mal. J'avais une petite télécommande avec un bouton pour recevoir une dose de morphine quand je souffrais trop. Quand je mangeais de la purée ou plein d'autres plats avec mon papa, on se disait que mes globules blancs lançaient des boulettes de nourriture sur les mauvaises cellules pour les tuer. Le jour où je devais sortir, je n'ai pas voulu prendre le médicament Bactrim en liquide parce que ça avait un goût bizarre. Du coup on m'a donné un comprimé pour le remplacer. Quand je suis rentré à la maison, tous les jours je devais prendre plusieurs médicaments, et j'avais une sonde nasogastrique pour me donner à manger mais je ne sais pas si c'était bon car je ne sentais rien, ça ne passait pas sur ma langue. Quand j'ai refait mes vaccins, à la rentrée 2019, je me débattais. En ce moment, je vais mieux et je n'ai plus de médicaments. Je vais à l'hôpital tous les trois mois pour faire une révision. Je fais une prise de sang le jour d'avant. On a acheté un lapin bélier français qui fait plein de bêtises. Il s'appelle Roméo et il ramasse la poussière avec ses oreilles.

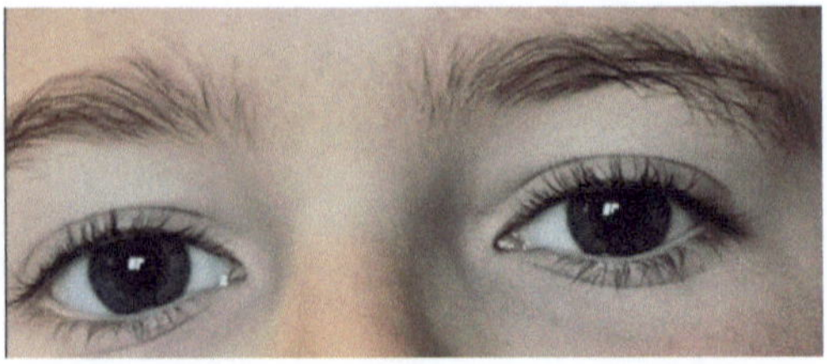

Melvil Lalo Chaste – Né le 8 décembre 2011

Nous étions dans la voiture quand ma belle-mère a reçu un appel qui disait que Melvil devait se rendre immédiatement aux urgences. Suite à ça, je suis restée avec mon père et Félix. Papa était très inquiet et déjà presque sûr de la nature de la maladie. Comme je n'étais avec lui qu'un week-end sur deux, je suis retournée chez ma mère. Le lendemain, j'ai reçu un appel qui m'annonçait la nouvelle et j'ai fondu en larmes. Les semaines suivantes étaient très dures pour tout le monde, toute la famille était dévastée et inquiète. J'allais rendre visite à Melvil à l'hôpital avec Maxime et on essayait de le faire sourire, de jouer avec lui, de le distraire. Quand il est rentré à la maison, il était très maigre, avait une sonde nasogastrique et était tellement fatigué qu'il était très dur de lui arracher deux mots. Cela me faisait beaucoup de peine de le voir dans cet état et je me sentais impuissante. Les mois ont passé et je voyais beaucoup moins Papa, on ne se voyait plus un week-end sur deux car il était très souvent à l'hôpital. Quand Melvil est allé en réanimation, ce fut un moment très difficile, on pouvait sentir la peur présente chez tous nos proches. Depuis, il va mieux et ça me fait énormément plaisir de le voir vivre sa vie pleinement et s'amuser. Parfois on oublie ce qu'il a vécu et on a simplement l'impression de voir un petit garçon comme les autres. Je suis fière de tout le monde et d'avoir traversé ça ensemble, de s'être soutenus, mais surtout de mon petit frère car je n'ai jamais vu quelqu'un d'aussi courageux.

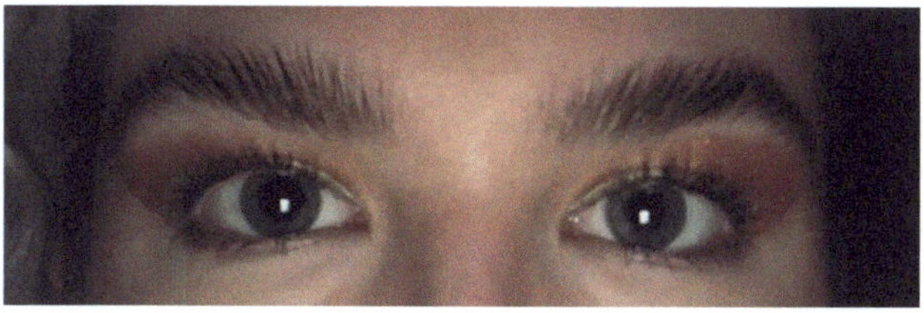

Amandine Lalo – Née le 26 octobre 2002

Je m'appelle Maxime. J'ai 22 ans et je suis l'aîné de la fratrie. Malheureusement (ou pas), mon esprit a fortement tendance à oublier les mauvais souvenirs pour ne garder que les bons. Trois ans après, je ne garde donc que des bribes des moments passés à l'hôpital avec Melvil, à jouer aux cartes, ou encore certains gros événements qui m'ont marqué, notamment la détresse dans la voix de mon père lorsqu'il nous a annoncé la nouvelle. Amandine et moi avons vécu la maladie de manière plus distante que Félix, car notre mère avait notre garde. J'ai également commencé à prendre mon indépendance à cette période. Malgré tout, nous avons fait notre possible pour apporter de la force à Melvil et à nos parents. J'ai fait le maximum pour que la page *Facebook* dédiée à la maladie circule auprès de mes amis et de la famille pour qu'ils puissent également nous aider lors de cette mauvaise passe. Nous allions voir Melvil dans de rares créneaux. Nous voulions le rassurer, jouer avec lui et lui montrer que nous étions là pour lui, même si nous nous voyions moins souvent. Je me souviens également de l'état de notre père à la fin de la maladie. Il était pourtant le plus combatif d'entre nous. Notre roc, au milieu de toute cette pénombre, a, malgré tout, fini par tomber. Il aura fallu près d'un an pour qu'il nous revienne, sorti de sa dépression.

Le chemin fut long et semé d'embûches, mais il semblerait que nous soyons finalement arrivés à la fin d'une période douloureuse.

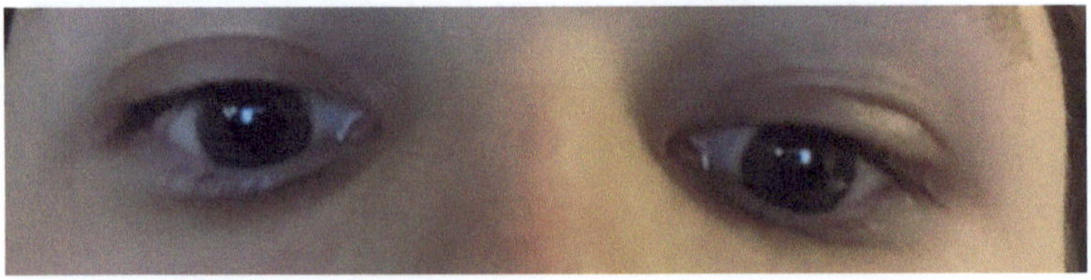

Maxime Lalo – Né le 28 décembre 1998

Regard de Papa sur la maladie

Le 15 février 2017, un coup de téléphone fait basculer nos vies. Le verdict est sans appel. Melvil, l'un de mes quatre enfants, âgé de cinq ans, est atteint d'une leucémie aiguë lymphoblastique. Uppercut. Nous vacillons, nous tenons bon, mais nous basculons dans un autre monde. Plus rien ne sera jamais comme avant. Dès le lendemain, nous appliquons les consignes de sécurité préconisées par le service oncologie de l'hôpital. Port de masques chirurgicaux, de blouses, de charlottes, pour éviter de transmettre nos microbes à notre enfant, ou aux autres enfants et adolescents hospitalisés dans le même service. Melvil restera enfermé 47 jours dans une chambre ventilée, située en secteur protégé. Une pièce d'environ 15 m2 où il est confiné, sans avoir le droit d'en sortir, et à laquelle nous accédons par un sas de sécurité où nous devons désinfecter tous les objets entrants. Prises de sang, transfusions, chimiothérapies, il n'a plus de défenses immunitaires. Le protocole de soins est prévu pour cinq années. Au-delà des effets secondaires très invasifs qui l'auront conduit une semaine en réanimation, à la suite de complications ayant déclenché une grave pancréatite aiguë, nous apprenons que les traitements lourds écrasent également les vaccins. Anna, ma conjointe, professeur en lycée, a dû arrêter de travailler pendant 18 mois, période durant laquelle notre fils avait classe à domicile une à deux heures par semaine. Nos déplacements étaient soumis à l'autorisation de l'hôpital d'Amiens — situé à une petite heure de route de notre domicile — après étude des résultats sanguins. Des seuils dits « acceptables » de présence de globules blancs dans le sang rythmaient notre quotidien. Pas pour deux semaines. Pas pour le temps d'un confinement. Non, pendant près de deux années, qui nous ont coupés, malgré nous, de notre entourage, amical et familial ! Visites à domicile limitées à deux ou trois personnes maximum, friction hydroalcoolique à l'entrée, sans aucune exception, masques pour les visiteurs, mais surtout pour Melvil. Des conditions drastiques pour lui permettre de vivre presque normalement. Lorsque le premier confinement a été prononcé en mars 2020, nous avons eu la sensation de revivre cette période difficile, à une différence près : nous nous sommes déjà adaptés à vivre avec les microbes pour compagnons de route. À l'heure de la mobilisation générale, nous avons fait passer un message sur les réseaux sociaux mais également dans la presse locale. Il s'agissait de partager notre expérience et d'expliquer qu'un confinement à durée limitée, à l'heure d'Internet et des réseaux sociaux était, d'une part, plus supportable que l'enfermement forcé dans une chambre d'hôpital, d'autre part bien moins restrictif que celui de nos grands-parents en temps de guerre, qui n'avaient ni denrées, ni télévision, ni loisirs. Le 15 février est – ironie du sort – la journée internationale de lutte contre les cancers pédiatriques. En 2021, Melvil entamera la cinquième année du protocole. Une éternité plus tard.

Regard vers le futur.

Le XXIe siècle sera celui de la santé environnementale ou ne sera pas. Cette cause devrait être une priorité nationale et internationale. J'en suis persuadé et je souhaite en être l'un des acteurs. En effet, l'expérience de la confrontation à une maladie grave comme le cancer m'aura convaincu de revoir mes priorités. Le temps est venu de prendre des décisions importantes. Ainsi, j'ai choisi de prendre la responsabilité de l'antenne Oise de la fédération ***Grandir Sans Cancer*** mais aussi de conserver ma casquette de membre du Réseau Environnement Santé, dont le Président, André Cicolella, signe la préface de cet ouvrage.

D'ici à l'élection présidentielle de 2022, je fais partie de ceux qui veulent demander des comptes. Des comptes au sujet de l'absence de réels chiffres concernant les cancers de nos enfants (seules, nous sont fournies des estimations depuis 2014, ce qui est inadmissible à l'heure de la communication globale par la fibre optique). Des comptes, plus généralement, au sujet du troisième plan cancer 2014-2019, dont la synthèse n'est pas publiée au moment où je rédige ces lignes en décembre 2020. Des comptes, enfin, à propos du quatrième plan, qui devait être reconduit pour la période 2020-2024 et dont nous n'avons aucune nouvelle alors que 2021 commence.

Comme nombre de parents, nous nous sommes posé des questions à propos des causes de la maladie de notre fils. Six cancers du sang dans ma commune, deux enfants, quatre adultes — dont l'un habite dans ma rue — auront fini par me convaincre de saisir l'Agence Régionale de Santé pour tenter de comprendre cette multiplication de cas. Tout comme les autres auteurs de cet ouvrage commun, je ne peux me résoudre à rester les bras croisés.

Tandis que Melvil est officiellement en rémission de sa leucémie et sur le chemin de la guérison, nous pensons qu'il est temps d'agir en amont, de prévenir, de mettre en place des programmes ambitieux pour quantifier et prendre les dispositions nécessaires en vue de réduire le nombre de maladies infantiles chroniques. J'aurais pu rester dans mon coin et attendre tranquillement que mon fils soit guéri, bien que les séquelles soient fréquentes chez les jeunes adultes après un cancer, il n'en sera rien. Même si ma femme reste en retrait, nous avons rencontré tous deux de belles personnes, participé à des colloques de la fédération ***Grandir Sans Cancer*** à l'Assemblée nationale. De mon côté, j'interviens lors de tables rondes sur la thématique de la santé environnementale au XXIe siècle, sous l'égide d'une députée de Loire-Atlantique, Sandrine Josso, dans un seul but : faire en sorte que la recherche progresse dans les années à venir de manière à faire reculer les cancers. Nous exigerons que les chiffres des cancers et autres maladies soient connus en temps réel et non pas sur la base d'estimations invérifiables fournies par des organismes qui n'ont ni la volonté ni les moyens de quantifier correctement les différents types de maladies en France. Nous souhaitons – c'est un de mes combats – que le statut de « parent d'enfant malade » soit créé afin de soutenir les familles financièrement, mais surtout moralement.

Pour évoquer plus largement mon vécu face au cancer de mon fils, mes deux romans :

- 2018 - « *Palindrome – La face cachée d'une L.A.L.* » – Éditions Librinova

- 2020 - *« Verso(s) – Le cancer d'un enfant, les combats d'un père »* Éditions Les Plumes d'Ocris.

Laurent Lalo

Association : **Grandir sans cancer - Oise**

https://www.grandirsanscancer.com/

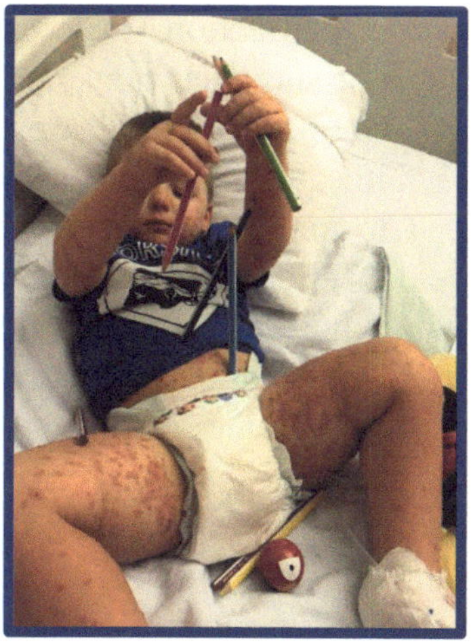

- 29 -
OWEN

« Seule la santé est la plus profitable et la plus grande richesse que la vie peut nous accorder. »

Esther Jonhson

Chanceux. Extrêmement chanceux. C'est ce que je retiens de notre expérience. Je m'appelle Élisabeth, j'ai trente-sept ans et je suis la maman d'Owen, qui a aujourd'hui six ans et demi. Voici notre histoire. Tout commence début décembre 2016, Owen a alors deux ans et demi. Il ne va pas encore à l'école, ni à la crèche. Il est gardé à la maison par sa mamie pendant que Maman et Papa travaillent. Owen a alors deux grandes sœurs, Elvina treize ans bientôt, et Mallory qui va sur ses douze ans. Nous sommes le vendredi 9 décembre 2016, 6 h 30. Infirmière au bloc opératoire, je m'apprête à partir travailler. Aujourd'hui, c'est papa qui garde Owen car il est malade. Mardi matin, nous avons consulté le médecin car il commençait à avoir de petits boutons, surtout en périphérie de la bouche.

C'est déjà arrivé par le passé, on ne s'inquiète pas trop, il a une peau fragile. Mais depuis la veille, il a de la fièvre à plus de 39 °C. Nous consultons un pédiatre le jeudi 8 car nous voyons que le paracétamol en sirop prescrit par le médecin le mardi est sans effet : la fièvre ne baisse pas ; Owen n'a plus d'appétit, lui qui mange si bien d'habitude et il est amorphe. Le pédiatre pense que c'est le syndrome « pieds-mains-bouche », bien connu des crèches. Nous nous demandons comment il aurait pu contracter cette infection virale en étant gardé à la maison, mais après tout, ce sont sûrement nous, ses sœurs ou ses parents, qui l'avons contaminé. Quoi qu'il en soit, c'est une infection virale bénigne, rien d'autre à faire que de patienter en essayant de soulager les symptômes… Ce matin du vendredi 9 décembre, je pars travailler vers 7 h 15, je dois être au bloc à 7 h 30 pour ouvrir ma salle du bloc opératoire à 8 h 00 et accueillir le premier patient de la journée. 8 h 00, c'est l'heure à laquelle le papa d'Owen m'appelle pour me dire qu'il faut que je rentre immédiatement, que Owen a le visage recouvert de boutons et de plaques rouges. Je ne comprends pas, je l'ai laissé il y a à peine 45 minutes, il avait quelques petits boutons mais rien d'inquiétant. Je demande à son papa de m'envoyer une photo sur mon téléphone portable, peut-être qu'il panique pour rien… Il s'exécute et lorsque je vois la photo, je panique à mon tour. Comment en moins d'une heure, son visage peut-il s'abîmer à ce point ? Je demande à son papa de le déshabiller et de regarder si d'autres boutons apparaissent sur son corps. Et là, stupeur, il en a sur tout le corps, alors que lorsqu'il s'est levé à peine 1 h 30 plus tôt, il n'y avait rien ! Je montre les photos à mes collègues de travail qui me disent de rentrer et d'emmener Owen aux urgences, quelque chose ne va pas, ce n'est pas normal, en quelques minutes, de nouvelles éruptions apparaissent… Je rentre donc et nous nous précipitons, Owen, son papa et moi-même, aux urgences pédiatriques d'Avignon. Nous arrivons vers 9 heures Nous sommes reçus immédiatement et mis dans un box, en attendant de voir l'interne des urgences. Lorsque celle-ci arrive, nous lui montrons les photos prises à 8 heures, soit une heure seulement auparavant, pour qu'elle se rende compte de la rapidité avec laquelle les boutons et les plaques apparaissent. Owen a toujours de la fièvre à presque 40 °C, malgré la prise de paracétamol à 6 h 30 lorsqu'il s'est réveillé. L'interne est tout autant surprise que nous, elle décide de faire appel à un médecin senior, qui arrive rapidement. Il nous dit qu'Owen va être transféré en pédiatrie, et qu'ils vont lui faire faire des examens. Ils commencent par une prise de sang, pour rechercher diverses infections, notamment le virus de l'herpès, mais aussi des prélèvements gastriques et rectaux… Ne sachant pas encore si ce dont souffre Owen est peut-être contagieux, nous sommes placés à l'isolement dans une chambre. Les visites sont interdites, sauf pour son papa, et toute personne qui entre dans la chambre doit « s'habiller », c'est-à-dire se vêtir d'une tenue de protection jetable, d'un masque et de surchaussures. Les heures passent et les symptômes s'accentuent. Owen est presque défiguré. Il présente désormais une éruption polymorphe, surtout au niveau de la région génitale et péri anale, des lésions au niveau des muqueuses buccales, ses lèvres sont très rouges et très sèches, gercées, mais pas seulement : les boutons ont envahi sa gorge, l'intérieur de ses oreilles, ses paupières, et continuent d'apparaître sur tout son petit corps… Il a toujours de la fièvre et ne veut rien avaler, pas même son petit biberon de lait qu'il aime tant. Il présente également des épisodes de diarrhées profuses. En attendant de recevoir les résultats des divers examens, les pédiatres du service décident de traiter Owen par l'antiviral Aciclovir, par voie veineuse. En effet, ils suspectent un herpès. Premier problème : il est extrêmement difficile de lui poser une voie veineuse périphérique, car désormais, pratiquement tout son petit corps est recouvert de plaques et boutons, dont l'aspect évolue même au cours de la journée, passant de petits points rouges à vésicules… Nous sommes six personnes au total auprès d'Owen pour essayer de lui placer un cathéter. Je suis à sa tête, tenant son petit masque sur son visage, dans lequel il respire un gaz bien connu pour apaiser les enfants… Je lui chante une chanson qu'il adore, pour essayer de le détendre, mais c'est peine perdue… Les puéricultrices ont le plus grand mal à trouver une veine, elles essayent une première fois, puis une seconde fois, enfin une dernière, en vain… Elles font alors appel à un anesthésiste, qui lorsqu'il arrive me dit : "Madame, je n'essaie même pas, j'appelle mon joker !". Son « joker », une infirmière anesthésiste des urgences, réputée pour arriver à perfuser tous les patients, même les « *impiquables* »… Elle demande qu'on lui monte dans le service l'appareil qui permet l'illumination des veines via la projection d'une lumière infrarouge sur le système veineux périphérique. Après six tentatives, une précieuse voie veineuse est enfin posée au niveau du pied d'Owen, l'endroit de son corps le moins abîmé par les plaques et les boutons… Nous avons dû le maintenir, à plusieurs, tant il se débattait ; il me regardait dans les yeux et hurlait en me suppliant d'arrêter… « Arrête maman, arrête ! ». Je faisais tout mon possible pour retenir mes larmes, mais voir toute cette détresse dans ses yeux, ça m'a brisé le cœur, je m'en voulais terriblement de devoir lui faire subir tout ça… J'ai mis beaucoup de temps à le calmer après ça, il a pleuré pendant près de deux heures dans mes bras, jusqu'à s'endormir d'épuisement… Mais enfin, nous avions une voie veineuse pour pouvoir le traiter, le soigner… Étant infirmière, je surveille cette voie veineuse très étroitement car elle nous est très précieuse. En effet, Owen n'accepte plus aucune alimentation ni boisson. Impossible de lui donner ne serait-ce que de l'eau à boire, les lésions qu'il présente dans la bouche et la gorge sont très douloureuses, il ne peut plus avaler… Première nuit en pédiatrie. Owen est très inconfortable, très douloureux. Son corps le démange à chaque endroit et il passe son temps à se gratter, partout, jusqu'au sang. Je dois passer la nuit à frotter ses petites jambes pour le soulager un peu, pour qu'il parvienne à s'endormir. Dès que je m'assoupis, et que j'arrête de le frotter, les démangeaisons et la douleur le réveillent. Je continue, je voudrais qu'il dorme pour ne pas sentir la douleur. La nuit passe, ponctuée par les visites des puéricultrices qui viennent changer les seringues électriques. Sa voie veineuse aura tenu une nuit. Le lendemain matin, elle diffuse et nous devons la lui enlever. Je crains déjà que l'on doive à nouveau répéter le même scénario que la veille, pour pouvoir lui poser une nouvelle voie veineuse… L'épisode de la veille a été traumatisant, tant pour lui que pour moi. Je ne veux pas qu'il revive ça. J'en parle avec les pédiatres qui proposent alors d'essayer de lui faire prendre son traitement par voie orale. J'essaie d'expliquer à Owen que s'il accepte de prendre ses médicaments par la bouche, nous ne serions pas obligés de lui refaire une « piqûre ». Il a 2 ans et demi. C'est compliqué étant donné le traumatisme de la veille, il hurle dès qu'il voit une blouse blanche entrer dans sa chambre. Les infirmières doivent déposer ses traitements sur la table mais ne peuvent pas s'approcher de lui, je lui donne moi-même ses médicaments et même comme ça, c'est très compliqué, avaler lui fait toujours mal, mais nous essayons. Nous y parvenons tant bien que mal, parfois après plusieurs essais. Nous sommes dimanche 11, troisième jour d'hospitalisation, la fièvre commence à descendre légèrement pour plafonner autour de 39 °C°. La dermatologue de l'hôpital vient tous les jours surveiller l'évolution de l'état cutané d'Owen, des internes l'accompagnent. Plusieurs hypothèses sont envisagées : érythème polymorphe bulleux, herpès… Lundi matin, quatrième jour d'hospitalisation, réunion du staff du service de pédiatrie. À l'issue de la réunion, les pédiatres passent nous voir dans la chambre. Ils nous expliquent qu'ils ne savent pas exactement ce qu'a Owen, qu'ils attendent toujours les résultats des prélèvements, mais qu'il « tolère » bien la fièvre ; nous restons en pédiatrie pour poursuivre son traitement, qu'il commence à ne plus vouloir prendre. Lui faire avaler une simple gorgée de sirop devient très difficile. La journée passe et la fièvre commence à tomber. Je suis un peu soulagée lorsque le thermomètre indique 38,3 °C. Owen semble moins douloureux. Lundi soir, nouvelle visite de la dermatologue, accompagnée de ses internes et du pédiatre de garde. Owen hurle en voyant toutes ces blouses blanches et cherche à se cacher sous le lit, en criant « bobo docteur, bobo docteur ». Il devient de plus en plus délicat de lui faire prendre son traitement. Une nouvelle nuit commence, pendant laquelle il parviendra à dormir trois heures d'affilée, ça n'était pas arrivé depuis des jours. Mardi matin, cinquième jour d'hospitalisation en pédiatrie. La fièvre plafonne entre 38 et 38,5 °C. Depuis cette nuit, Owen semble plus confortable, il se gratte beaucoup moins et semble moins douloureux. Certains résultats d'analyses reviennent, ce n'est pas le virus de l'herpès. Les pédiatres stoppent donc le traitement par Aciclovir. L'état général d'Owen s'améliore, en revanche, toute venue d'une infirmière ou d'un médecin dans sa chambre provoque des crises devenues ingérables, il est terrorisé et semble en refus total de soins. Les infirmières ne peuvent plus l'approcher… Il refuse toute prise de médicament. Mardi 13 dans l'après-midi, lors d'un entretien avec le pédiatre, nous décidons d'un commun accord de le laisser rentrer à la maison, en espérant qu'en retrouvant son foyer, son papa ainsi que ses sœurs, il sera apaisé et acceptera à nouveau de prendre ses traitements par voie orale. Nous quittons donc le service de pédiatrie, à la seule condition que nous revenions quotidiennement les jours suivants consulter les pédiatres, afin qu'ils puissent surveiller l'évolution de l'état de santé d'Owen. Nous rentrons donc le mardi soir à la maison, pour revenir en consultation pédiatrique le mercredi à 14 h 00. Owen va mieux, il recommence à s'alimenter. Retrouver sa maison et sa famille lui a fait beaucoup de bien. De nouveaux symptômes apparaissent pourtant. Il commence à perdre la peau de ses petits pieds et de ses doigts, rien de très inquiétant, mais étrange tout de même… Les jours passent et les consultations en pédiatrie s'espacent, tous les deux jours, puis une fois par semaine… Un mois et demi plus tard, nouvelle consultation avec la dermatologue qui l'avait suivi lors de son hospitalisation. Elle pense à un psoriasis, en plus de l'érythème polymorphe qu'il a développé en décembre. Il présente toujours des séquelles de cet érythème, toute la région génitale et péri anale est toujours à vif, aucune amélioration de ce côté-là. On tente un traitement à base de cortisone qui, s'il donne l'impression d'améliorer la situation, la fait flamber dès lors qu'on l'arrête. À ce moment-là, Owen commence également à perdre tous ses ongles, des pieds et des mains… Les semaines passent et en mars, nous avons rendez-vous à l'hôpital Saint Éloi à Montpellier, avec un Professeur spécialisé en dermatologie pédiatrique. Lorsqu'il nous reçoit en consultation, je lui montre le dossier d'Owen avec toutes les photos prises lors de son hospitalisation en décembre. Il n'a jamais vu ça. Il nous emmène immédiatement dans le service allergologie, pour montrer les photos d'Owen à sa consœur, à qui je dois réexpliquer à nouveau toute l'histoire depuis les premiers symptômes en décembre. Suite à ces consultations, des tests d'allergologie seront réalisés en juillet à l'hôpital Saint Éloi de Montpellier. Les mois passent, les ongles d'Owen ont commencé à repousser. Il va bien même si l'érythème au niveau génital et péri anal ne guérit pas ; nous nous en accommodons comme nous le pouvons… Nous continuons de voir en consultation régulièrement la dermatologue. Nous ne cessons de nous demander, depuis la première hospitalisation, si le cauchemar peut recommencer, car au fond, nous n'avons jamais vraiment su ce qu'Owen avait eu. Puis un matin de juin 2018, le cauchemar recommence. Les petits boutons autour de la bouche apparaissent, accompagnés de fièvre, comme en décembre 2016… Nous n'attendons pas, nous allons directement aux urgences pédiatriques d'Avignon, car nous savons que la situation peut vite s'aggraver. Lorsque nous arrivons, l'interne qui examine Owen nous dit que ce n'est rien et que nous allons pouvoir rentrer à la maison avec une prescription de paracétamol. Je lui demande de consulter le dossier médical de l'hospitalisation d'Owen en décembre 2016. Ce qu'elle fait ; elle revient alors avec un pédiatre qui décide d'office d'hospitaliser à nouveau Owen en pédiatrie, par précaution. Il fait bien car même si les symptômes sont moins violents qu'en 2016, il présente un nouvel épisode similaire au premier. L'hospitalisation est moins longue, seulement trois jours… Il se remet plutôt vite, si l'on peut dire. Les mois passent, Owen a toujours son érythème, mais il s'est habitué à vivre avec, avec parfois des moments plus difficiles que d'autres, c'est souvent très douloureux, puisque c'est à vif…

Owen a désormais presque six ans. Nous sommes en février 2020. Les médias français ne parlent que de la Covid 19. Nous voilà confinés. Au fur et à mesure que les semaines passent, de nouveaux cas se déclarent et l'on commence à entendre parler dans les médias d'enfants positifs au coronavirus, qui développent un syndrome très peu connu : la maladie de Kawasaki. En quelques jours, plusieurs cas sont répertoriés. À ce moment-là, comme toute infirmière, je travaille beaucoup. Je n'ai pas vraiment le temps de regarder les infos mais en tant que professionnelle de santé exerçant en libéral, je reçois tous les jours les informations sanitaires importantes par l'ARS et la sécurité sociale… Mais soudain, je suis envahie de messages, d'appels d'amis, de membres de ma famille, de collègues de travail… Tous me disent la même chose, tous ! Les symptômes de la maladie de Kawasaki, décrits dans les médias avec l'hospitalisation des enfants qui développent ce syndrome, correspondent à tous ceux qu'a présentés Owen ! J'ai le lendemain, au téléphone le médecin traitant d'Owen, qui envisage bien évidemment la même chose. Sachant que la maladie de Kawasaki peut-être très grave sous ses formes les plus sévères, pouvant entraîner des défaillances vasculaires et cardiaques, Owen sera vu le 11 septembre 2020 par un cardiologue.

Une échographie cardiaque ainsi qu'un électrocardiogramme sont réalisés ce jour-là. Conclusion du cardiologue : examen rassurant. Voilà pourquoi je nous considère chanceux. Il aura fallu attendre 2020 et le coronavirus pour enfin pouvoir mettre un nom sur ce qu'a vécu mon fils. Dans notre malheur, nous avons eu extrêmement de chance. D'une part, parce qu'Owen n'a développé qu'une forme bénigne de la maladie, qui n'a pas mis sa vie directement en danger. D'autre part, parce qu'aujourd'hui, je peux dire qu'il va bien, même si son érythème est toujours présent. Il est en pleine forme et je mesure la chance que j'ai d'avoir à mes côtés mes trois enfants en bonne santé. De par mon métier mais aussi de par mon engagement auprès de la fédération ***Grandir Sans Cancer**, maladies rares ou incurables*, je sais que de trop nombreux parents n'ont plus cette chance. Je n'arrive même pas à imaginer par quels états ces parents, ces enfants peuvent passer… Certains d'entre eux décèdent, je ne sais pas comment leurs parents arrivent à surmonter ça. La souffrance et le décès de son enfant, je pense que je n'y survivrais pas…

Et pourtant, eux l'ont fait, ils font preuve d'un courage immense et d'une combativité à toute épreuve, je les admire pour ça ! Ce qui est arrivé à mon fils n'est rien en comparaison de ce que ces enfants et leurs familles ont vécu, je ne sais pas d'où ils tiennent cette force qui les caractérise, mais je les estime énormément ! Je continuerai de me battre chaque jour à leurs côtés pour que la recherche avance, pour que les familles soient accompagnées dans la maladie et parfois dans le deuil, pour qu'un jour, plus aucun enfant ne soit arraché à ses parents…

Je tiens également à remercier mes collègues infirmières du bloc opératoire et de la salle de réveil de la Polyclinique Synergia Ventoux de Carpentras qui, lorsque mon fils était hospitalisé et ensuite en convalescence à la maison, m'ont offert des heures de récupération pour que je reste avec lui, sans perte de salaire, car oui, s'occuper de son enfant malade, ça n'a pas de prix, mais ça a un coût ! Un grand merci à elles. Elles se reconnaîtront.

J'ai beaucoup hésité à écrire notre histoire, car elle ne me semblait pas « légitime », en comparaison de ce qu'ont vécu les autres familles et enfants de *« Regards »,* mais comme m'ont dit certains proches, si j'avais pu lire le même témoignage que le mien à l'époque, le diagnostic aurait peut-être pu être établi plus rapidement, et ça nous aurait très clairement aidés… Si nous pouvons aider ne serait-ce qu'une seule famille grâce à mon témoignage, alors ça aura valu la peine !

Élisabeth Delobel

Association : **Grandir Sans Cancer - Vaucluse**

www.grandirsanscancer.com

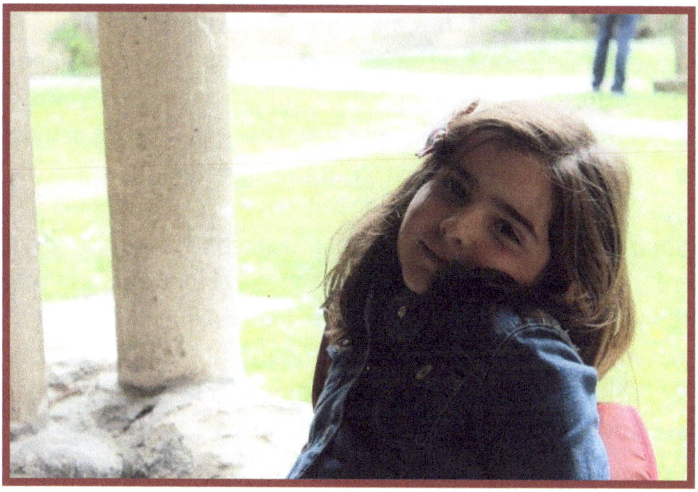

- 30 -
PALOMA

« *La vie a toujours été et sera toujours une souffrance et elle est un miracle* ». Jean d'Ormesson

Une association est entrée en contact avec moi pour me proposer de participer à un ouvrage collectif afin de sensibiliser la société aux cancers pédiatriques. J'ai évidemment accepté aussitôt d'écrire un texte. Que crois-tu que je devrais dire ? Bien sûr, je pourrais raconter ce jour de février 2018 où une partie de ton visage s'est brusquement trouvée paralysée, notre décision d'aller aux urgences de Bordeaux pour en identifier la cause et trouver le traitement adapté. Je pourrais expliquer en détail que les résultats de la prise de sang n'ayant rien donné, ta mère et toi, trois semaines plus tard, venues sans inquiétude au rendez-vous, aviez dû passer la nuit au 6eD, le service des cancers pédiatriques, parce qu'une IRM, prise juste au cas où, avait révélé une tumeur cérébrale du nom de GITC,– DIPG en anglais –, acronyme de Gliome Infiltrant du Tronc

Cérébral, pour lequel il n'existe aucun traitement, seulement des essais peu encourageants, et une espérance de vie post-diagnostic de neuf mois… Je ne parlerai pas du fatalisme des médecins, de leur manque d'empathie pour la plupart, et de leur insistance pour s'assurer que nous avions bien compris que tu allais mourir et que toute tentative de soin, même à l'étranger, étant vouée à l'échec, mieux valait ne rien tenter. Je préférerais parler de la douceur des infirmières, qui ne craignirent pas de manifester de la sympathie, de l'énorme élan de solidarité généré par les réseaux sociaux pour nous permettre de tenter tous les traitements possibles, notamment à l'étranger, afin de ralentir la progression de la maladie qui attaque progressivement toutes les fonctions du corps.

Je préférerais évoquer le dévouement de nos familles, de nos proches et même d'inconnus pour la générosité de leur temps, nous apportant des plats cuisinés par leurs soins quand nous n'avions plus même le temps de faire des courses, récoltant de l'argent, nous hébergeant à Londres, venant te voir, de toutes confessions, priant dans tous les lieux saints tous les dieux possibles. Tant de personnes nous apportant le soutien indispensable pour tenir tandis que tes facultés motrices te quittaient progressivement, t'empêchant d'abord d'écrire, puis de marcher, de parler et d'entendre alors que ta conscience restait claire. Le tout entrecoupé de voyages, de parcs d'attractions, de rencontres avec des artistes, grâce aux nombreuses associations solidaires. Ne crois-tu pas qu'il faudrait que je parle aussi du fait que j'aie cru jusqu'au bout que, là où la médecine était impuissante, un miracle te sauverait ? Que cette erreur m'a pourtant permis de rester dans l'espérance d'une guérison jusqu'au bout et de te garder toi, aussi optimiste et pleine de vie et de joie jusqu'aux derniers jours ? Et puis, il y a aussi le fait que nous t'ayons préparée à la possibilité de nous précéder au Paradis, juste au cas où Dieu avait un autre plan pour nous tous et comment ton grand frère Bruno, ta mère et moi, avons décidé d'en faire quelque chose. D'ailleurs, c'est la seule chose qui compte vraiment, je ne vais pas parler du reste. La mort d'un enfant est insupportable pour ses parents et incompréhensible pour les autres. Mais entre parents endeuillés, nous pouvons nous comprendre, appréhender la souffrance de l'autre et nous entraider.

Puisque, du haut de tes dix ans, alors que tu valais bien mieux que moi, que tu avais tout l'avenir, toute la vie, tous les projets du monde, c'est toi qui es partie la première, c'est moi qui devrais me montrer digne de toi, porter ton héritage, réaliser ce que tu avais à peine commencé à rêver… Il me faut accepter la peine, je sais qu'elle ne partira pas, mais si elle me permet de mieux comprendre celle d'autrui, d'être plus sensible à ceux qui m'entourent, mieux savoir ce qui compte vraiment ici-bas, alors tu ne seras pas morte en vain. Et de cette cruelle réalité qui n'a aucun sens, et que n'a voulue personne, aucun homme, aucun Dieu, je pourrais peut-être faire de cette stérile souffrance une espérance fertile.

Je crois que je pourrais parler de notre nouvelle relation qui s'installe : moi qui te parle, toi qui me réponds, et moi qui ne t'entends pas… Je te demande d'accueillir les enfants qui arrivent au Paradis, de les prendre par la main et de les rassurer. Je crois que, puisque tu as pu te préparer au passage de la mort, tu es bien placée pour réconforter les enfants qui n'ont pas eu cette possibilité et sont un peu perdus en arrivant. J'espère que tu leur dis ce que nous nous étions dit : que l'amour survit à la mort du corps, simple moyen de transport de l'âme devenu inutile là-haut ; que les parents n'oublient pas leurs enfants et qu'il faut comprendre qu'ils soient tristes, même si vous allez bien, et qu'ils auraient parfois envie de vous serrer dans leurs bras. J'espère que tu leur dis de s'approcher de la petite fenêtre dont maman t'avait parlé pour regarder vos parents depuis le Paradis, que tu n'oublies pas non plus de mentionner, c'est important, que nous pouvons désormais communiquer par les songes et par la prière… Je sais, cela fait beaucoup de choses, mais je te fais confiance. Si ta mission est claire, la nôtre reste encore à identifier et je compte encore sur toi pour nous envoyer des signes et nous faire comprendre pourquoi nous sommes encore ici et ce qu'il nous faut accomplir. À défaut de signes, envoie-nous la force et la patience nécessaires et qui nous manquent bien souvent, comme tu nous manques toi-même.

Et puis le vide… Des semaines que je n'ai plus écrit. Comme si, trop occupé à tenter de garder la tête hors de l'eau, j'y consacrais toute mon énergie au point de ne plus rien voir autour, ni si je suis seul ou s'il y aurait quelque chose à quoi me raccrocher. Sans vraiment m'en rendre compte, je me suis peu à peu réfugié dans ma grotte, asphyxiante plus que protectrice et, tel un Robinson seul sur son île et coupé du regard d'autrui, je ne me sens plus présentable.

J'ai oublié l'importance de ce projet d'écriture à quelques quarante mains, autant pour nos enfants que pour nous et que pour ceux qui nous liront… Je ne sais plus ce que j'avais prévu d'écrire, comment vont les autres parents, qu'ils soient coauteurs ou « simplement » touchés par les cancers pédiatriques. Je me rends compte combien mon rapport au temps est profondément bouleversé, combien faire des projets à plus de deux semaines me coûte et me semble absurde… Le mois d'octobre est arrivé, et tout s'est magnifiquement drapé de rose : mairies, boutiques, personnalités de tous bords dans le cadre du mois de la sensibilisation au cancer du sein. Pourtant, qui sait, à part les personnes directement concernées, que le mois de septembre était celui des cancers pédiatriques, qui s'était drapé de doré ? Comment se fait-il que cette maladie qui touche de plus en plus d'enfants ne soit pas plus médiatisée ? Peut-être est-il temps d'écrire un livre pour en parler…

Oscar Farkoa.

Blog : www.desailespourpaloma.fr

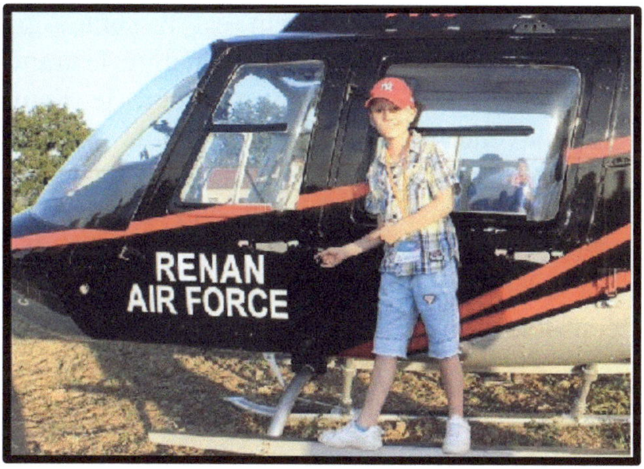

- 31 -

RENAN

« Quand tu regarderas le ciel, la nuit, puisque j'habiterai dans l'une d'elles, puisque je rirai dans l'une d'elles, alors ce sera pour toi comme si riaient toutes les étoiles. Tu auras, toi, des étoiles qui savent rire. »

Antoine de Saint Exupéry.

Été 2017. Renan a sept ans, c'est le début des vacances d'été, avec sa sœur Flavie douze ans et son frère Rémi onze ans. Il se prépare à passer de supers vacances. Renan est un petit garçon plein de vie, un petit clown qui aime la musique, danser, les voitures de luxe, jouer à la console, voyager. Il est très curieux. Une otite vient perturber les premiers jours de vacances, mais Renan ne se plaint pas et continue de profiter pleinement de ses journées. Quelques jours plus tard, en route pour l'Atlantique, une paralysie faciale droite s'invite à nos vacances. Le médecin est rassurant, peut-être la climatisation ? Mais je suis inquiète car, malgré le traitement, son sourire reste figé d'un côté. À notre retour, je l'emmène aux urgences : une nouvelle fois on nous parle d'otite. Mais en instillant les gouttes, j'aperçois une boule blanche dans le conduit de son oreille. Je décide de consulter son médecin traitant. Il appelle en urgence le service ORL du CHU de Clermont-Ferrand. Rendez-vous est donné pour le lendemain. Commence alors le manège infernal des examens médicaux. Biopsie, scanner, prise de sang, Renan se soumet à tous les examens. Des heures, des jours, une attente insupportable qui ne présage rien de bon.

C'est la rentrée des classes, une rentrée bien particulière. Renan est fatigué et la paralysie plus marquée. Mais il est tellement content de retrouver ses copains ! Le 15 septembre, le diagnostic tombe. Renan est atteint d'un rhabdomyosarcome embryonnaire de la mastoïde, nom barbare pour évoquer un cancer rare de l'oreille. Mon cœur de maman est poignardé, la douleur est viscérale, mes larmes restent gelées à l'intérieur de moi. On vient de m'annoncer l'inconcevable, l'inacceptable, le pire des cauchemars. Mais mon instinct d'infirmière s'empare de moi : on va se battre, et surtout ne rien lâcher. Tout s'enchaîne très vite, la tumeur est très agressive, il va falloir frapper fort et rapidement. Les médecins sont clairs là-dessus. Le compte à rebours est déclenché : pose de la chambre implantable, première chimio. Le « gros méchant », comme l'appelle Renan, grossit très vite, provocant des convulsions dès la première chimiothérapie. Trois semaines interminables d'hospitalisation. Être privé de son frère et sa sœur est insupportable pour Renan. Le retour à la maison est une grande fête : nous avons décidé de profiter de chaque minute et les retrouvailles sont un pur moment de bonheur.

Les allers-retours à l'hôpital s'enchaînent, nous devons partir à Nice pendant 8 semaines pour un traitement par protonthérapie (radiothérapie ciblée). C'est un déchirement de laisser les grands à la maison. Heureusement, ils nous rejoignent pour les vacances de Noël. Mi-février, nous rentrons enfin à la maison. La tumeur a diminué, Renan est très fatigué mais il trouve des ressources avec sa famille et ses copains.

Depuis le début de la maladie, il est en éviction scolaire, les maîtresses de son école viennent à tour de rôle et ses camarades lui font plein de dessins et de cadeaux. C'est très important pour son moral. À chaque fois que nous partons à l'hôpital, nous passons devant l'école et c'est une ovation : ses copains courent à la barrière et crient son prénom. Nous devons respecter des règles très strictes à la maison car Renan est souvent en aplasie (ses défenses immunitaires sont très faibles). Pas de visite ou très peu avec passage par le « sas de décontamination » lavage des mains, gel, masque, changement de vêtements, la maison est aseptisée… Dernière séance de chimio, le scanner est bon : la tumeur a diminué. Notre fils va pouvoir commencer son traitement d'entretien : chimio orale pendant 6 mois.

On souffle enfin, on part quelques jours en vacances avec la peur au ventre car la liberté nous effraie. On a tellement vécu confinés que c'est effrayant de reprendre une vie normale. Mai 2018, malheureusement le répit est de courte durée, la tumeur regrossit. C'est un nouveau tsunami qui s'abat sur nous. Un nouveau protocole est proposé, mais nous savons très bien que les chances s'affaiblissent. Nous continuons d'y croire, nous sommes en mode « combat ». Renan ne veut plus aller à l'hôpital. C'est un véritable calvaire dès que nous devons nous y rendre. La solution est de le déguiser en super héros. À chaque rendez-vous en hôpital de jour, il se présente avec un nouveau déguisement d'Avengers. Un super-héros, ça gagne toujours… L'équipe des soignants de Clermont joue le jeu et cette stratégie facilite l'acceptation des soins. Nous arrivons même à faire ses chimios avec son meilleur pote Romain dans la même chambre. Ces deux-là sont liés à jamais. Ils se sont rencontrés via un jeu vidéo en ligne et se sont retrouvés en « vrai » en salle multimédia au *Shop* de Clermont… Mais le gros méchant ne lâche pas prise : nous partons à Paris où l'on nous parle d'intervention aux Pays-Bas, accompagnés d'une équipe de Necker… On est prêt à parcourir le monde s'il le faut. Le sort s'acharne, aucun traitement ne stoppe cette tumeur. Tout est annulé. Il faut se rendre à l'évidence, cette tumeur de quelques centimètres est en train de détruire la vie de mon petit garçon. Alors chaque instant est une victoire. Il faut profiter de chaque minute et tout mettre en œuvre pour réaliser les rêves de Renan. Grâce à l'Association *Petits Princes*, Renan assiste au retour de la coupe du monde au Stade de France avec son frère et sa sœur. Grand moment de bonheur et d'évasion malgré une fatigue extrême. Il garde un moral d'acier. Nous ne remercierons jamais assez ces bénévoles qui consacrent leur vie à embellir celle des enfants gravement malades. Renan n'est pas revenu avec deux étoiles mais avec des milliers dans ses yeux. Un élan de solidarité est en train de se mettre en place autour de nous. Les amis, les camarades de classe, la famille, tout le monde se mobilise pour que les rêves de Renan soient exaucés : baptême d'hélicoptère pour son anniversaire avec la présence de toute son école ; baptêmes en Ferrari et Porsche ; concert et rencontre avec Dadju ; des messages d'encouragements par des personnalités ; une escorte VIP à la sortie de l'hôpital… Ces moments d'évasion sont une véritable bouffée d'oxygène, ses copains ont l'impression que Renan n'est plus malade… Et nous, en le voyant si souriant et plein de vie, gardons espoir. Après cinq séries de chimiothérapies et une tentative de protocole de thérapie ciblée, nous devons nous résoudre à l'inéluctable. Le gros méchant est plus fort que tout. Renan veut rester à la maison, entouré de ses proches et de ses amis. Mon métier d'infirmière nous permet de réaliser les soins palliatifs à la maison avec l'aide incroyable de l'équipe médicale de Clermont.

Noël approche, nous avons décoré la chambre avec un beau sapin, une crèche, des photos, des peluches, des cadeaux que lui apportent ses copains tous les jours. C'est entourés de tous nos proches que nous passons les fêtes. Renan aime tellement cette période. Il se bat et lutte mais il s'en va petit à petit. On augmente progressivement les traitements sédatifs car Renan est douloureux et ses gémissements sont insupportables.

3 janvier 2019, 5 h 20 du matin, C'est ton dernier souffle. Après 3 heures d'agonie, ton petit cœur s'arrête. Dans mes bras et ceux de ta sœur, tu prends ton envol. Il n'y a pas de mot pour exprimer cette douleur. J'aime imaginer que tu es au paradis des enfants, sautant de nuage en nuage, rigolant sur ton étoile. Là-haut, il n'y a plus de gros méchant, tu vois mon super-héros, tu en es enfin débarrassé. Tu as gagné grâce à ta détermination, ta force, et ta combativité. Un ami a écrit que tu avais été choisi par la colombe. Tu sais une colombe, c'est ce bel oiseau qui voyage dans le temps, il vient vers toi et revient vers moi… Cette colombe c'est notre messager, comme cet arc-en-ciel de cœurs qui nous relie, toi, ta sœur et ton frère. Je sais que tu vas veiller sur nous et que tu nous guideras dans nos vies. Il suffira que l'on ferme très fort les yeux et tu nous conduiras sur le bon chemin.

***

Hommage de ses camarades de classe : « Renan, voilà l'étoile, elle est pour toi car tu resteras toujours dans notre cœur. Nous garderons en nous ton sourire en classe, le départ de l'hélicoptère, ta présence autour de nous, ta lutte contre la maladie. Quand nous aurons un petit cafard, nous regarderons le ciel et nous rechercherons l'étoile qui brille le plus. Et si le ciel est gris, ce sera avec notre cœur que nous te retrouverons. Tu étais et tu resteras toujours notre étoile à tous. Au revoir Renan, nous t'aimons. »

***

Hommage de Flavie sa grande sœur : À mon petit frère

Septembre 2017, ma vie a pris un tournant quand ce jour-là, à 17 h 30 en revenant du collège, tu m'as annoncé que tu étais atteint d'un cancer : rhabdomyosarcome. Tu étais si fier de me dire que tu allais guérir et que ce n'était pas ce mot « cancer » qui allait te détruire. J'ai croisé le regard de Rémi et nous nous sommes mis à pleurer d'une douleur atroce. Pour lui comme pour moi, le mot cancer signifiait la fin de la vie, une maladie qui ne se soigne pas.

Mais nous avons cru en toi, en la médecine. Nous avions tout mis en place pour que toi, Renan, tu t'en sortes indemne. Quelques semaines plus tard, tu as eu ta première séance de chimiothérapie, ce fut un échec… Les médecins ont choisi un nouveau traitement qui, celui-ci, devait marcher. Ta tumeur a alors rétréci et pour nous, tu étais sauvé. Malheureusement, quelques semaines après, ta maladie a pris le dessus sur le traitement. Eh oui, elle avait regrossi ! Un troisième traitement a alors été effectué, le résultat fut sans appel, elle grossissait toujours. Un quatrième puis un cinquième, au total cinq chimios pour tenter de vaincre le « gros méchant ». Des séances de protonthérapie à Nice ont été nécessaires. Séparés de toi durant trop longtemps nous t'avons rejoint, Rémi et moi. Huit semaines de douleurs et d'attente pour que cela aboutisse à une fin tragique. Des allers-retours en pagaille à l'hôpital, tes pleurs et tes cris qui indiquaient que tu ne voulais pas y aller. Pour pouvoir te serrer contre moi il fallait tout d'abord passer par la case départ : le lavage des mains, les passer et repasser au savon, nous devions aussi changer de vêtements et parfois même porter un masque, car tes globules blancs étaient trop bas. Tu as donc fini tes jours comme tu l'as souhaité, à la maison, entouré des gens que tu aimais. Ton état se dégradait sans cesse chaque jour et ta tumeur se voyait de plus en plus. Je savais que tu étais proche de la fin mais je gardais toujours espoir qu'un miracle puisse se produire. Cette nuit-là, la nuit du 2 au 3 janvier 2019 où tout a basculé, je me souviens d'absolument tout, de ton pouls qui s'arrêta lentement, de tes derniers souffles de vie, je les entends, chaque jour qui passe, résonner dans ma tête comme si c'était hier. Le dessous de ton corps était devenu tout rouge, ta tête et tes mains blanches et froides. On m'a arraché mon petit frère, un bout de mon cœur, je me sens démembrée, nous passons de trois à deux et personne ne peut ressentir cette douleur à défaut de l'avoir vécue. Mes petits frères sont le meilleur cadeau que la vie m'ait fait et jamais je n'aurais imaginé la vivre sans eux. Malheureusement, la vie t'a pris et chaque jour qui passe je me demande : pourquoi toi ? Toi qui n'as jamais rien demandé à personne, qui étais toujours plein de vie, de rire, de blague et d'amour. Mon cœur est noir et je suis meurtrie de peine, j'aurais aimé que cela n'arrive pas mais je ne contrôle pas la vie. Aujourd'hui, si je souris, c'est parce qu'il y a Rémi et des personnes qui prennent soin de moi et surtout parce que je sais que là où tu es, tu ne souffres plus et que ce « gros méchant » est enfin réduit à néant.

***

Il faut continuer de vivre, ou plutôt survivre et apprendre à vivre avec cette douleur viscérale qui me ronge. Le temps n'efface rien, et mon seul souhait c'est que l'on continue de parler de toi, Renan. À travers l'association *Renan l'étoile qui sait rire*, dont tu es l'effigie, de nombreux bénévoles – la plupart sont tes petits copains – nous portons ta voix, celle des enfants gravement malades et de leur famille. Cette association, c'est la rencontre de deux mamans, qui plus est infirmières toutes les deux (Françoise et moi-même) au « vestiaire piscine » de l'horreur du service d'oncopédiatrie de Clermont en septembre 2017. Le cancer a jeté nos enfants dans le grand bain, le bain de la douleur, de la violence de l'inimaginable. Comment à 7 ans et 13 ans allaient-ils pouvoir tenir leur petite tête hors de l'eau avec ces deux énormes monstres qui ne pensaient qu'à les engloutir. Ces deux furies de mères ont télescopé leur chagrin, leurs peurs. Malgré nos cœurs cabossés et nos âmes abîmées, nous avons tout de suite su que nous allions nous battre sans rien lâcher. Il faut savoir que nous ne nous sommes plus jamais quittées et que pendant toute la durée du traitement nous avons tenté de bousculer l'équipage du service d'oncopédiatrie. Nous avons mené de petites et grandes rébellions, avons fait tanguer le navire et, plus d'une fois, mis le bazar. Sur ce bateau aseptisé avec ses cabines étroites et froides où nos petits se cognaient non seulement à leur souffrance mais à une mise à l'isolement obligatoire, nous et nos petits mistrals gagnants tentions désespérément de hisser de nouvelles voiles. En outre, nous voulions tout savoir et comprendre des protocoles. Nous aurions pu être mises en cale sèche pour notre désobéissance, nos revendications mais c'était bien mal nous connaître car nos petits luttaient avec tant de courage et de dignité contre la tempête que rien n'aurait pu nous arrêter. Alors nous faisions beaucoup de bruit, car nous voulions embarquer et naviguer sur un bateau plein de vie quand personne ne savait ni pouvait leur dire où ils allaient accoster. Élie a accosté sur la plage de la vie du monde des visibles avec son sac à dos de suivi médical. Renan, mon intrépide petit guerrier a dû rejoindre l'horizon : cette ligne où la mer et le ciel ne semblent faire plus qu'un. Maintenant si vous regardez le ciel, la nuit, vous verrez l'étoile qui brille le plus, c'est celle qui sait rire et envoie des arcs-en-ciel de vie aux enfants atteints d'un cancer.

Écoutez bien, elle rit cette étoile : car quelqu'un lui a murmuré que deux furies de mamans continuaient. Elles ne s'arrêteront jamais.

La vie est belle mais tellement cruelle…

Sophie Combe

Association : **Renan L'étoile qui sait rire**

www.facebook.com/RENAN-Létoile-qui-sait-rire..

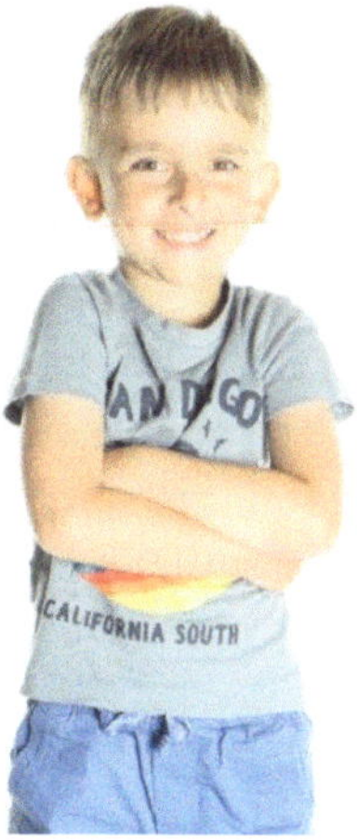

- 32 -
RUBEN

« Quand on est malade, rien ne chante plus fort que l'envie de guérir »
Jean Giono

2017 : voici un an que nous avons quitté la région parisienne avec nos deux enfants, Ruben trois ans et Clara un an et demi en juin. Tout se profilait pour le mieux et nous étions en train de concrétiser notre projet de vie. Après 1 an et demi de congé parental, je venais de quitter mon travail pour commencer une nouvelle aventure professionnelle dans notre nouveau département, La Loire-Atlantique. Le 12 de ce mois de juin, je pars chercher Clara à la crèche pour lui préparer son déjeuner. Je me souviens encore être en train de nettoyer le biberon du matin lorsque l'école maternelle où est scolarisé Ruben en petite section, m'appelle. Je décroche et l'on m'annonce que Ruben ne va pas bien. Il a joué dans la cour après le déjeuner à la cantine, a chahuté un peu et a fini par terre. Rien de très important mais au moment de faire la sieste, il se plaint de douleurs au ventre et pleure. L'ATSEM sent qu'il y a quelque chose d'anormal. Ni une, ni deux, je contacte la crèche qui accepte de me reprendre Clara. Papa travaille et personne de notre entourage n'est disponible. Je file à l'école. Ruben n'est pas bien. Je n'arrive pas à joindre la pédiatre. Je décide par précaution de l'emmener aux urgences de l'hôpital de Saint-Nazaire. Entre-temps, la pédiatre me rappelle et me conseille également de me rendre aux urgences. Nous sommes pris en charge rapidement. Ruben semble aller mieux. Il se repose. L'infirmière arrive pour prendre ses constantes. Nous le déshabillons et je découvre un peu paniquée des bleus sur son dos et au niveau du coccyx. Je suis en colère, très en colère sur le moment car je pense que Ruben a subi des coups et je ne comprends pas. Ces mêmes bleus n'étaient pas présents le matin. Le médecin arrive, l'ausculte et assez vite, elle me dit qu'il ne s'agit probablement pas de coups. Elle n'en dit pas plus et l'ausculte de la tête aux pieds. Elle remarque des petites taches rouges comme des petits points sur plusieurs endroits de son corps.

Elle décide de faire faire un bilan sanguin et une radio de l'abdomen.

Je patiente avec Ruben sans m'inquiéter car il va mieux. Le médecin revient avec les résultats du bilan. Les choses deviennent alors floues sur le déroulé des événements. Elle me prend à part dans une salle, me parle de globules blancs hauts, plaquettes basses… Je n'y connais rien. Je ne pose pas plus de questions. Je ne comprends pas et ne songe même pas à demander des explications. On m'annonce l'hospitalisation de Ruben pour la nuit et son transfert dès le lendemain matin, en ambulance, au CHU de Nantes pour des examens complémentaires qui ne se pratiquent que là-bas. Toujours sans nous douter de rien, Papa retourne au travail le lendemain, pendant que j'accompagne Ruben à Nantes. Dans le véhicule, l'ambulancier me demande où on va, dans quel service. Je lui dis que je n'en sais rien. Je ne connais pas très bien Nantes et pas du tout le CHU. Il téléphone pour avoir des infos et je ne m'en préoccupe toujours pas. Mon but, à l'instant présent, est le confort de Ruben, l'instant T. Rien ne m'interpelle, je me laisse guider. Puis nous arrivons, prenons l'ascenseur, Ruben toujours dans le brancard. Les portes s'ouvrent et je vois marqué « oncologie pédiatrique ». Le choc !

À ce moment-là, je suis sortie de mon corps. Je me souviens de cette sensation d'être au-dessus du brancard, de suivre mais de ne plus être présente. J'étais dans un monde parallèle. Tout me semblait irréel. Tout s'emballait. Nous arrivons dans le service. Le prénom Ruben est marqué sur la porte d'une chambre. Plusieurs infirmières et auxiliaires de puériculture nous accueillent. Tout est flou. Tout défile.

Je me souviens que l'on installe Ruben, on lui prend ses constantes, ses mesures, etc. Je suis là sans être là. Je suis juste avec Ruben. Je garde le sourire mais juste de façade. Je me dois de faire face pour lui quoi qu'il arrive. C'est alors qu'une femme, jeune médecin ou interne, je ne sais plus trop, rentre dans la chambre avec d'autres étudiants en pharmacie, il me semble. Je suis assise sur le bout du lit de Ruben. Elle me demande si je sais ce qu'il se passe. Je lui réponds non. Je lui explique que l'on ne nous a rien dit de précis. Juste qu'il y a un examen complémentaire à passer et qui ne se fait qu'à Nantes, d'où notre transfert. Puis elle me lâche : « Votre fils a une leucémie ». Je lui réponds « Non ce n'est pas possible, pas mon fils ». Elle tente de m'expliquer les choses mais mon regard part dans le brouillard, se remplit de larmes. Je me refuse à regarder Ruben dans les yeux, je détourne ma tête vers la fenêtre. Le choc est trop fort. Je pars en courant dans le couloir. Je tape une porte ou un mur et je m'effondre. En même temps, je n'avais rien mangé depuis la veille à midi. Plusieurs personnes me relèvent, je n'ai plus de forces et pleure, hurle. On m'installe dans un salon dédié aux entretiens de la famille. On m'apporte de quoi manger. On me réconforte et on m'amène mon téléphone oublié dans la chambre. On me rassure en me disant que Ruben va bien, on s'occupe de lui. Tout me semble long et rapide à la fois. Une sensation assez difficile à décrire. Je reprends mes esprits. Je n'ose pas appeler le papa. J'ai peur qu'il se précipite pour nous rejoindre et qu'il ait un accident. J'appelle d'abord nos parents, leur demandant d'appeler Fabien, mon mari pour qu'il puisse parler et prendre le temps d'assimiler ce qui se passe. Je lui téléphone ensuite. Je lui demande de s'asseoir et de demander à quelqu'un d'être près de lui. Je lui annonce le diagnostic envisagé. Tout s'écroule. Il souhaite nous rejoindre. Je lui dis de prendre son temps et surtout de rouler calmement. Il arrive alors à l'hôpital. Les médecins nous reçoivent tous les deux. Ruben doit passer au bloc en urgence pour un myélogramme (ponction de moelle osseuse dans les os du bassin) et la pose d'une chambre implantable, petite boîte sous la peau au niveau de la poitrine, reliée directement à la veine centrale. Pour les médecins, les derniers bilans sanguins laissent peu de doutes sur le diagnostic mais il doit être confirmé par une analyse de sa moelle osseuse. Pour les jours suivants, c'est le gros trou noir. Impossible de me rappeler exactement ce qu'il s'est passé. Notre famille est venue nous rejoindre et nous soutenir.

Ruben commence une cure avec des corticoïdes puis de la chimio. Il faut attendre de voir si son corps est sensible aux traitements.

Rien n'est immédiat. Il faut attendre les premiers bilans sanguins et la chute des taux. Attendre le premier myélogramme de contrôle au bout de six semaines et les analyses complémentaires parties sur Paris qui durent près d'un mois voire plus, d'autant que nous nous retrouvons en pleine période estivale et les congés de chacun.

Ruben a trois ans quand le diagnostic est posé. Il refuse de prendre ses médicaments. Tout ce qu'il prend par la bouche, il le vomit. Les traitements le rendent malade comme pas possible. Nous voyons notre enfant maigrir, livide. Puis il perd ses cheveux encore tout doux, de bébé. C'est un crève-cœur de devoir lui couper mais c'est nécessaire pour que ce soit moins brutal. Ce jour-là, Ruben fait la tête. C'est une étape franchie qui le projette un peu plus dans ce qu'il est en train de vivre. Entre-temps, nous sommes passés d'une toute petite chambre avec un Plasmair, une espèce de grosse machine comme un énorme frigo, qui sert à purifier l'air, à une grande chambre « semi protégée » avec un sas et un traitement de l'air intégré. Ruben n'a plus le droit de sortir tant que ses défenses immunitaires sont au plus bas. Comme je le disais plus haut, du fait que Ruben vomit le moindre médicament pris par la bouche, il est nécessaire de lui poser une sonde naso-gastrique. Ce sera le début d'un calvaire qui durera deux ans. La première cure se termine. Ruben rentre à la maison.

On nous apprend que Ruben a une particularité dans sa maladie.

La leucémie qui l'attaque a un ADN assez particulier. Elle s'est développée avec des paires de chromosomes en moins. On appelle cela une hypo diploïdie. C'est-à-dire qu'elle laisse peu de chance à Ruben de la combattre. C'est assez rare mais c'est un facteur de risque très important dans le processus de guérison. Devant cet état de fait, la rechute est certaine. Les médecins décident de ne pas perdre de temps et veulent préparer Ruben pour une greffe de moelle osseuse. Il faut absolument changer son système immunitaire pour lui permettre de lutter contre les cellules leucémiques. Sa sœur Clara est alors testée pour vérifier si elle est compatible avec Ruben. Dans la fratrie, il y a une chance sur deux de compatibilité. Clara se révélera non compatible. Ruben est alors inscrit dans le registre des demandeurs de moelle osseuse, d'abord en France puis en Europe et enfin à l'international. Il y a alors une chance sur un million de trouver un donneur compatible. Les cures suivantes ont lieu en hôpital de jour. Nous nous rendons quasiment chaque jour à Nantes pour des injections de chimio en intraveineuse, par le biais de son site implantable ou bien pour des ponctions lombaires. Tout est prévu par un protocole bien défini. Restent les dates aléatoires à fixer en fonction de la faculté de l'organisme de Ruben à faire face aux traitements.

Les semaines se suivent et nous n'avons toujours pas de réponses sur un éventuel donneur. Nous apprenons qu'aucun donneur n'est compatible avec Ruben dans le monde. Nous sommes dépités. Puis on nous parle de sang de cordon ombilical. On nous informe que cela a les mêmes propriétés que la moelle osseuse mais qu'il peut y avoir plus de risques car ce sont des cellules immatures. Dans les deux cas, il s'agit de cellules dites hématopoïétiques. Nous apprendrons un peu par hasard, vers le mois d'octobre 2017, qu'un sang de cordon ombilical est compatible avec Ruben. Qu'il peut être greffé. Un soulagement ! Reste à finir les premières cures et trouver une date pour l'hospitalisation en secteur protégé. Ruben passera par deux cures dites d'attente, pour garder la pression sur la moelle osseuse, avant la greffe. Une date de greffe est fixée tout début janvier, le 3 si mes souvenirs sont bons. Le jour de l'anniversaire de son grand-père maternel.

Durant tous ces mois, j'ai continué à travailler tant bien que mal, en intégrant ma nouvelle entreprise. Papa s'est arrêté pour prendre un congé appelé AJPP (Allocation Journalière de Présence Parentale). La fatigue et le stress entre l'hôpital et la gestion de la maison avec Clara qui était encore bien petite, ont eu raison de ma combativité. Le corps ne suivait plus. J'ai perdu mon travail. Sur le coup, je l'ai vécu comme la double peine. Tout me semblait injuste. Néanmoins je me sentais libérée. Ma place était auprès de Ruben et de Clara.

Puis en décembre 2017, peu avant Noël, Ruben est touché par un Zona sur les parties génitales. Sans compter la souffrance, il faut repousser la greffe. Notre chance est qu'il s'agisse d'un sang de cordon, congelé depuis plusieurs années. Dans le cas d'une greffe de moelle osseuse, nous aurions le risque de perdre notre donneur, qui doit faire son don dans les 48 heures qui précèdent la greffe. Cela demande une organisation et une logistique difficile à décaler. Finalement, la greffe de Ruben est programmée pour le 16 janvier 2018. Il doit rentrer au secteur protégé le 8 janvier pour une dernière cure de chimio appelée « conditionnement » pour vider la moelle osseuse existante afin de laisser le champ libre aux cellules qui seront greffées. Il passera au bloc, pour poser un cathéter sur l'autre côté de sa poitrine, qui servira à passer les nombreux traitements et faire les prélèvements sanguins nécessaires.

Ruben sort alors le 24 décembre à midi de l'hôpital, à la suite de son Zona. Nous n'avons jamais profité autant de Noël que cette année-là. Nous étions alors remontés à bloc, prêts à affronter la greffe. Nous savions que c'était le bon moment. Nous savions aussi au fond de nous qu'il y avait de très gros risques mais nous savions surtout que c'était le seul moyen de sauver notre fils. Nous avons foncé, en totale confiance avec l'équipe médicale. Le médecin greffeur nous avait annoncé une hospitalisation de six semaines minimum, en fonction des éventuels effets secondaires. Pour un sang de cordon, le risque infectieux est très important. Contrairement à une greffe de moelle osseuse, il n'y a pas de risques de GVH (Greffon Vs Hôte : attaque du greffon contre les organes du receveur). Le sang de cordon étant immature, il n'a pas de mal à se reproduire dans un corps étranger tandis qu'une moelle osseuse a déjà un vécu et va chercher à attaquer les organes du receveur qu'elle ne reconnaît pas.

Le 8 janvier 2018, Ruben rentre comme prévu en secteur protégé. Le protocole s'enclenche et tout fonctionne comme il faut. Puis veille de la greffe, le soir, nous découvrons son t-shirt trempé au niveau de son site implantable. L'interne rapplique en urgence. Ruben fait un œdème. L'aiguille est sortie de son champ et les médicaments injectés sont passés dans les tissus. Il y a un risque de nécrose. Impensable ! Encore plus en veille de greffe. Ruben court un gros risque. Il est emmené en urgence au bloc opératoire à 20 heures.

Nous nous rappellerons toujours de l'expédition dans les couloirs du CHU. L'interne poussant le lit en courant. Ruben dans les bras de Papa, fatigué et en panique et moi, suivant et tentant de réconforter comme je peux. Ce moment fut horrible car Ruben s'accrochait à nos bras, refusant de partir au bloc. Ce soir-là, nous avons vraiment eu la sensation de l'abandonner. Nous sommes allés manger tant bien que mal. De toute façon, nous n'avions rien d'autre à faire.

Ruben revient vers 23 heures L'anesthésiste lui a fait des trous tout autour de son site pour faire sortir tout le liquide. Nous avons vécu un tel moment de stress que nous sommes malades tous les deux au même moment de la nuit, alors que nous ne sommes pas ensemble. Je suis avec Ruben (un seul parent peut rester dormir) et Papa est à la Maison de Parents, à deux rues de l'hôpital. Ruben passe certes des moments difficiles avec des infections dans la bouche et le système digestif. Il est mis sous morphine, dort beaucoup mais une fois que ses nouvelles cellules ont commencé à prendre leur place, Ruben ne cesse de remonter. Il sort pile poil au bout de six semaines. Pas un jour de plus.

Dans cette période, le plus difficile fut pour Clara, qui supportait mal d'être séparée de son frère et de voir très peu Papa et Maman. Elle a passé toutes ces semaines chez ses grands-parents maternels et venait le week-end sur Nantes, alternant la présence de Papa et Maman. Elle ne pouvait pas rentrer dans le secteur protégé. Elle était bien trop petite et le risque de transmettre des virus était trop important. Nous avons accompagné Ruben à chaque instant. Pas un moment sans qu'il ne soit avec l'un ou l'autre.

Ensuite, durant plusieurs semaines, nous restons tous les trois à la maison des parents. Ruben doit se rendre à l'hôpital tous les jours au départ puis les visites s'espacent. Il doit rester à proximité de l'hôpital afin de pouvoir réagir vite au moindre souci.

Puis nous insistons pour rentrer plus vite que prévu chez nous. La maison des parents ne peut recevoir que trois personnes par chambre pour des raisons de sécurité. Clara ne pouvait plus venir nous retrouver. Cette situation devenait insoutenable.

Durant plusieurs mois, Ruben a un suivi très régulier. Il arrête son traitement antirejet (immunosuppresseurs) au bout de 3 mois. Sa greffe a pris à 100 %. Une belle étape est franchie.

En septembre 2018, Ruben reprend l'école en grande section de maternelle. Il vient d'avoir 5 ans. Au départ, il n'ira que le matin et ne mangera pas à la cantine. Progressivement, il y retournera à son rythme, en fonction de la fatigue.

Ce n'est qu'en janvier 2019 qu'il retourne à la cantine. Il fête sa première année de greffe. On souffle la bougie. On le fête comme un anniversaire. C'est son « annigreffe ». Tout se poursuit normalement. Quelques rhumes et otites mais rien de méchant. On lui retire sa sonde naso-gastrique car il mange bien, ainsi que son site implantable au bloc en juin 2019. Ruben finit son année de maternelle. Il passe un superbe été et rentre en CP en septembre 2019.

Il vient d'avoir six ans. Ruben apprend vite. Il est plutôt doué intellectuellement. Il a, par contre, des lacunes en motricité. Il est d'ailleurs suivi par une psychomotricienne toutes les semaines. Il fait des progrès et rattrape petit à petit son retard. En parallèle, il est inscrit au Kung-fu Kids tous les mercredis. Il prend goût à faire du sport. Il aime aussi le basket. Ruben rêve aussi de faire de la musique. Il va alors au conservatoire à l'éveil musical. Il reprend une vie normale.

Le 14 février 2020, nous avons les résultats médicaux des deux ans de greffe. Son onco-hémato est contente. Tout est bon et Ruben se porte bien. Elle est optimiste. On parle de guérison au bout de cinq ans mais à deux ans postgreffe, les principaux risques de rechute sont derrière nous. Tout est rassurant.

Puis en mars 2020, arrive le confinement que nous connaissons tous à cause de la pandémie. L'école s'arrête brutalement. On s'occupe comme on peut. On joue et on apprend à la maison. Le 4 avril 2020, au moment de la douche de Ruben, je constate quelque chose de dur dans l'un de ses testicules. Cela m'interpelle. Je demande à Papa ce qu'il en pense. Ça lui paraît bizarre aussi.

J'appelle notre médecin de ville qui m'oriente vers les urgences. D'après la description, elle pense à une torsion du testicule. Ce n'est pas grave mais il faut parfois opérer en urgence pour éviter des complications. À l'hôpital, après l'auscultation et un bilan sanguin qui se révèle parfait, l'interne est rassurante et pense plutôt à une orchite, une inflammation du testicule qui disparaît généralement toute seule. Elle prescrit tout de même une échographie pour avoir un avis plus complet. En parallèle, au regard des antécédents de Ruben, elle se met en rapport avec les médecins du CHU de Nantes. Puis l'interne revient avec sa responsable, ils me prennent à part dans une pièce.

Moi qui étais détendue, je comprends tout de suite que ça pue. J'ai cette sensation de revivre le scénario de juin 2017. Et je ne me trompe pas. Le médecin m'annonce une rechute de la leucémie. Ruben doit de nouveau passer la nuit à Saint-Nazaire pour un transfert le lendemain matin au CHU de Nantes, au cinquième, comme on l'appelle.

Le 5 avril, son onco-hémato nous annonce une récidive probable à 90 %. Une récidive extra-médullaire, en dehors de la moelle osseuse. On doit tout de même lui faire un myélogramme pour confirmer ou non la récidive. On lui fera également l'ablation du testicule gauche et une biopsie sur le droit pour s'assurer de l'étendue de la tumeur. Ce jour-là, nous décidons le lui faire remettre un site implantable pour ne pas perdre de temps. Comme son bilan sanguin est normal, le médecin estime que la récidive a été prise en mains très tôt. L'urgence n'est pas de mise. Ça leur laisse le temps d'envisager le meilleur traitement possible. En concertation avec l'Établissement Français du Sang, il est décidé de lui prélever des lymphocytes afin de les congeler en vue d'un autre traitement (les CAR-T Cells) en cas d'échec du protocole de chimiothérapies qui se prépare. Pour cela, il repasse au bloc pour la pose d'un cathéter fémoral, dans le haut de la cuisse. Des millions de lymphocytes sont prélevés. Ruben est au meilleur de sa forme et le prélèvement est un grand succès. Il commence son nouveau protocole la semaine suivante avec une nouvelle fois des corticoïdes et de la chimio. Une première cure de quatre semaines le met à plat et les cheveux retombent.

En septembre 2020, Ruben est rentré en CE1 à distance et a eu 7 ans. Il fait de l'accordéon toutes les semaines. Il se débrouille bien et voudrait poursuivre plus tard avec d'autres instruments : guitare et batterie principalement.

Aujourd'hui, nous sommes fin novembre 2020. La dernière des 8 cures de chimiothérapie, depuis mi-avril, vient de se terminer. Tout s'est plutôt bien passé dans l'ensemble même s'il y a eu des moments un peu difficiles : nouveau Zona en juin 2020, atteinte des nerfs en suivant avec paralysie ponctuelle et une aplasie fébrile début novembre l'obligeant à être hospitalisé à Saint-Nazaire pour quelques jours.

Depuis la semaine dernière, Ruben reçoit sept séances de radiothérapies pour tenter d'éradiquer la moindre cellule leucémique qui pourrait encore rester dans son testicule droit. Les médecins ne prennent aucun risque. Il deviendra alors stérile. Les médecins sont formels. Cependant la science évoluera certainement dans les vingt années à venir pour lui permettre d'avoir des enfants s'il le souhaite. Le 26 novembre 2020 il a commencé son traitement d'entretien. Durant six mois, il aura encore une ponction lombaire toutes les quatre semaines, couplée avec un traitement de chimiothérapie orale à la maison. Ce traitement durera deux ans.

Ruben pourra reprendre le chemin de l'école en janvier 2021. Nous poursuivons notre chemin avec optimisme, au jour le jour.

Nous avons des projets plein la tête. Nous espérons pouvoir les réaliser. Certains ont déjà pu se faire et je voudrais dire aux parents qui rentrent dans ce tourbillon, que rien ne s'arrête, la vie continue.

Céline, Maman de Ruben

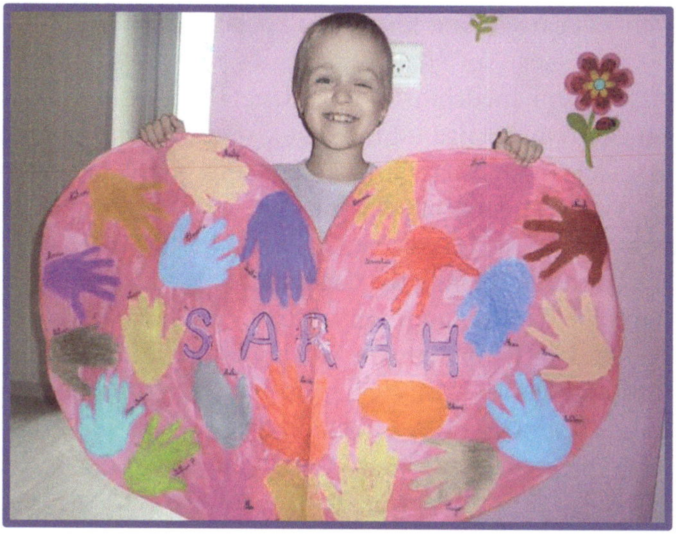

- 33 -
SARAH

« Qui a le droit ? »

Après une naissance compliquée, Sarah est une petite fille qui a rencontré quelques petits soucis durant les premières années de sa vie. Elle faisait beaucoup de cauchemars. Du coup, elle n'a jamais vraiment eu un sommeil très reposant. Depuis toute petite elle a toujours eu du mal à aller à la selle. Elle a souffert de blocages de ce type à plusieurs reprises nous obligeant à aller voir un médecin pour l'aider.

À chaque fois, cela se réglait avec un simple traitement mais compte tenu de la répétition, son docteur a préféré nous envoyer passer une radio pour être sûr qu'il n'y avait aucune autre anomalie. Le résultat étant négatif, elle a, de nouveau, eu droit à des médicaments et ceux-ci ont réussi à la soulager. Un mois plus tard les mêmes symptômes se sont représentés et nous sommes donc retournés voir son médecin traitant. Une fois l'examen passé, il a préféré nous envoyer faire un bilan aux urgences par précaution car ce n'était quand même pas la première fois que cela se produisait. Après pas mal d'attente, une interne est venue s'occuper de Sarah. Elle nous a proposé de lui faire un lavement pour voir si cela allait la soulager. Le résultat n'étant pas concluant elle nous a envoyés passer une échographie dans un autre service pour être sûre qu'il n'y ait rien d'autre car plus le temps passait et plus la cause de la constipation posait question. Nous avons été pris en charge par une nouvelle interne et une fois l'examen effectué elle nous a regardés et nous a dit tout « simplement » que notre fille avait un cancer. Elle a dû un peu oublier, à ce moment-là, l'effet que peut faire ce genre d'annonce à des parents inquiets. N'ayant pas eu le temps de nous remettre de l'annonce, nous l'avons vue aller chercher son chef de service qui a refait un nouvel examen et qui nous a dit que le problème de notre fille ne venait pas de la constipation mais qu'il fallait faire de nouveaux examens pour en savoir plus. Du coup, au lieu de sortir des urgences pour rentrer chez nous en étant rassurés sur l'état de notre fille, nous sommes montés en chirurgie pédiatrique en attendant la suite. Quelques heures plus tard, alors que la petite dormait, deux médecins sont rentrés dans sa chambre pour nous parler du premier diagnostic qui avait été posé. Ils nous ont parlé pendant plusieurs minutes avec des termes que nous ne comprenions même pas. Le seul que nous avons retenu est le mot « cancer » et là, vous vous prenez une grande claque dans la figure. Une autre phrase est sortie de tout leur discours. Ils nous ont souhaité une « bonne journée » avant de nous laisser et sortir de la chambre. Comment peut-on passer franchement une bonne journée après ce type d'annonce ? Nous avons appris plus tard que le cancer dont était atteinte notre fille était un neuroblastome stade IV avec une espérance de vie de trois mois.

Après ces minutes qui ont changé à jamais notre vie, tout s'est enchaîné très vite. La *Miss* est passée au bloc pour la mise en place d'un site implantable pour que les médecins puissent effectuer les premiers prélèvements afin d'apprendre plus sur sa maladie. Ils nous ont expliqué à ce moment-là que cela permettrait de faciliter l'administration des traitements mais nous avons découvert plus tard que c'est un moyen qui n'est pas toujours aussi simple qu'une piqûre quand il s'agit d'une petite fille de 3 ans. Après cela, nous avons fait connaissance avec le service oncologie pédiatrique du CHU de Nantes et là, nous sommes entrés dans un autre monde qui est devenu notre lieu de vie régulier pour plusieurs années. L'acclimatation à cet endroit a été très compliquée au départ. Vous rencontrez des familles, des médecins, des infirmières avec des discours que vous ne comprenez pas. Vous croisez les clowns du Rire Médecin et là, vous avez l'impression d'être entré dans votre télévision. Ces personnes que vous trouviez super dans les reportages, vous les voyez maintenant taper à la porte de la chambre de votre fille et vous trouvez cela beaucoup moins drôle. Nous avons appris plus tard à les apprécier et à les trouver indispensables mais à notre entrée dans ce monde ce n'était pas le cas. Nous avons aussi appris ce qu'était la vie d'une enfant malade avec les examens, les analyses, les résultats, etc. Notre vie a été faite d'étapes et il a fallu les franchir une par une pour pouvoir avancer. Les débuts de la vie à deux et demi (nous, parents, étions tous les deux présents dans la journée et nous restions, chacun notre tour, seul la nuit avec Sarah) dans une chambre pour bébé du service. La *Miss* a eu beaucoup de mal à s'habituer à son environnement. Chaque entrée de médecins lui faisait peur. En même temps voir entrer cinq ou six blouses blanches d'un coup dans une petite chambre peut être assez impressionnant pour une fillette de trois ans. Elle ne se laissait approcher que très difficilement et que si l'un de nous était présent. Nous ne pouvions donc jamais la laisser toute seule dans sa chambre. Les seuls moments où nous pouvions sortir tous les deux de la chambre, c'était quand elle était endormie et dans ces cas-là, il ne fallait mieux pas qu'elle ne se réveille car cela pouvait provoquer des crises de larmes. Nous sortions donc chacun notre tour, que ce soit pour manger ou pour prendre l'air. Nous avons appris très vite qu'il était important de faire des pauses dans nos journées et qu'il était très bon pour nous de sortir un peu de l'hôpital.

Au bout de trois semaines, nous avons enfin obtenu les premiers résultats de ces examens. Nous avons fini par apprendre que la *Miss* avait une tumeur de 14 centimètres, placée dans son abdomen. À cette époque-là, nous avons eu du mal à imaginer ce que pouvait être la proportion de cette tumeur par rapport au reste du corps de Sarah. Nous savions juste une chose, elle était énorme. Nous avons appris une autre chose importante : Nous savions maintenant quel était le but de la chimiothérapie qui allait être administrée à notre fille. Il fallait que la tumeur réduise pour que l'opération qui permettrait de la retirer soit possible. Nous rentrions donc dans un processus de traitement. Plus le temps passait, moins les médecins comprenaient les réactions de notre fille aux différents traitements. Elle n'était pas malade durant les chimiothérapies alors que c'était le cas de la plupart de ses petits copains. Du coup, les questions journalières tournaient souvent autour de : « Elle ne doit plus manger ? Elle a vomi combien de fois ? Etc. » Le truc c'est que, oui, elle mangeait, on pourrait même dire qu'elle a appris à manger à l'hôpital. Le seul problème est qu'un des effets secondaires des médicaments est le changement des goûts de l'enfant et dans le cas de notre fille, elle avait de nouvelles envies à peu près toutes les semaines. De plus, les traitements ne l'ont fait vomir que deux ou trois fois en une année d'hôpital et c'est un point sur lequel nous n'allions pas nous plaindre. Les médecins, par contre ne savaient pas trop quoi en penser. Ils ne savaient pas trop quel comportement adopter lorsqu'un de leurs patients sort un peu de la norme et depuis le début de cette maladie la demoiselle avait presque fait un jeu de sortir de la norme. À y réfléchir, nous nous disions que c'était une bonne chose tant que cela allait dans le bon sens. De son côté, Sarah apprivoisait petit à petit son nouvel environnement et s'y sentait mieux.

Après plusieurs mois de traitements et plusieurs rendez-vous avec notre nouvel "ami" le chirurgien, nous avons appris que malgré le faible effet des traitements sur la tumeur, ils avaient fait, quand même un peu, leur travail. Ils avaient réussi à réduire la tumeur aux endroits les plus problématiques pour l'opération (heureusement d'ailleurs, car notre fille comptabilisait quand même dix cures de chimiothérapie à cette époque). Nous avons su à ce moment-là que la prochaine étape serait l'opération pour l'ablation de la tumeur. Celle-ci ayant atteint le poids d'un kilo.

Le jour où l'opération eut lieu, nous avons vécu une journée surréaliste, constituée de beaucoup d'attente. En fin de soirée, nous avons pu aller voir notre fille en réanimation après avoir reçu un compte rendu rapide du chirurgien. Il avait réussi à enlever la tumeur mais vu ce qu'il avait été obligé de faire pour y arriver il y avait un risque pour ses jambes. Il fallait attendre pour voir l'évolution. Le problème de tumeur était « réglé » mais Sarah n'allait peut-être jamais pouvoir remarcher. Nous avons aussi découvert qu'elle avait une maladie génétique, le syndrome de Cowden. Une fois de plus, nous étions emplis de doute. Le passage en réa fut très court car Sarah a vite respiré par elle-même et nous sommes, du coup, repartis vers le service de chirurgie.

Les jours suivants ont été consacrés à sa remise sur pied et cela ne fut pas très simple car les douleurs étaient nombreuses. Heureusement, au bout d'une dizaine de jours, tout s'est remis doucement à fonctionner. Elle a pu recommencer, progressivement, à manger, à marcher et à aller à la selle. Ainsi, comme tout allait bien, le médecin nous a autorisés à rentrer chez nous et nous avons pu ainsi retrouver, avec plaisir, notre maison.

Les semaines qui ont suivi nous ont permis, à tous, de nous reposer mais il a fallu retourner au CHU de temps en temps pour des examens. Le but de ceux-ci était de savoir si l'opération avait permis d'enlever toute la tumeur et du coup s'il ne restait plus de maladie. Il fallait aussi vérifier s'il n'y avait pas de séquelles de l'opération. Et le jour des résultats nous avons eu la nouvelle que nous n'aurions jamais pensé entendre : notre fille n'avait plus rien, plus de cancer dans son corps. À ce moment précis nous avons été envahis par plein de nouveaux sentiments. Nous avions l'impression d'être plus légers. Nous étions bien conscients que ce n'était pas le dernier jour de notre cauchemar car malheureusement dans ce genre de maladie, il y a rarement une fin et il restait encore toute la suite du traitement à suivre (radiothérapie, chimio d'entretien, etc.) mais ce fut le début d'un renouveau dans notre vie. L'un de nos rêves les plus fous était en train de se réaliser. Il restait quand même une grosse étape à franchir : la radiothérapie, mais nous étions confiants en l'avenir. Notre fille allait enfin pouvoir retrouver une vie comme tous les autres enfants de son âge. Un autre événement important allait arriver. Sarah allait être grande sœur, la naissance de son petit frère Louis (cf. chapitre 19) était pour bientôt.

Depuis notre entrée dans le service d'Oncologie pédiatrique du CHU de Nantes nous avions rencontré beaucoup d'enfants. Ils ont le même point commun de se battre avec courage contre cette foutue maladie que tout le monde nomme « cancer ». Malheureusement, il arrive régulièrement que certains nous quittent car la maladie a été trop forte et qu'ils ont rendu les armes. Ce n'est jamais simple à comprendre ni à accepter même pour nous qui vivons dans ce monde tous les jours.

L'année de ses 4 ans, Sarah a pu faire sa rentrée scolaire comme tout le monde. Elle est allée à l'école tout le temps, à part quelques absences pour les examens de contrôle à l'hôpital et une intervention pour le retrait de son site implantable. Durant l'été suivant, Sarah a été beaucoup embêtée par des douleurs dans les jambes. Après pas mal d'examens et la rencontre d'un médecin de la douleur nous avons appris qu'elle souffrait d'une neuropathie (affection des nerfs dus à l'opération). Le médecin lui a donné un traitement pour la soulager et une prescription pour un fauteuil roulant car, pour Sarah, se fatiguant trop vite, les balades à pied n'étaient plus possibles.

Ayant vécu quelques jours de fièvre nous avons décidé de retourner aux urgences car nous n'arrivions pas à la faire descendre malgré les médicaments. Après 4 heures d'attente nous avons vu un médecin qui nous a expliqué qu'ils avaient trouvé un foyer infectieux dans le sang et qu'il fallait que nous restions plusieurs jours pour des examens complémentaires. Et là, nous avons eu l'impression de faire un voyage express dans le passé. Nous nous sommes retrouvés dans une chambre du CHU avec notre fille et un nombre incalculable de questions dans la tête. Le lendemain, nous repartions dans une routine que nous connaissions bien (écho abdominale, scanner, résultats sanguins, etc.). Les premiers résultats étaient encourageants mais, malheureusement, un des examens a montré la seule chose que nous ne voulions pas entendre : le cancer était revenu. Le neuroblastome s'était métastasé dans la moelle. Les douleurs qu'elle ressentait correspondaient à l'emplacement des métastases. La première réaction de Sarah quand elle a appris la nouvelle a été de nous dire qu'elle ne voulait pas recommencer tout ce qu'elle avait vécu la première fois. Toutefois, la réadaptation à tout cela fut plus simple car nous savions déjà ce qui nous attendait.

Nous sommes, du coup, repassés par des étapes que nous connaissions (examens, analyses, pose de site, cures de chimiothérapie). Certaines personnes que nous croisions après cette annonce se sont étonnées de nos réactions. On nous répétait souvent qu'on avait l'air de bien prendre d'avoir à tout recommencer mais vu ce qu'il se passait nous n'avions pas d'autre choix à envisager. Nous pleurions souvent mais nous ne pouvions pas faire que cela. Le rétablissement d'un enfant malade dépend de l'efficacité des traitements mais aussi beaucoup de son état d'esprit et de celui de son entourage. Nous avions décidé d'avancer et de profiter de tous les bons moments que nous vivions quel que soit l'endroit où nous étions. Le rire aide beaucoup dans ces cas-là mais il ne veut pas dire que nous n'étions pas conscients de ce que nous traversions.

Le point bénéfique des traitements qui lui ont été administrés fut que les douleurs se sont réduites et elle a pu retrouver une vie un peu plus normale. De plus, contrairement à la période de son premier cancer, nous avons pu lui faire faire sa rentrée scolaire comme tout le monde. La seule différence, c'est qu'elle devait s'absenter les semaines où elle était en cure de chimiothérapie. Durant cette année-là, elle a vécu une expérience exceptionnelle grâce à une association qui aide les enfants malades. Elle a ainsi pu rencontrer les dauphins et cela nous a fait du bien qu'elle puisse, pour une fois, se sentir chanceuse par rapport à tous ses copains et copines.

Les premiers examens après les cures ont montré que la maladie reculait. Une bonne nouvelle ! Les traitements marchent ! Tout va dans le bon sens ! Malheureusement, cela n'a pas duré longtemps. La fin de cette année-là a été marquée par un mauvais résultat d'analyse : encore une fois, la maladie regagnait du terrain. Arrivés où nous en étions, cela devenait compliqué car Sarah avait déjà subi seize cures de chimiothérapie avec six traitements différents et nous ne savions pas s'il existait de nouveaux protocoles disponibles. L'annonce était encore plus compliquée à appréhender car à la voir au quotidien, la demoiselle était en grande forme.

Une fois les fêtes de Noël passées, nous sommes retournés voir l'oncologue de Sarah pour savoir comme allait se dérouler la suite. Nous avons appris que dans ce cas avec récidives, il n'existait pas d'autre traitement que Sarah n'ait déjà essayé. La seule solution était de partir sur un traitement palliatif. Celui-ci ne permettrait pas de la guérir mais il devrait au moins empêcher la maladie de proliférer.

L'avantage pour elle est qu'elle pourrait continuer à aller à l'école et à vivre une vie la plus normale possible. Les mois qui ont suivi nous ont permis de faire ce que nous n'avions pas fait depuis longtemps : vivre la vie d'une famille normale (école, loisirs, vacances, etc.) De temps en temps, il fallait quand même passer par la case hôpital pour les examens de contrôle mais tant que ceux-ci montraient que la maladie n'avançait pas, cela suffisait à notre bonheur. Sarah a aussi eu l'occasion de réaliser une nouvelle fois un de ses rêves grâce à une association. Nous sommes allés à

Disneyland Paris et elle a pu rencontrer ses princesses préférées. Nous y avons passé un superbe séjour et notre fille en a profité à fond.

La maladie aura eu la gentillesse de nous laisser un long moment tranquilles. Après deux années à peu près normales Sarah a, une nouvelle fois, été prise de fortes douleurs dans les jambes et les bras. Nous sommes donc repartis au CHU pour faire de nouveaux examens et les résultats ont été sans appel. Les métastases s'étaient réveillées et avaient attaqué les deux jambes, la colonne vertébrale et toute la boîte crânienne. Après pas mal de discussions, notre fille a accepté de retourner à l'hôpital, mais là, nous savions que le séjour serait différent de ceux que nous avions vécus auparavant. Nous ne savions pas combien de temps il allait durer mais nous étions conscients qu'il n'y aurait pas de retour à la maison. Le moral de la petite n'était pas au beau fixe. Elle trouvait que sa vie était nulle et elle se demandait ce qu'elle avait fait pour mériter cela. C'était compréhensible en même temps. Ce n'était pas une vie pour une petite fille de sept ans de passer son temps à avoir mal, de ne plus pouvoir aller à l'école et de ne plus pouvoir voir ses copains. Nous avions beau essayer par tous les moyens de lui redonner le sourire, cela ne marchait jamais trop longtemps, comme si quelque part elle savait déjà qu'elle n'aurait pas la victoire finale sur cette foutue maladie.

Ce fut très compliqué pour nous d'entendre notre fille nous dire que sa vie était nulle. Nous faisions tous les jours tout ce que nous pouvions pour lui rendre la vie la plus belle possible et là nous nous sommes dit que nous avions peut-être fait des erreurs dans nos décisions, dans nos choix. Cela a été compliqué de passer outre. Une chose était sûre en tout cas : c'était que nous étions très fiers d'elle et de tout ce qu'elle avait accompli pendant ces quatre années. Elle avait eu plus de courage que des dizaines d'adultes et elle nous en avait appris bien plus, en sept ans, sur la vie que tout ce que nous avions pu découvrir auparavant. Les jours et semaines qui ont suivi notre retour à l'hôpital ont vu la maladie progresser encore. Quelques séances de radiothérapie lui ont permis de ne plus être embêtée par la lumière car sa vue était impactée. Le cancer est allé, ensuite se loger dans la moelle épinière et s'en est pris aux jambes. Elle ne put plus tenir debout. Il a fallu aussi lui mettre une sonde nasogastrique pour l'aider. Plus les jours passaient, plus il était difficile de voir, impuissants, notre fille comme cela, avec son corps qui la lâchait au fur et à mesure. Nous ne pouvions pas prendre sa douleur, nous pouvions juste essayer de lui faciliter le déroulement de ses journées du mieux possible.

Cette période fut marquée aussi par la réalisation de son dernier rêve. Son chanteur préféré a accepté de venir la rencontrer dans sa chambre à l'hôpital, avec l'aide une nouvelle fois, d'une association qui réalise les rêves des enfants malades. Cela a permis d'apporter un peu de gaieté et de joie dans ce service et nous avons pu partager cela tous ensemble. Ce genre de journée vous sort de votre quotidien très lourd et cela fait du bien. Nous étions dans la dernière ligne droite pour notre fille avec tout ce que cela engendre comme choses à gérer. Partager, une dernière fois, de la joie et du bonheur avec Sarah, cela vaut tout l'or du monde. Nous ne pourrons jamais assez remercier ce chanteur d'être venu. De plus, nous avons aussi pu remercier le personnel soignant qui a été invité à son concert en même temps que nous et, avec qui nous avons partagé la journée jusqu'au bout.

Les jours qui ont suivi ont été pour nous, des jours hors du temps. Notre fille a livré sa dernière bataille. Elle s'est éteinte petit à petit. Pendant de longues heures nous l'avons écoutée respirer en nous demandant quand elle finirait par lâcher prise. Nous ne voulions qu'une chose : être présents pour son départ et du coup, nous ne voulions même plus sortir de sa chambre de crainte d'être absents au moment propice. Elle a fini par s'en aller et nous avons pu lui dire au revoir dans de bonnes conditions. C'était important pour nous que cela se passe de cette façon-là. Cette fin à laquelle nous avions si souvent pensé se réalisait devant nos yeux et nous étions contents de la vivre. Cela aurait pu être tellement plus compliqué et déchirant.

Quatre années de souffrance, de stress, de peur et d'angoisse se sont envolées en même temps. À croire qu'elle était partie avec son baluchon bien rempli, notre petite guerrière, pour que notre vie soit plus belle.

Nous avons pu nous recueillir autour de Sarah après qu'elle ait été préparée par le personnel du service. Après, nous sommes partis pour organiser son dernier hommage. L'arrivée à l'église fut impressionnante Des centaines de personnes étaient venues pour la célébrer et nous étions très fiers de notre fille. Sa force tout au long de ces années était récompensée et cela était réconfortant. La cérémonie était très belle comme nous l'avions souhaitée, pleine de tristesse et aussi de gaieté car c'était important pour Sarah qui ne voulait pas que nous soyons tristes. Elle, qui a toujours représenté le sourire et la joie de vivre nous a appris à toujours prendre le bon côté de chaque situation.

Après tout cela, la suite allait se présenter à nous, la vie sans notre fille. Nous savions que cela ne serait pas facile tous les jours mais que dans tous les cas, cela valait le coup de continuer, car la vie vaut d'être vécue.

David & Marie Kerloeguen

Pap'ange & Mam'ange

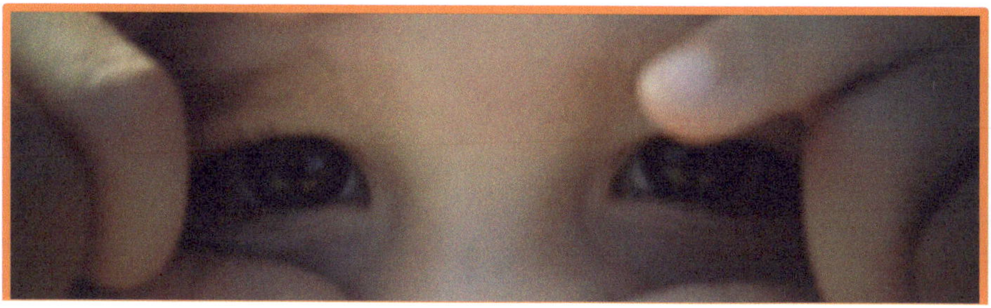

- 34 -
SCOTT

« J'ai appris que le courage n'est pas l'absence de peur, mais la capacité de la vaincre »

Nelson Mandela

Mon petit, mon tout-petit et pourtant si grand, si fort. Ce n'est pas à toi que je vais expliquer que la vie est un véritable combat. quatorze ans d'attente pour te sentir en moi puis six mois à risquer de te perdre, et pourtant tu es arrivé le 24 juillet 2015. Un instant magique…

Trois ans, tu es devenu un grand frère, tu rentres à l'école. Tu es souvent malade, fatigué, tu as des hématomes sur les jambes. Je me rassure : « Tu es en croissance, tu fais ton immunité, tu grimpes partout, tu tombes. Tout va bien. »

Novembre 2018

Après plusieurs mois de fatigue et de maladies bénignes, je demande au médecin de te faire une prise de sang. Tu es pour la énième fois malade. Toi, qui n'avais jamais rien eu jusqu'à tes 16 mois, l'année de tes 3 ans est plutôt compliquée.

Les résultats tardent à venir, au lieu de les avoir en quelques heures il nous faudra attendre 3 jours. La mononucléose. C'est bénin et ça se soigne tout seul… Mon ventre de maman réagit, une angoisse est là, le diagnostic ne me convient pas : Impossible. Dans ma tête, quelque chose me dit « Ne laisse pas ça là ! Creuse… ». Mais quoi faire ? Après tout, je ne suis pas médecin.

Ce vendredi 30 novembre, j'avais un rendez-vous avec une homéopathe qui te suivait. Elle me demande comment tu vas et je lui montre les résultats de la prise de sang que je venais juste de récupérer. Je lui fais part de mes doutes et elle me dit « Écoutez votre instinct et n'attendez pas, agissez vite ».

Je sors de son cabinet et téléphone immédiatement à l'hôpital de Meaux pour avoir un avis. Une infirmière me répond qu'ils ne prennent pas de nouveau patient ! Je m'énerve et lui dis au téléphone que de toute manière j'arrive et que je « squatterai » son bureau jusqu'à ce qu'un médecin regarde les résultats sanguins de mon fils.

En arrivant au service pédiatrique, dix minutes après, l'infirmière doit me prendre pour une folle, mais l'angoisse est telle que je sais qu'il faut que je fasse du « forcing ». Je lui dis à moitié en pleurs que je sais que les résultats de mon enfant sont mauvais, que je crains le pire, mais que personne ne veut m'écouter, alors que dois-je faire ? !!!

Finalement, elle décide de prendre les résultats, me promet de les remettre à un médecin dans la journée et qu'il me contactera courant de la semaine prochaine. Je repars, pas vraiment tranquillisée. Il est 16 heures.

19 heures, appel de Madame Caroline M., chef de service de la pédiatrie de Meaux, sa spécialité, l'hématologie…

« Bonjour Madame, j'ai vu les résultats de votre fils, je voudrais le voir lundi à la première heure. Venez sans rendez-vous et prenez une valise. »

Je suis stupéfaite, mon cœur a commencé à s'arrêter à cet instant précis… L'angoisse finit de s'installer définitivement et ne me quittera plus jamais…

Lundi 3 décembre 2018

Nous sommes à l'hôpital suite à l'appel du Docteur Caroline M.. Dans ta tête c'est bientôt Noël mais la vie en a décidé autrement. Une nouvelle prise de sang. Nous attendons deux heures, dans un bureau, isolés de la salle d'attente. Ton père et moi ne sommes pas à l'aise, le silence s'est installé entre nous… La peur aussi.

Caroline M. nous demande, à ton père et moi, de venir dans un autre bureau et t'envoie jouer avec l'éducatrice du service. J'ai un vertige, le nœud dans mon ventre se sert encore plus fort.

« Des cellules atypiques ont été trouvées dans le sang de Scott. On ne peut pas assurer un diagnostic, nous devons le transférer dans un hôpital à Paris. C'est peut-être viral…

Je veux savoir, je lui tire les vers du nez sans ménagement aucun :

— Ce que vous appelez des cellules atypiques, ce sont des cellules cancéreuses, c'est bien ça ? !
… (silence) ...
— Oui
— Donc nous parlons bien d'une leucémie ?
… (silence)
— Oui… »
Je réagis, j'organise dans ma tête, je réfléchis à ce que je dois faire, qui prévenir, comment le faire…

Sur ma demande, tu seras pris en charge au service d'hémato-oncologie de l'Hôpital Américain de Reims. Malheureusement, un de tes petits copains a déclaré la même leucémie 6 mois plus tôt et je suis en contact avec sa maman qui est satisfaite de Reims. Ma *« to do list* » défile en 5 secondes puis je m'effondre, en pleurs, dans ce bureau de la douleur et je demande au médecin :

« Comment annonce-t-on à un enfant de trois ans qu'il a une leucémie ? !

Comment allons-nous lui expliquer que maintenant sa vie sera à l'hôpital ?

Comment allons-nous lui expliquer qu'il ne pourra pas revoir de suite sa petite sœur de tout juste six mois ?

Comment allons-nous lui expliquer qu'il ne verra plus ses copains de classe ? Sa maîtresse ?

Comment allons-nous survivre à cela ? »

Dans la fraction de seconde qu'il m'a fallu pour tout organiser, ton père a monté des murs autour de lui. Il ne parle plus, pleure, n'a pas la force encore de digérer ces mots cauchemardesques que nous partageons… Il lui faudra quelques jours pour détruire cette protection et revenir en première ligne avec moi. Parce que nous sommes réellement en guerre.

Il a fallu que j'annonce ton état à nos proches. Papy et Mamy en priorité. Mamy était à la maison, elle attendait, elle aussi la boule au ventre. Je passe la porte et elle voit mon visage, un seul mot sort de ma bouche « Leucémie ». Je la rattrape avant qu'elle ne s'effondre en larmes. Il faut que je reste forte…

Entre-temps, j'appelle ma sœur, Tata Mélanie, qui est à Lyon avec Papy où toute la famille vit. Je lui annonce qu'elle doit prendre en charge cette responsabilité de l'annoncer à Papy que je veux ménager du fait de sa fragilité cardiaque. Elle se déplace, elle-même chamboulée, pour l'annoncer à notre père qui s'effondre entre tristesse et colère à son tour. Il faut que je reste forte…

Les amis proches sont aussi prévenus. Ils font bloc autour de nous. Les tontons, Tata Milie, Tonetone, Mélanie, Lilie… Ils ne nous lâcheront jamais.

Tu es transféré dès le lendemain en ambulance à Reims. Après t'avoir expliqué ce qui allait se passer avec des mots simples mais sans rien te cacher, même pas nos larmes, tu as dit :

« Papa, je suis triste car je suis malade et y'a pas Maman et y'a pas Amy, ma petite sœur, avec nous, mais j'ai une idée... Je vais gagner contre la maladie et les microbes ! »

C'est toi, notre grand guerrier, qui nous a montré le chemin, dès le premier jour, c'est toi qui nous as sortis de notre torpeur, nous n'avions pas le droit de nous y confiner.

Mai 2019 – 6 mois plus tard…

Dès la fin de la première phase (Induction), tu es en rémission. Plus aucune trace de cellule cancéreuse dans ton petit corps saturé de corticoïdes. Mais rien n'est terminé.

Tu es de retour à la maison depuis la veille de Noël. Nous faisons les allers-retours (deux heures de route) deux à trois fois par semaine pour « t'infliger » ces traitements qui te détruisent autant qu'ils te sauvent la vie.

Après la phase d'induction, tu passeras la phase de consolidation haut la main. C'est une phase plus « cool » comme tu dis. Moins de rendez-vous à l'hôpital et de nouveau, tu peux voir quelques personnes triées sur le volet, mais toujours pas d'enfant. Il est trop risqué de t'exposer aux maladies infantiles, tes globules blancs restent encore faibles même si cette phase ne doit pas déclencher d'aplasie.

En mai, tu es dans la phase d'intensification. Une phase difficile comme son nom l'indique. Tu cumules les effets secondaires qui se sont manifestés dès le début et s'intensifient de jour en jour. Tu somnoles la nuit car tu es très agité. Le syndrome des jambes sans repos ! La nuit, tu te réveilles régulièrement pour manger cinq à six fois, pour boire et faire pipi. Tu es exténué et nous le sommes tous également, mais nous tenons bon car nous nous rendons compte encore à quel point notre petit gars est un combattant. Impossible de flancher.

Tu manges à longueur de journée : « Maman, je crève la faim ! ». Ça te permet de te remplumer avant la seconde sous-phase qui sera encore intense en termes de produits chimiques. Tu as gonflé au niveau du visage et du ventre.

Tu as gardé tes cheveux jusque-là mais ça ne durera pas. Un soir, en penchant ta tête au-dessus de ton assiette, une touffe de cheveux tombe, puis une autre. Tu te les arraches par réflexe. Nous sortons de table, il est tard, je te propose de te les raser le lendemain matin et tu me réponds très assuré « Non, on le fait maintenant maman. »

Nous y étions préparés, je te les avais déjà coupés court, mais c'est dur pour moi de devoir te tondre la tête. C'est comme si nous attaquions l'étape ultime. En quelques jours, tu perdras tes sourcils et même tes cils. Ça y est tu as l'apparence d'un enfant atteint d'un cancer. Le « look » de tous tes petits copains d'Hémato-Oncologie pédiatrique. Tu te regardes dans le miroir et me dis « Je suis trop moche Maman ! » Ça m'arrache les tripes. Tu es le plus beau, évidemment et ce n'est pas cette maladie qui changera ça !

Tu subis et encaisses tous les traitements, tous les examens sans rien dire. Tu en as marre mais tu relativises : « Encore à l'hôpital aujourd'hui ??? !!! Pfffff. Pas grave, je vais voir mes copains en salle de jeux ! ». Tu exprimes ta colère à travers des crises de nerfs. Parfois tu te rebelles contre nous pour des détails. Ton somnambulisme s'est intensifié. Tu te réveilles régulièrement pour faire des crises de pleurs et de cris qui peuvent durer jusqu'à 45 minutes. Nous sommes démunis, personne ne nous aide. La prise en charge psychologique manque terriblement lors des traitements que tu subis. Tu vois occasionnellement une psychologue à qui tu parles quand tu l'as décidé. Ce n'est pas suffisant ni pour toi, ni pour nous mais la priorité est ton corps qu'il faut soigner, au détriment de ta tête… C'est une erreur de penser cela, nous le comprendrons plus tard.

Depuis le début, tes résultats sont très bons et on avance bien. L'isolement, la rigueur que nous t'imposons pour la prise des médicaments, la lourdeur du traitement, notre présence sans relâche auprès de toi… tout cela paie ! Notre petit bout est devenu plus mature mais on se rend compte à quel point il était déjà fort.

Chaque séance de chimio te rend nauséeux. Tu as souvent bon appétit à table mais souvent il y a une bouchée de trop qui te fait vomir. Tu as envie de garder la pêche et tu projettes souvent de jouer dans le jardin ou encore de veiller le soir mais malgré toute ta volonté et ton envie, tu manques de force. « Je vais me reposer un peu et demain ça ira mieux ! ».

Nous attaquons bientôt la deuxième sous-phase d'intensification. Un pas après l'autre…

Décembre 2019 – Un an plus tard

Nous faisons le bilan de cette année. Nous n'avons passé qu'un tiers du protocole. Même si le pire est derrière toi, la menace règne et ces deux prochaines années nous rappellent que la fin n'est pas encore à notre portée. Nous essayons de reprendre une vie normale mais c'est difficile, alors nous nous faisons violence. Maman doit être moins « maman », Papa doit être moins angoissé, maman doit faire confiance à ceux qui s'approchent de ses enfants, papa doit lâcher prise d'une autre manière. Papa et Maman doivent se retrouver, c'est essentiel.

Tu vas bien. Ton petit corps n'a plus à se battre contre le cancer, il doit se régénérer et refaire son immunité, continuer le chemin de l'intérieur avec l'aide des traitements et surtout s'assurer que plus jamais cette saloperie ne revienne.

Alors nous nous attachons au meilleur de cette épreuve, parce qu'on n'avance pas en regardant en arrière. Nous avons rencontré des gens formidables, créé de nouveaux liens et perdu d'autres personnes dans notre entourage. La famille n'a pas évolué, les quelques personnes qui nous entouraient avant sont restées pour consolider encore plus le lien et celles qui nous avaient oubliés, sont restées loin.

Comme tu dirais « C'est comme ça ! C'est la vie Maman ! ».

Les amis, les vrais, ne nous ont pas lâchés un instant… Nous avons eu de belles rencontres aussi et nous en aurons d'autres, c'est sûr. Nous ne sommes plus les mêmes. Nous sommes tournés vers les autres et on nous le rend bien.

Il y a un an, tout a basculé, il y a un an, nous sommes devenus de nouvelles personnes, nous sommes devenus des combattants.

Tu es maintenant dans la quatrième phase du traitement, l'entretien, qui est aussi la plus longue, 24 mois. Tu as été débarrassé de ta voie centrale début août, après confirmation que la ponction osseuse, « la petite piqûre dans les hanches » comme tu la nommes, était saine. Nous avons pu partir une semaine en vacances en Normandie pour faire des châteaux de sable tous les quatre. Ton père et moi sommes épuisés nerveusement et les relations sont souvent tendues. Nous gérons comme nous pouvons, un peu comme nous le faisons depuis un an maintenant. La vie continue… Amy s'est mise à faire ses premiers pas, elle ne comprend pas quand tu as un masque sur ton visage et veut continuer à te faire des câlins même quand elle est très enrhumée. Nous continuons à te protéger même si nous devons relâcher la pression. Nous devons nous rééduquer, nous détendre, mais nous n'y arrivons pas. Y arriverons-nous réellement un jour ?

Cet anniversaire atypique reste amer malgré tout. On se dit que le pire est passé mais tu dois encore subir des chimiothérapies par intraveineuse toutes les quatre semaines, accompagnées de périodes de cortisone qui te rendent très souvent incontrôlable, la chimiothérapie quotidienne à 18 heures, ainsi que celle du samedi soir et des ponctions lombaires avec injection de chimiothérapie dans le liquide céphalo rachidien tous les deux mois. Oui, oui, c'est une phase très allégée par rapport aux autres !

En septembre, tu as pu reprendre l'école et retrouver tes copains qui ne t'ont pas oublié durant ces derniers mois d'isolement. Photos, dessins, petits messages, tous ont participé grâce à ta formidable maîtresse, Françoise, avec qui j'étais en contact régulièrement. Ce soutien a été d'une importance évidente pour toi. Alban, Léonie, Nathan, Mia, Paul, Liam et tous les autres ont toujours été dans nos conversations. C'est comme si tu avais continué à avancer avec eux sans être à leurs côtés. Ils t'ont aussi attendu ... C'est un élan d'amour qui était nécessaire à ta guérison au même titre que notre présence. Ton retour à l'école n'en a été que simplifié.

Mai 2020 – Un an et demi

Ces derniers mois ont été de nouveau difficiles. Une crise sanitaire mondiale sans précédent a perturbé la population mais nous, parents d'enfant malade, encore plus. Nous avons dû nous isoler de nouveau du reste du monde depuis début mars. Nous n'avons voulu prendre aucun risque pour toi. Inquiet, tu me demandes si la maladie est de retour car il faut remettre les masques et ne voir personne.

Plus de crèche, plus d'école et télétravail pour Papa. J'ai dû, de nouveau, arrêter mon travail pour m'occuper de toi et de ta petite sœur. Ce nouveau confinement a été, tout d'abord, de grandes vacances pour toi mais très vite, tu t'es mis à t'ennuyer de tes copains. J'avais beau me creuser la tête pour trouver des activités ludiques mais sur le temps, nous nous sommes tous épuisés et ces grandes vacances sont devenues un calvaire pour nous tous.

Septembre 2020 – Un an et 10 mois

La crise sanitaire n'est pas réglée et il faut rester prudent. La vie doit reprendre ses droits et tu as besoin de voir du monde et de reprendre ta vie de petit garçon de 5 ans. Tu es rentré en grande section de maternelle pour ton plus grand bonheur et soulagement.

Ta sœur est aussi retournée à la crèche et nous reprenons une vie presque normale.

Ton corps se porte plutôt bien. Ton moral moins bien. Tu es en conflit régulier avec nous et avec ta petite sœur. Ton comportement est difficile à comprendre et nous sommes fatigués. Nous ne savons plus comment t'apaiser car nous-mêmes ne le sommes pas. Nous recherchons l'aide que nous aurions dû avoir dès le début de cette épreuve mais que nous avons certainement négligée parce que trop concentrés sur ce crabe. Un nouveau défi que nous n'avions pas appréhendé, le retour de bâton, comme les psychologues disent. Nous le vivons tous. Toi, Papa et moi dans nos réactions

Nous passerons cette nouvelle étape comme toutes les autres et comme celles qui se présenteront encore après, nous sommes ensemble, nous sommes les plus forts parce que tu nous l'as démontré et parce que tous les quatre, nous nous aimons au-delà de tout. Quoi qu'il arrive, nous sommes une famille.

Virginie Berthelin

Association : **Scott and co**

www.scottandco.net

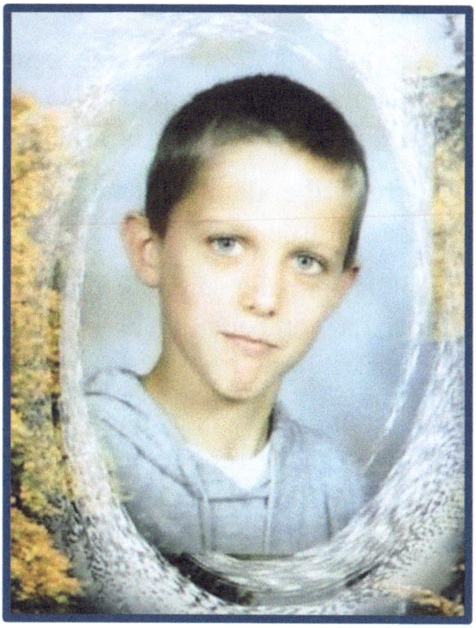

- 35 -
SÉBASTIEN

« Le monde n'est pas le séjour d'une froide sagesse. Il faut aimer la joie, le rire, tous les étourdissements de la vie, et profiter de chaque jour qui ne reviendra plus. »
Robert Mauzi

Pourquoi écrire ? Et pourquoi pas…

Si je ne le fais pas, le ferais-tu toi qui me lis ?

Quand le monde actuel est oublié ? Égoïste ?

La phrase qui me vient à l'esprit est : « Cela n'arrive pas qu'aux autres ».

Les maladies sont de plus en plus nombreuses en France, tout comme dans le monde,

Les morts qui ne doivent pas l'être, sont aussi trop nombreux.

Vous qui lisez ces lignes, sachez qu'il y a de grandes chances que le cancer ou la maladie, les accidents, frappent un parent, un proche, une connaissance, un camarade de classe.

Mais pourquoi eux plus que d'autres ? P… de maladie, de mort injuste. Ouvrons nos yeux avant qu'il ne soit trop tard !

Un cancer ou plus généralement la maladie, marque une vie émotionnellement, psychologiquement. La confrontation à la mort nous marque à vie.

J'étais jeune et plein de vie. Un enfant insouciant qui profitait de la vie comme elle venait, quand, avec mon frère jumeau, nous avons perdu notre frère aîné Sébastien, mort sans avoir eu 11 ans par la faute d'un chauffard.

Sans savoir ce que demain réservait, mais maintenant que j'ai vu, entendu, « vécu », la tristesse de la réalité, la fin d'une histoire à peine commencée…

Que faire ? Que dire ? Que penser ? Tout s'arrête en un instant. Vivre avec la perte d'un être cher, c'est le commencement de la vie, non, de la survie. Vivre avec, mourir avec ? Telle est la question, que beaucoup se sont posée, se posent où se poseront.

Se préparer à mourir signifie souvent faire le bilan de sa vie, régler les conflits avec son entourage familial et amical et se sentir en paix face au caractère inéluctable de la mort prochaine. Les aspects spirituels ou religieux revêtent une grande importance pour de nombreux malades en phase terminale et pour leur famille.

Mais si tu n'as pas eu le temps, si la mort vient te chercher sans te prévenir, si elle vient à cause de faits extérieurs, que tu ne peux rien dire, rien faire…

La fin inévitable… Que penser ? Pourquoi lui, pourquoi elle, pourquoi eux ? Je pense que chacun cherche des réponses pour se réconforter mais au final, doit vivre avec. Se réconforter, s'accrocher à la vie pour vivre et regarder positivement les lendemains. Ou abandonner et mourir sans lendemain. Tout le monde rencontre le traumatisme, sans réussir parfois à faire son deuil.

Ce que tu vis dans ta jeunesse ou vis dans ta vie d'adulte a sans doute des conséquences sur tes choix de vie ? Oui, mais nous sommes seuls face à nous à détenir la réponse.

Je me dis : *« Vis-tu la vie que tu aurais aimée ou espérée si tu n'avais pas connu la perte de quelqu'un ? »*.

Je me dis : *« Vis-tu la vie avec des regrets ? De ne pas avoir dit tout ce que tu voulais dire, de ne pas avoir fait tout ce que tu voulais faire. »*.

Tu fais des rêves, tu fais des cauchemars… Tu avances plus ou moins comme tu peux. La force d'avancer est là, ou pas. Je suis aidé, entouré, réconforté, épaulé par des personnes de mon entourage. Par des personnes, que je n'aurais pas pensé avoir auprès de moi. L'union fait la force.

Au cours de ma vie, mon caractère, mes convictions sont apparues « grâce » ou « à cause » des épreuves de la vie. Ne changeons pas.

Battons-nous pour nos valeurs gagnées au cours de notre vie, qu'elles soient perpétuées par nos enfants, petits-enfants. Car les personnes partent pour un long voyage sans retour mais les paroles et l'amour donné à nos enfants restent à vie.

Très vite confronté à la perte d'un proche d'une mort violente, cela a impacté ma vie. Ceci a certainement guidé mes choix professionnels et mon orientation pour aider les autres.

Notre société actuellement est égoïste… Centrée que sur elle-même. J'ai appris par mes parents des valeurs de la vie qui me semblent justes. Je les vis et les défends avec conviction. Et j'essaie de les transmettre à mes enfants.

Actuellement je suis ambulancier dans un CHU de France. Les transports d'enfants malades sont très particuliers. La présence d'un proche (papa, maman, tata, tonton etc.) pour le transport d'un enfant par ambulance est souvent bénéfique pour qu'il ne se sente pas abandonné. Un enfant, qui a déjà subi un traumatisme, manipulé par des gens qu'il ne connaît pas, emmené dans un véhicule qu'il ne connaît pas non plus, pourrait paniquer. L'enfant à besoin d'être serein, il est emmené pour des soins, parfois des chimiothérapies et autres examens. C'est un processus complexe.

Par où commencer ?

Quand j'arrive et me présente en tant que professionnel de santé pour transporter un enfant, c'est toujours particulier. Mon point faible est d'avoir peur d'être parent d'enfant malade et j'ai tendance à m'identifier, c'est ma première émotion dans ce genre de scénario. Je me projette dans les épreuves vécues par les familles comme si cela m'arrivait. Comment l'aurais-je vécu si ma femme et moi étions dans cette situation ? Une question à laquelle je ne veux pas répondre mais que je me pose inconsciemment.

Je regarde les parents dans les yeux. Et j'essaie de comprendre leur ressenti, leurs sentiments, sur le moment pour avoir une première sensation. Que pensent-ils de nous ? Peut-on avoir confiance en nous ? Sommes-nous compétents ? Que pensent-ils du traitement que va subir leur enfant ?

J'ai un ressenti, comme un cauchemar dont on voudrait sortir le plus rapidement possible.

Pour nous, c'est la vie de tous les jours et cette émotivité qui nous saisit nous dévoile nos points faibles, notre vulnérabilité dans ce monde. Même avec un uniforme, une tension sous-jacente nous accompagne, qui nous oblige à rechercher l'exactitude dans chaque choix et chaque action, à ne jamais être destructifs afin d'éviter de nous retrouver dans une série de mauvais choix.

Pendant ce temps d'évasion pour l'enfant comme pour les parents, j'essaie de lui faire faire penser à autre chose. J'arrive avec mon professionnalisme, avec ma bonne humeur, ma joie de vivre, mon envie de donner, mes sentiments si profonds qui peuvent lui donner l'envie d'avancer. Mais est-ce que les parents sont dans la même optique ? Est-ce que l'enfant que je vais transporter l'est aussi ? L'enfant, les parents sont-ils de bonne humeur ?

Toutes ces questions défilent vite.

Les instructions données par les professionnels de santé qui prendront soin de l'enfant pendant le transport prennent parfois une tournure inattendue dans laquelle les moments d'air, de soulagement, de rires sont compliqués, en particulier pour des enfants confrontés à la mort. Une si grande bataille pour un si petit corps… À peine confrontés au monde extérieur que les malades doivent déjà se battre pour rester en vie.

1 - J'arrive avec le sourire. Les parents, l'enfant l'ont aussi. Tu sais que le transport va super bien se passer.

2 - J'arrive avec le sourire. Les parents l'ont aussi. Mais l'enfant non. Que faire ? Que dire ? Mes premières paroles seront cruciales. L'enfant se souviendra de toute la période de son combat contre la maladie. Donc j'estime que c'est à nous, à nous, de leur donner un peu de lumière dans cette obscurité.

Pour ma part j'arrive avec le maillot de Batman ! Ou encore Super man, ou encore Spider-man.

Les enfants sont ébahis ! On peut discuter de dessins animés, de super héros préférés avec eux ! Pendant un instant on rigole, on se taquine. Ils me racontent les bêtises qu'ils font et dans certains cas leurs premières amours.

3 - J'arrive avec le sourire. L'enfant aussi. Mais les parents non…

Que faire ? Que dire ? Toujours trouver la meilleure entrée en matière. Les parents ont, eux aussi, les souvenirs de la période de combat de leur bébé… La plupart du temps, j'essaie de les accompagner, d'écouter leurs histoires et de les réconforter sur leurs doutes, de leur dire qu'il faut continuer de se battre.

Dans la vie il faut rester simple, vivre comme si c'était le dernier jour, profiter de ces instants de bonheur.

Quand nous sommes enfants nous voulons être adultes ! Quand nous sommes adultes nous voulons redevenir enfants ! Vivons sans regret, pour que le présent soit comme nous le souhaitons, nous ne connaissons pas le futur.

Alors il faut tout faire pour qu'il soit comme nous le voulons.

Aurélien Lalo

Association : **Grandir Sans Cancer - Isère**

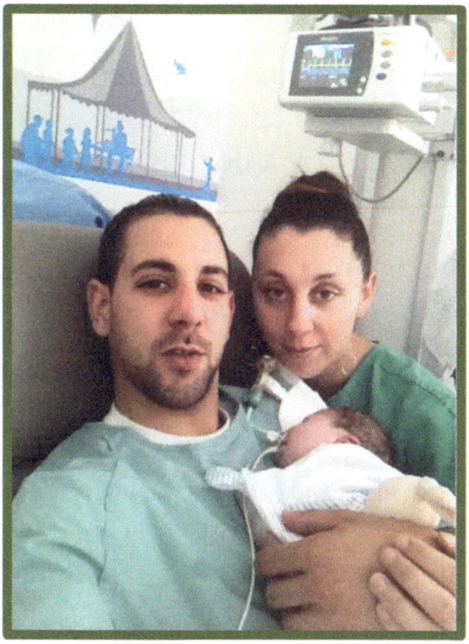

- 36 -
YOUNES

Younes,

Comment ne pas parler de toi sans que mon cœur ne se serre ? Tu as été mon premier enfant. Un enfant tant attendu et désiré par tous et surtout nous, tes parents. Il nous a fallu plus d'un an avant que je ne sois enceinte de toi, et enfin c'est arrivé ! Je me rappelle encore de l'émotion qui m'a envahie quand j'ai vu le test positif !

Les premiers mois de grossesse ont été difficiles. Nausées, et autres désagréments de la grossesse rythmaient mes journées mais comme on me le rappelait souvent : « Ce sont les joies de l'attente ! ».

Arrivée à la première échographie, j'ai enfin pu te voir, ce fut un moment magique. Tu étais en pleine forme et le médecin soupçonnait déjà que tu étais un petit mec et cela fit le bonheur de ton père.

Les mois passent, les examens de routine s'enchaînent et les différents médecins qui me suivent sont toujours très positifs. Tout va toujours bien ! Pourtant, je ne peux pas l'expliquer, mon moral est de plus en plus bas et je commence à angoisser. J'ai l'étrange sensation que quelque chose ne va pas. J'en parle évidemment lors de mes consultations mais on ne m'entend pas vraiment. On m'explique que les hormones sont mises à dure épreuve lors d'une grossesse et que mes angoisses sont tout ce qu'il y a de plus normal.

Sur le moment, je suis rassurée, mais très vite ce sentiment de mal-être revient à la charge. Il est là, constamment sur mon dos. Il m'étouffe de plus en plus. À 33 semaines, je fais mon échographie de troisième trimestre. Tout va bien. Enfin presque… Tu es un petit bébé. Tu es en bas de la courbe de croissance, mais le médecin me rassure encore une fois : « Cela arrive très régulièrement Madame, il ne faut pas vous angoisser pour ça ! ». Et bien si, Cher Docteur, cela m'angoisse ! Je me rends régulièrement aux urgences gynécologiques à partir de ce moment-là. Je ne sais pas vraiment pourquoi j'y vais mais j'en ai besoin. Avec le recul je pense que je voulais être rassurée, entendre que tout allait bien, pour me permettre d'être en paix quelques heures. Ou bien peut-être que je voulais justement qu'on me dise que j'avais raison, qu'il y avait un problème. Je ne sais pas vraiment. Je sais juste que je veux que cela s'arrête, je veux que le temps passe vite pour que tu sortes de ton cocon et que je puisse une fois pour toutes savoir si mes angoisses et ma dépression sont fondées.

Nous sommes en juin, il me reste un mois à tenir car ta naissance est prévue pour le 4 juillet. Je m'occupe comme je peux en préparant ta chambre, tes vêtements et surtout nos valises pour la maternité.

Le lundi 15 juin, je me rends une fois de plus aux urgences, papa me rejoint à sa sortie du travail. Je ne suis vraiment pas bien, je ne fais que pleurer et j'ai de fortes douleurs dans le ventre, je vomis tout ce que je mange et avec ton petit poids cela m'inquiète. On m'installe le monitoring comme à l'accoutumée et il ne fonctionne pas très bien… Comme toutes les autres fois où je suis venue d'ailleurs.

L'infirmière qui s'occupe de moi se montre très compréhensive et capte de suite que je ne suis pas sereine. Elle me propose de patienter pour faire une échographie de contrôle, histoire de me rassurer avant mon prochain rendez-vous qui n'est prévu que le 27. C'est une interne qui me fait cette échographie. Elle commence à prendre les mesures pour obtenir ton poids et là ça se corse. Elle n'y va pas par quatre chemins et nous dit qu'elle a du mal à mesurer ton fémur mais qu'elle va prendre le temps qu'il faut car elle trouve vraiment que tu es petit et elle veut absolument être sûre que tout va bien.

Au bout d'une vingtaine de minutes elle imprime l'échographie et nous laisse attendre un bon moment pendant qu'elle va demander l'avis d'un médecin plus expérimenté. À ce moment-là, on sent clairement que quelque chose cloche.

À son retour, elle nous fait part de son inquiétude et de celle de son collègue. Elle veut faire passer mon dossier en commission pour éventuellement déclencher l'accouchement. Elle me précise qu'elle prend cette initiative car pour elle, quelque chose ne va pas et mon gynécologue référent, le Docteur H. est en congé.

Nous acceptons de suite. Le rendez-vous est fixé dans deux jours, le mercredi 17 juin. Après mon passage en commission, elle m'appelle pour me dire ce qui sera décidé. Je dois préparer ma valise car s'ils décident de déclencher l'accouchement cela sera sûrement le même jour.

Le 17 juin, milieu de matinée, le téléphone sonne, c'est elle : « Madame, après étude de votre dossier nous avons décidé de déclencher votre accouchement aujourd'hui, nous pensons que votre bébé se développera certainement mieux hors de votre ventre. »

Sans perdre une minute je préviens Papa qui est au travail et je fonce à l'hôpital. À mon arrivée on m'installe dans une salle d'accouchement. Monitoring pendant 30 minutes. Bizarre, il déconne encore ! Pourtant je ne suis pas dans la même salle que lundi. Papa arrive et je lui explique que vers 13 heures on va me déclencher et qu'en attendant que mon col s'ouvre nous allons être installés dans une chambre de maternité. Les heures passent… 13 heures… 13 heures 30… 14 heures…

Et là, arrive un groupe de médecins : notre interne de lundi ; une sage-femme que j'ai déjà rencontrée ; deux autres médecins et le chef de la maternité. C'est ce dernier qui prend la parole et nous présente ses sincères excuses pour la gêne occasionnée mais nous pouvons rentrer chez nous. Il nous dit ne pas comprendre ce que l'on fait là, que mon échographie de lundi a été mal interprétée, qu'il a vérifié lui-même mon dossier de suivi de grossesse et qu'il n'y a aucune raison de déclencher mon accouchement. La pauvre interne est gênée, elle ose à peine nous regarder. Je discute de mes craintes avec ce Monsieur, et pour chacune, il a un argument. Pas la peine d'insister, il vient de nous convaincre que tout va bien et que nous pouvons rentrer chez nous. Malgré tout, je dois faire des monitorings deux fois par semaine jusqu'à l'accouchement et le prochain est dans deux jours, le vendredi 19 juin, cela me permettra de voir mon gynéco à moi, car pour le chef du service, c'est le seul qui pourra juger s'il y a réellement un besoin de déclencher ou pas.

Je sors de l'hôpital avec ma petite feuille de rendez-vous, je suis soulagée et pourtant toujours anxieuse car je trouve toutes leurs paroles contradictoires. Aujourd'hui c'est l'anniversaire de ma sœur, pas de raison de manquer ça vu que tout va bien ! Nous racontons donc notre début de semaine riche en émotions à ma famille.

La majorité est clairement dubitative concernant le sérieux de mon suivi de grossesse, quant aux autres, ils pensent que la petite interne a voulu faire du zèle. Nous, nous sommes un peu partagés… Et si elle avait raison ? Si elle avait vu quelque chose que les autres n'ont pas su voir ? Quoi qu'il en soit, elle a été totalement décrédibilisée par son chef.

Vendredi 19 juin, c'est l'heure du rendez-vous au CHU. Aujourd'hui je ne prends pas de valise, ce n'est pas la peine car c'est un contrôle de routine. Je suis accueillie directement par le Docteur H., il faut que ça aille vite car il est surchargé. Il commence à faire l'échographie dans un silence inhabituel et au bout de deux minutes il me dit : « on va déclencher l'accouchement, il y a une cassure dans la courbe de croissance. Il y a 10 jours votre bébé faisait 2,100 kg et là il est à 1,900 kg. Ça ne va pas du tout ! » Je m'effondre… et il ajoute : « Madame, ça va aller ! Dites-vous qu'il sera mieux dehors. Appelez votre mari pour qu'il vienne, dans quelques heures il va être papa ! ».

Je me sens perdue, je ne sais plus quoi penser. Je n'en peux plus de cet ascenseur émotionnel. Je garde malgré tout le sourire et reste fixée sur les dernières paroles du Docteur H. : « tu seras mieux dehors, et nous allons devenir parents ». Il faut être positif et ne pas craquer, sinon papa aussi va s'angoisser.

Papa arrive enfin… il a dû aller à la maison prendre nos affaires. L'accouchement est déclenché, nous sommes installés dans une chambre au troisième étage. Il n'y a plus qu'à attendre, on nous prévient que cela peut être long avant que le col ne s'ouvre et que les contractions arrivent. Vers 18 heures, les premières contractions apparaissent. Elles me semblent très fortes mais on m'explique que c'est normal, que les déclenchements provoquent de fortes contractions immédiatement. Au bout d'une heure nous descendons en salle d'accouchement. Mon col s'ouvre tout doucement mais sûrement. Cela me parait si long… je n'en vois pas la fin. Aux alentours de 23 h 30 on me pose la péridurale. Que ça fait du bien de ne plus souffrir ! Les choses vont ensuite assez vite, une bonne heure plus tard mon col est quasiment à 10. Le temps que la sage-femme et le Docteur H. qui est justement de garde finissent ce qu'ils sont en train de faire et c'est à nous. Nous y sommes : « Madame, quand vous sentez la contraction arriver, poussez ! » J'ai beau y mettre toute ma force, il y a comme un blocage. On me menace d'utiliser les forceps : Hors de question ! Je vais y arriver ! Je puise toute la force que je peux trouver en moi et je pousse une dernière fois. Cette fois c'est bon, tu es là, il est 1 h 37. On te pose à peine une seconde sur moi et là, le cauchemar commence… je vois tous les médecins s'agiter, ils sont paniqués ! Ils t'emmènent dans une autre salle mais de loin je les vois gesticuler dans tous les sens avec un air affolé. L'un d'entre eux vient chercher Papa car il y a des décisions à prendre et moi je ne peux pas bouger. On me laisse dans cette salle d'accouchement froide avec une infirmière aussi froide qui perd patience devant mon placenta qui ne veut pas sortir. J'essaie d'en savoir plus mais elle ne sait rien et puis je pense même qu'elle s'en fout. Après un long moment le Docteur H. réapparaît, il me prend la main et me dit : « Vous l'avez compris, Younes ne va pas bien du tout, nous allons le faire transporter au CHU d'Amiens qui est mieux équipé pour gérer ce genre de cas. On va vous emmener le voir dès que cela sera possible mais cela va être un peu long car il a fait un pneumothorax et la réanimation a été compliquée ». Je l'assaille de questions : « Pourquoi ? Qu'est-ce qu'il a ? Comment est-ce possible ? » Mais évidemment il ne sait pas. Il ne comprend pas car pour lui, tout allait bien jusqu'ici.

Il est 4 heures du matin, Papa revient et m'explique un peu tout ce qui s'est passé. Je reste muette, comme dans une bulle. On vient nous chercher pour te dire au revoir car tu pars à Amiens et moi je ne peux pas y aller. J'arrive devant ta couveuse, je n'arrive pas à te regarder. Le pédiatre me prend les mains et me regarde dans les yeux, il me dit que je dois être forte et qu'il faut que je te regarde et te dise au revoir. Je l'écoute, il a raison. Je te vois branché à tous ces fils, mon cœur de maman est brisé. Je demande au pédiatre de préciser dans ton dossier que nous refusons l'acharnement thérapeutique. Je t'aime, je donnerai ma vie pour toi, mais là c'est évident que tu souffres, que si tu survis tu n'auras pas une belle vie et ça, je ne l'accepte pas.

Tout est organisé pour la suite. Tu seras à Amiens et pas moi mais tous les jours une ambulance viendra nous chercher pour nous emmener jusqu'à toi. Première visite : ce n'était donc pas un cauchemar… c'est bien réel. Comme c'est dur de te voir comme ça. Les médecins ne se montrent pas très optimistes, ils n'ont jamais vu cela. Ils nous demandent de signer des autorisations afin de faire un maximum d'examens pour savoir ce que tu pourrais avoir. Les espoirs sont minces mais ils nous disent de rester positifs sans trop nous projeter. On me demande aussi de ramener mon dossier de suivi de grossesse car il pourrait y avoir certains éléments qui les aideraient. Dès le lendemain je leur ramène, on se sent tellement impuissant alors la moindre chose que l'on peut faire pour aider nous fait du bien. Le jour même, on nous convoque dans une petite salle. Tout ce qui se dira dans cette salle y restera. Les trois médecins nous le disent : Younes a un problème cardiaque important et c'était visible sur la première échographie, d'autre part la longueur de son fémur est alarmante et ils auraient dû nous proposer des examens plus approfondis. Autre élément important, mon accouchement a été déclenché pour de mauvaises raisons car il n'y a aucune cassure dans ta courbe de poids puisque tu fais 2,380 kg.

On comprend que mon suivi de grossesse est un désastre mais que personne ne va se mouiller ni prendre position face à la connerie de leurs collègues. Je ne compte pas en rester là malgré tout, je vais demander des explications, c'est mon droit.

De l'autre côté de notre vie, nous devons annoncer ta naissance… et ton hospitalisation ainsi que le peu d'espoir que nous avons. Comme le dit le proverbe : c'est dans les moments tragiques que l'on voit sur qui l'on peut compter. C'est un fait ! La majorité de notre entourage est sous le choc. Ils partagent notre peine. D'autres sont beaucoup moins compatissants et nous font bien comprendre que c'est dur mais bon, c'est la vie. On ne prendra que le positif et pour ceux qui ont manqué de tact et ont parfois été sans pitié, on se dit que la vie, comme ils le disent, leur jouera peut-être un sale tour à eux aussi ! On ne va pas se mentir, les paroles et les actes de notre entourage dans ce moment difficile sont primordiaux. On attend du soutien, de la compassion, de la force, du courage… Lorsqu'on reçoit l'inverse, cela nous marque à vie. Il y a des paroles qui resteront gravées dans nos mémoires, des relations qui seront changées à jamais.

Les jours passent et nous ne savons plus quoi penser. Un jour, on nous dit qu'il y a du mieux et le lendemain ton état se dégrade. Personnellement je n'y crois plus… Pour moi tu ne rentreras jamais à la maison. Je sentais un problème quand tu étais dans mon ventre et tout ce qui se passe me prouve que j'avais raison. Jeudi 2 juillet, le verdict tombe : Tu as un problème génétique et plus précisément une délétion d'un morceau du chromosome 1. C'est irréversible ! L'opération du cœur qui était prévue est annulée. On doit commencer à te dire au revoir car à partir de demain ils n'augmenteront plus tes doses de médicaments ni l'oxygène qu'ils te donnent. Si tu tiens, c'est bien mais si tu chutes ils te laisseront partir. La seule chose qui sera augmentée ce sont les antidouleurs. C'est le coup de massue qui vient nous achever. C'est fini, il n'y a plus aucun espoir, c'est très dur pour Papa car il y croyait vraiment. On nous demande de commencer à contacter les pompes funèbres. Je m'y colle, je veux le mieux pour toi. Cela m'arrache le cœur. On annonce aussi à nos proches la mauvaise nouvelle et on leur dit qu'ils peuvent venir te dire au revoir s'ils le souhaitent. Certains sont là peu de temps après et d'autres avaient mieux à faire ce jour-là… Le principal c'est que nous, tes parents, soyons là. Nous ne t'abandonnerons pas, nous serons là jusqu'au bout, ne t'en fais pas. Nous sommes le 4 juillet, aujourd'hui ton père et moi sentons que c'est la dernière fois que nous te voyons, on le sent dans nos tripes. On te prend dans nos bras, on te câline autant qu'on peut. On veut t'entourer d'amour pour que tu quittes ce monde paisiblement en ressentant tout l'amour que nous avons pour toi. À 18 h 17, tu t'es envolé avec les petites ailes d'anges qu'on t'avait fournies dès ta conception. Le dernier hommage qu'on t'a rendu fut le jeudi suivant. Je préfère garder les détails pour moi et simplement vous dire que si c'était à refaire, on ne ferait pas ça. Ce n'est pas de cette façon que l'on souhaitait te dire au revoir. Ton destin n'était pas de vivre, c'était ça que je ressentais durant ma grossesse. Pourquoi ? Comment en sommes-nous arrivés là ? On le sait : le manque de sérieux des médecins et certains non-dits avaient scellé ton destin et le nôtre. Il y a plusieurs responsables à ce qui nous est arrivé à tous les trois. Nous le savons et ils le savent aussi. Peu importe, ce qui est fait est fait et en racontant ton histoire nous souhaitons délivrer un message d'espoir avant tout.

Désormais nous le savons, faire un bébé, cette chose si banale pour le commun des mortels, va être un combat pour nous. Grâce à l'amour et au soutien que l'on s'est donné Papa et moi durant cette épreuve, nous avons trouvé la force d'avancer et de croire que c'était possible. Quelques mois plus tard, je suis de nouveau enceinte. On craint le pire mais on est positif, surtout moi ! L'amniocentèse faite à dix-huit semaines de grossesse nous confirmera que tout va pour le mieux. On a le droit de respirer et de se projeter cette fois-ci. Ton petit frère, Sabri, est né le 14 juillet 2016. C'est un bonheur indéfinissable qui vient mettre du soleil dans notre vie. Ça n'efface pas ta perte ou l'amour que nous avons pour toi. D'ailleurs je pense qu'on ne fait jamais vraiment le deuil de son enfant. On apprend à vivre avec, on voit la vie différemment mais la douleur reste intacte.

Après la naissance de Sabri, on décide de ne pas reprendre de contraception et de laisser faire la nature car on a toujours voulu au moins deux enfants et on sait que cela ne va pas être simple. En novembre de la même année, nouvelle grossesse. Nous voilà repartis pour des mois d'attente avant de savoir si tout va bien. À 24 semaines de grossesse, le verdict tombe : ce chromosome de malheur a encore fait des siennes et, comme pour toi mon Younes, ça ne va pas bien. La décision est déjà prise depuis que l'on attendait Sabri, on veut mettre un terme à la grossesse et donc à sa vie… On refuse qu'un autre de nos enfants subisse peut-être la même chose que toi ou même pire. On refuse de repasser par tout ça nous aussi. Cette décision, il va falloir que nous l'assumions et que l'on vive avec. Le 3 mai 2017, Ismaël, mon tout petit ange de 26 semaines est parti te rejoindre en emportant avec lui un autre morceau de mon cœur de maman. On lui a organisé un bel enterrement avec plein de poèmes et de chansons. Il est au même endroit que toi, on a rajouté son prénom et sa date de naissance sur la pierre tombale. Mes deux anges sont ensemble. Je me demande comment on va surmonter cette seconde perte. Cette fois, c'est beaucoup plus dur de rebondir. Notre couple n'arrive pas à gérer ce drame et les mauvaises ondes qui viennent de l'extérieur ont pris une place importante. Je me sentirai très seule pendant plus d'un an, incomprise par l'homme que j'aime. Je pensais que nous étions un duo de choc qui communiquait et se comprenait mais là on en est loin. Le généticien qui s'occupe de nous, nous propose pour les futures grossesses un examen qui s'appelle une biopsie du trophoblaste. C'est plus risqué qu'une amniocentèse mais beaucoup plus rapide et tout aussi efficace. Grâce à cet examen, on sait qu'on ne revivra plus jamais ce que l'on a vécu. C'est une excellente nouvelle !

Papa et moi retrouvons tout doucement le chemin sur lequel on déambulait après ta naissance. L'amour étant toujours présent, tout est à peu près rentré dans l'ordre. Sur certains sujets, nous ne serons probablement jamais d'accord, alors il vaut mieux les éviter. On doit se concentrer sur Sabri et rester unis pour affronter la suite des événements. On décide d'être heureux et solides, c'est un choix qui s'impose à nous. Après plusieurs échecs de grossesses, notre Sarah est arrivée dans nos vies le 28 septembre 2019. Nous sommes comblés de bonheur. On se rend compte de la chance qu'on a d'avoir deux enfants dans notre vie. Que cela soit clair pour tout le monde : nous avons 4 enfants ! Ils sont dans notre livret de famille et dans notre cœur. Younes et Ismaël ne sont plus là mais ils comptent autant que Sabri et Sarah. Pas la peine de nier leur existence et leur histoire. Merci à tous ceux qui nous parlent d'eux de temps en temps, merci à ceux qui ne les oublient pas.

Hicham et moi avons changé, la perte d'un enfant vous change. Je pense que cela a fait de nous de meilleures personnes. On se concentre sur l'essentiel. On admire le spectacle que nous offrent chaque jour Sabri et Sarah. On s'entoure de personnes qui nous rendent heureux et on prend nos distances avec celles mal avisées ou manquant de sensibilité.

Nous ne passons pas un jour sans penser à Younes et Ismaël mais nous devons être forts et ne pas nous laisser envahir par le chagrin. Il faut s'accrocher à tout ce qu'on peut. Quelquefois, on s'effondre, on se laisse aller, car cela nous permet de laisser sortir notre douleur.

Pour être heureux après de tels événements, il nous a fallu quatre ingrédients : de la motivation, du courage, de la patience et beaucoup d'amour. On fait de notre mieux pour y arriver et on le fait pour nos quatre enfants.

La réalité, c'est que je vais passer ma vie à imaginer ce qu'aurait été la vôtre, mes chers enfants.

Anélise Elazzouzi

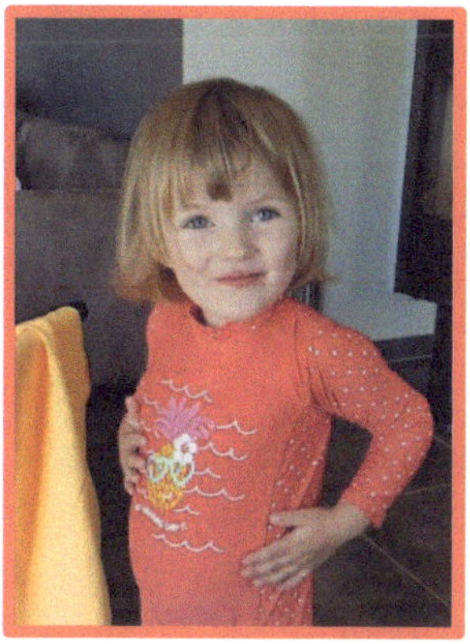

- 37 -
ZOÉ

« Vivre est un honneur. Il faut en avoir conscience à chaque seconde. »
Mike Horn

Ce matin du 15 août 2018, Zoé se réveille et m'appelle. Elle ne peut plus marcher. Du tout. Incapable de descendre les escaliers de sa chambre pour rejoindre la cuisine et le salon. Nous sommes rentrés deux jours auparavant de vacances au bord de l'océan, de merveilleuses vacances pour Zoé et ses frères ! Elle nous dit avoir mal au genou et est fiévreuse… Je suis intriguée par ce mal soudain mais pas vraiment paniquée. Le lendemain, son état ne s'est pas amélioré et nous nous retrouvons à l'hôpital de Lons-le-Saunier : l'inquiétude grimpe. Le bilan sanguin est mauvais et nous sommes transférées en ambulance jusqu'au Centre Hospitalier de Besançon. Maintenant, je panique. Je comprends que les médecins sont inquiets et le diagnostic est confus. Nous restons hospitalisées plusieurs jours jusqu'à ce que son état s'améliore. Les médecins nous laissent sortir, avec un bilan sanguin de contrôle à faire à la maison pour s'assurer que tout rentre dans l'ordre. Le rapport d'hospitalisation indique une arthrite septique, diagnostic qui n'a pourtant convaincu aucun médecin lors de notre séjour à l'hôpital !

De retour à la maison, nous reprenons alors, optimistes, notre vie, comme si cet « incident » était clos, que le mystérieux mal de Zoé était définitivement parti. Nous fêtons le 25 août l'anniversaire de son grand frère avec ses copains comme convenu. Mais, le répit est bref, et l'angoisse fait rapidement son retour. En effet, l'hôpital m'appelle quelques jours plus tard : les résultats du bilan sanguin post-hospitalisation ne sont pas bons. On m'évoque, dans cette brève conversation téléphonique, une suspicion de leucémie et nous sommes attendues dès le lendemain pour une journée de bilans sanguins. Une ponction de moelle osseuse est même envisagée.

Comment cela serait-il possible ? Je ne peux y croire ! Ma petite fille est en train de se rétablir, cela ne peut pas être grave. Surtout pas une leucémie, pas une maladie mortelle ! Tout va rentrer dans l'ordre. Pourtant ce mardi 28 août, c'est la boule au ventre que j'emmène Zoé à l'hôpital. Malgré ce déni, j'ai peur. Peur de ne pas m'expliquer pourquoi ses bilans sanguins sont si inquiétants ? Peur de ce que vont révéler ces nouveaux examens. Nous passons toute la journée dans la petite salle d'attente du service d'hospitalisation de jour du CHU. Zoé subit plusieurs prélèvements de sang. Du haut de ses deux ans et onze mois, elle est courageuse. On m'explique avec des mots simples qu'on cherche à comprendre si le problème est au niveau de la production des globules rouges (dans la moelle osseuse = leucémie) ou si les globules rouges sont détruits après leur production (on parle alors d'hémolyse). Tiraillée entre la peur et la curiosité de comprendre ce qu'il se passe, je fais quelques recherches sur internet… Que dois-je espérer ? Comment choisir entre la peste et le choléra pour son enfant ? En fin d'après-midi, le pédiatre s'avance enfin vers moi, souriant : « Tout va bien, la leucémie et l'hémolyse sont écartées ». Il ne juge pas nécessaire de faire de prélèvement de moelle osseuse. C'est un soulagement indescriptible. Je respire à nouveau et je me sens légère. Après avoir passé la journée en équilibre sur un fil au-dessus du vide, je suis de retour sur la terre ferme. Être si près du précipice et ne pas tomber nous rappelle la valeur de la vie et ses priorités. Ce sentiment de plénitude est intense. Mais il sera une nouvelle fois de courte durée.

Zoé fait sa première rentrée à l'école le 3 septembre en petite section de maternelle. Les douleurs osseuses inexpliquées persistent.

Fatigue, pâleur… un enfant qui perd sa vitalité, qui s'éteint petit à petit, n'est-ce pas le signe qu'un mal s'installe ? Malgré le réconfort de savoir que les maladies les plus graves sont écartées par les médecins, une petite voix continue de me susurrer que quelque chose se trame dans son petit corps. Ce que je ne sais pas, c'est que les douleurs osseuses sont un symptôme de la leucémie… Avec du recul et plus de connaissances, il est évident que Zoé présente déjà tous les signes de la maladie.

Pourtant il nous faudra attendre encore de longues semaines avant que le diagnostic de leucémie soit posé. Une lente descente aux enfers, de la souffrance pour Zoé, que nous n'arrivons pas à soulager et une terrible angoisse et impuissance pour moi. Nous consultons à plusieurs reprises des médecins, réalisons des échographies de ses articulations douloureuses, refaisons un bilan sanguin. Nous prenons des rendez-vous avec des médecins spécialistes mais ils n'ont aucune disponibilité immédiate. Rien, avant plusieurs semaines. Ce qui me semble être dans une éternité. Je me sens seule et abandonnée par les médecins à qui j'exprime pourtant ma détresse. Ce mois de septembre, Zoé manque l'école lorsque les douleurs sont insupportables. Elle souffle ses trois bougies à la fin du mois, pas en forme mais avec le sourire… Son état se dégrade et il nous est impossible d'attendre nos futures consultations médicales. Nous finissons aux urgences le 9 octobre avec une petite fille à l'agonie.

Ce 10 octobre 2018 restera gravé à jamais. Le matin, Zoé subit un prélèvement de moelle osseuse, en anesthésie locale dans la chambre. Le prélèvement est difficile pour le médecin, qui peine à avoir la matière suffisante. Quelques heures plus tard, une infirmière vient gentiment me demander que le papa de Zoé me rejoigne ici à l'hôpital le plus rapidement possible. Je comprends pourquoi et j'ai peur. Sébastien est au travail mais prend immédiatement la route. Que va-t-on nous annoncer ? Il me semble attendre ma mise à mort. Lorsqu'il arrive, nous nous serrons dans les bras l'un l'autre, sans un mot, pour nous donner du courage. Puis nous suivons les médecins qui nous invitent à les suivre dans une petite salle. J'ai du mal à me concentrer et écouter tant je suis stressée. J'entends le mot « leucémie ». L'annonce du cancer est un véritable cataclysme. Ma vue s'embrouille, les oreilles se mettent à bourdonner, mes mains tremblent. Comme si mon corps cherchait à me protéger en m'empêchant d'entendre l'inconcevable. C'est un effondrement de tout ce que je croyais acquis et du futur que j'avais projeté pour notre famille. Maman de trois jeunes enfants, je m'inquiétais jusque-là des petites maladies, mais le risque qu'une maladie grave surgisse brutalement ne m'avait jamais effleuré l'esprit. Mes enfants sont nés en bonne santé, je pensais leur santé intouchable, je les croyais « immortels ». Je ressens déjà que plus rien ne sera jamais pareil.

On nous annonce le début d'un long combat, de lourds traitements, pour essayer de la guérir. Comme il m'est difficile d'entendre « Nous allons tout faire pour la guérir ». J'ai le sentiment que la mort rôde autour de moi, j'ai la nausée et je suis envahie d'un vide immense. Je comprends que ça va être très dur, sans pour autant pouvoir imaginer ce qui m'attend. Ce monde de l'oncologie pédiatrique m'est inconnu. Vais-je y arriver ? Le futur me fait si peur que j'aimerais rembobiner ma vie et ne jamais vivre la suite.

Le combat commence âprement avec la pose du cathéter veineux central dès le lendemain. Je te vois, ma Zoé, partir au bloc opératoire, fiévreuse, anéantie, inerte. Mérites-tu ce qu'il t'arrive ? Comment en sommes-nous arrivés là ? Que pourrais-je bien faire pour te sortir de là ? Comment te redonner la vie qui s'échappe de ton corps ? Je déambule dans les couloirs de l'hôpital en t'attendant, perdue, réellement jusqu'au plus profond de mes entrailles. Je tente de ne plus penser. Ou bien de penser à n'importe quoi. Mais surtout ne plus penser à ce que je suis en train de vivre, car trop lourd pour mes épaules. Lorsque j'entre dans la salle de réveil du bloc opératoire, je t'entends au loin pleurer et m'appeler. On me demande d'attendre encore quelques minutes à l'entrée. Je m'exécute, fébrile. Je t'entends alors hurler de douleur. Mon cœur se brise, encore. Enfin, on m'appelle et je te rejoins. Abasourdie de te retrouver si mal, je demande des explications au médecin anesthésiste qui a procédé à la pose du cathéter. J'espère être rassurée. Mais c'est tout le contraire. Le médecin m'explique que le cathéter est posé trop près du cœur, ce pourquoi il vient d'essayer de tirer un peu dessus pour l'en éloigner. Voilà donc l'explication des hurlements que je viens d'entendre. Je suis stupéfaite et glacée d'effroi. Zoé n'était donc pas endormie ? Il m'assure du contraire. Je n'en crois pas un mot : Zoé est devant moi, réveillée. Je reste choquée de l'insensibilité de ce médecin et de cet acte de barbarie. Ma pauvre Zoé est si éprouvée. Je ne suis pourtant pas au bout de mes surprises. Il faut faire une nouvelle radio pour vérifier si cette fois le cathéter est bien placé. Je comprends vite, au regard du médecin devant le cliché, que ce n'est pas le cas. Il est presque 20 heures. Le médecin me dit : « Il est tard. Nous verrons demain à tête reposée s'il faut qu'elle revienne au bloc pour refaire la pose. Pour le moment, on ne l'utilise pas ». Nous repartons dans notre chambre avec une voie centrale inexploitable. Je suis anéantie. Comment allons-nous faire pour lui administrer les traitements ? Les infirmières ne parviennent plus à la piquer, toutes ses veines ont explosé. Elles essaient toutes les veines possibles, tandis que je chante des chansons pour tenter d'apaiser Zoé. En vain. Les infirmières sont aussi désolées que moi. Sans solution, elles joignent la cheffe du service d'hémato-oncologie. Elle décide d'utiliser la voie centrale malgré tout. Je suis effrayée. Quels risques cela représente-t-il pour Zoé ? Son corps est déjà si fatigué. Je dis à l'infirmière que je ne vais pouvoir fermer l'œil de la nuit. Je dois veiller sur elle. Elle me répond sèchement : « Vous avez tort ! Vous devriez dormir, vous aurez besoin d'énergie demain pour votre fille ». Bien sûr. Pourtant, mon instinct protecteur m'empêche tout repos réparateur et cette nuit-là, je veille sur elle. C'est ainsi que nous commençons les traitements de son protocole. Une immersion en enfer.

J'ai l'impression de rester sonnée et muette plusieurs jours. Les mots peinent à sortir, ils sont trop douloureux. Cancer. Leucémie. Chimiothérapie. Transfusion. Morphine. Ces mots se bousculent dans ma tête qui peine à accepter que je ne sois pas en train de rêver.

Rapidement, Sébastien apprend qu'un autre enfant de notre village a été frappé d'une leucémie il y a quelque temps de cela. Cela nous interpelle immédiatement. Quelle étrange coïncidence deux leucémies dans un si petit village ! Nous en parlons à l'oncologue de Zoé et abordons le sujet des causes des leucémies. Elle nous explique que les causes ne sont pas bien connues. Elle nous évoque la radioactivité et l'incident de Tchernobyl. Quoi qu'il en soit, elle nous assure que nous ne sommes pas responsables du cancer de notre enfant et que ces deux cas de leucémies sont sûrement le fruit du hasard. Pourtant, cette question, POURQUOI me hante. Pourquoi ce petit corps, jusqu'à présent en si bonne santé, s'est-il mis à souffrir d'un mal mortel ? Qu'aurions-nous pu faire de mal ? Je suis pourtant très attentive à leur alimentation, au choix des produits cosmétiques et d'entretien. J'ai repassé dans ma tête toute sa petite vie, ces trois dernières années. Qu'aurais-je mal fait depuis la grossesse ? Je cherche toutes les erreurs que j'aurais pu commettre, je cherche une explication à cette maladie. À la douleur et l'angoisse de la mort, s'ajoute alors un sentiment de culpabilité immense.

Je me sens d'abord incapable de gérer cette nouvelle vie qui nous attend. Lorsque le médecin évoque le retour à la maison, je panique. Je me sens en sécurité à l'hôpital, j'ai besoin des infirmières à mes côtés pour assurer les soins de Zoé. Pourtant elle va mieux, elle est moins douloureuse et peut désormais poursuivre les traitements en ambulatoire. Le 20 octobre, soit dix jours après le diagnostic, nous rentrons à la maison. Je suis partagée entre la joie de nous retrouver tous les cinq réunis et l'angoisse de gérer Zoé, sans assistance médicale. Zoé a deux frères : Paco, l'aîné qui a tout juste six ans et le cadet, Elliot, qui n'a pas encore soufflé ses cinq bougies. Ils sont si petits pour vivre un tel tsunami. Je ne sais pas comment ils ont vécu cette première longue séparation, c'est leur papy qui est venu en urgence les garder. Nous leur expliquons la maladie, les traitements et les nombreuses hospitalisations à venir. Ils sont impressionnés par le cathéter, ce tuyau qui sort du corps effraie et intrigue. Je suis moi-même effrayée et il nous faut du temps pour nous y habituer. Il faut nous réorganiser. Zoé ne peut plus aller à l'école. Elle a commencé un protocole de traitement avec des chimiothérapies intensives prévues pour durer une année. Une année durant laquelle elle sera très fragile et devra limiter les contacts pour ne pas s'exposer aux microbes. Sébastien doit réaménager ses horaires de travail pour gérer les garçons quand je serai à l'hôpital avec Zoé. Ne travaillant pas, c'est moi qui pourrai être le plus souvent auprès d'elle. Nous allons avoir besoin d'aide pour que les garçons vivent le mieux possible nos absences. Heureusement, nous pouvons compter sur le soutien des grands-parents. Rapidement, les effets secondaires des traitements arrivent. Les corticoïdes la font gonfler, son appétit est augmenté et elle devient très sensible et irritable. Les cheveux commencent à tomber. En quelques semaines à peine, Zoé est métamorphosée. À ces transformations, s'ajoutent la grande fatigue, les douleurs abdominales et les nausées. C'est déroutant, pour toute la famille.

Un service d'oncologie pédiatrique est un monde à part, surréaliste. On ne peut l'imaginer tant qu'on n'y a pas mis les pieds. C'est un monde où les enfants sont chauves, en fauteuil roulant car incapables de marcher ou trop faibles. Un monde où les enfants sont soit amaigris par les chimiothérapies soit boursouflés par les corticoïdes. Un monde où les enfants, reliés à une perfusion où coule une multitude de médicaments, ont perdu leur liberté. On y croise des parents qui ont parfois les yeux rougis d'avoir pleuré. Alterner entre ce monde et l'extérieur m'est difficile. Je me sens souvent en déconnexion totale avec « les autres ». Les petits tracas du quotidien n'en sont plus. Nous avons une toute nouvelle capacité à relativiser les difficultés. Je me sens moins exigeante et beaucoup de choses me semblent futiles. Une seule chose a de l'importance : voir son enfant guérir. Et vivre.

À la maison, les maux de Zoé lui permettent d'acquérir de nouveaux privilèges qui sont difficiles à accepter pour ses frères. Elle a le droit de manger ce qu'elle veut, de regarder la télévision bien plus qu'eux, de dormir avec maman toutes les nuits. Eux aussi, aimeraient avoir le même traitement. Bien qu'ils se rendent compte des souffrances de leur petite sœur, il est difficile de les raisonner et de leur enlever ce sentiment d'injustice. De plus, les séparations sont nombreuses. Elles sont à l'origine de tristesse et souffrance pour eux comme pour moi. À toutes les hospitalisations planifiées par le protocole de traitement, s'ajoutent les hospitalisations d'urgence. Une petite fièvre nécessite d'aller à l'hôpital, de jour comme de nuit. Et on ne sait jamais quand on va repartir.

Malgré toutes les difficultés, les premières semaines, les plus rudes, ont passé. Nous avons tenu bon jusqu'à avoir dompté tant bien que mal ce combat. Nous nous sommes familiarisés avec le monde hospitalier, les traitements, les actes médicaux et les noms barbares des médicaments. Nous avons accepté la maladie. Zoé, elle, se bat comme une cheffe, elle nous montre l'exemple en ne regardant jamais en arrière. Elle vit au jour le jour, elle profite dès qu'elle en a l'occasion. Nous apprenons avec elle à apprécier tout ce qui est positif et à nous focaliser sur chaque petite victoire. Paco et Elliot sont, quant à eux, une bouffée d'oxygène pour toute la famille. Avec Sébastien nous nous répétons souvent « Heureusement qu'ils sont là ! ». Ils sont un atout majeur dans notre bien-être et celui de Zoé. Ils la trouvent très belle sans cheveux, « Plus belle qu'avant quand elle avait des cheveux ! ». Ils remplissent la maison de joie et de rires. Notre force, nous la puisons dans celle de Zoé et de ses frères.

À l'hôpital, nous faisons de belles rencontres, des enfants merveilleux, tous plus forts les uns que les autres. Le partage me fait beaucoup de bien et m'aide à garder le cap. Zoé peut s'identifier aux autres petits malades, elle n'est pas seule à vivre les lourds traitements et les hospitalisations. Cela aide à relativiser ses frustrations liées aux nombreuses restrictions qu'elle subit. Nous recevons du soutien du personnel soignant avec qui nous tissons parfois des liens forts. Il y a également les femmes d'entretien de l'hôpital, qui ensoleillent par leur passage les trop longues journées sans sortir de la chambre. Et bien sûr, il y a les nombreux intervenants, les bénévoles, des clowns, des musiciens, des artistes qui nous apportent un réconfort immense, des rires et de la douceur. Je leur en serai à jamais reconnaissante. Ils nous offrent de la lumière dans les moments les plus sombres. Enfin, nous découvrons de merveilleuses et indispensables associations qui œuvrent pour soutenir les familles au cœur du combat. Nous avons la chance d'être épaulés par des personnes qui comprennent les difficultés auxquelles nous faisons face. Ces associations apportent aussi du réconfort à Paco et Elliot. La fratrie n'est certes pas malade, mais elle subit de plein fouet les conséquences de la maladie et a aussi son lot de souffrances. Cela peut sembler paradoxal, mais le temps passé avec son enfant malade, le réconfort mutuel apporté, la complicité, la tendresse, les jeux et les rires sont aussi des trésors inestimables. À l'hôpital, il y a des bons moments malgré les difficultés, du bonheur dans le malheur. Nous partageons toutes les deux des moments d'une rare intensité, que nous n'aurions pas sans la maladie. Nous vivons en fusion, partageons nos journées et nos nuits qui sont très souvent compliquées. Alors qu'il m'est impossible de lui enlever ses maux, je me contente de l'inonder d'amour. Dans un service d'oncologie pédiatrique, chacun se bat pour vivre et des enfants, des ados nous quittent. Comment ne pas vivre intensément dans un tel contexte ? Les sentiments, la joie comme la tristesse sont décuplés. Le combat pour la vie grave au fer rouge les souvenirs de la bataille.

Les hospitalisations sont nombreuses et nous sommes souvent absentes de la maison. Paco et Elliot souffrent de ces absences. Des semaines d'école entières sans un câlin le soir sont éprouvantes, pour eux comme pour moi. Ils en arrivent même à espérer tomber malades pour, eux aussi, obtenir l'attention exclusive. C'est tellement douloureux de constater, impuissante, leur immense détresse ! Il m'est impossible de me dédoubler et de contenter tout le monde. Nous devons également limiter nos contacts pour protéger Zoé qui est sans défenses immunitaires à cause des chimiothérapies. Nous sommes contraints de nous couper des êtres chers au moment où nous aurions le plus besoin d'être entourés. Toute la famille pâtit de cet isolement. Les départs imprévus à l'hôpital deviennent au fil des mois de plus en plus douloureux. Car le combat est long, très long. Plus d'une année de traitements intensifs. Une année interminable pour tous.

Nous en sommes venus à bout. À bout d'une année rythmée par les hospitalisations de Zoé, les effets secondaires des chimios, les complications attendues ou inattendues. Un an durant lequel toute l'organisation familiale était à la merci du planning des traitements et des aléas. Nous avons dû faire preuve de flexibilité et d'adaptabilité pour continuer d'avancer le plus sereinement possible dans ce futur si imprévisible. Jour après jour, mois après mois, nous avons réussi.

Le jour de la dernière chimiothérapie par voie intraveineuse arrive, tel un miracle, le 25 octobre 2019, plus d'un an après le diagnostic. Il faut tout de même attendre plusieurs semaines pour que son corps se remette mais Zoé retrouve rapidement la forme. Le 18 novembre 2019, est un grand jour : celui du retrait de son cathéter veineux central. Ce cathéter, synonyme de maladie, de médicaments et de souffrance ! Ce cathéter qui l'a tant fait souffrir après une pose ratée et une cicatrisation interminable. Ce cathéter protégé par un pansement qu'il faut changer toutes les semaines, dans la douleur et les pleurs. Ce cathéter qui l'empêche de se mouiller le haut du corps depuis plus d'un an et qui la prive de toute baignade ! Débarrassée ! Zoé se réjouit à l'idée de s'immerger entière dans l'eau ! Quelle joie de retrouver une liberté totale de mouvement, enfin délivrée de ce corps étranger !

Nous commençons ensuite la dernière phase du traitement : la phase dite de « maintenance » avec des traitements de chimiothérapies par voie orale, moins lourds que les précédents. Il nous reste encore presque une année de traitement à tenir car cette phase est prévue de se terminer le 12 octobre 2020, soit deux ans, jour pour jour, après le début du protocole. Cette deuxième et dernière année de traitement, nous la commençons sereinement. Après tout ce chemin parcouru, les hauts, les bas et les très bas, je ne peux que me réjouir d'une vie qui s'annonce plus douce. Une étape de transition entre l'enfer des traitements intensifs et le retour à une vie normale. Les premiers mois sont en effet plus doux. Nous reprenons une vie presque normale. Des bilans sanguins qui s'espacent, d'une fois par semaine, à une fois toutes les deux semaines et des rendez-vous hospitaliers une fois par mois. Une tranquillité méritée. Petit à petit, Zoé retrouve un peu d'indépendance affective, elle réussit à dormir seule dans sa chambre, ce qu'elle n'était plus capable de faire depuis bien longtemps. Elle recommence à jouer librement, sans la crainte de tirer sur son cathéter qu'elle n'a plus. Nous retrouvons une harmonie familiale, une sérénité. Zoé reste cependant immunodéprimée et fragilisée par ses chimiothérapies quotidiennes, donc la vigilance est toujours de rigueur. Elle peut reprendre le chemin de l'école, en classe de moyenne section à la rentrée de janvier. Un retour à l'école, symbolique et attendu, qui m'a laissé espérer le retour à une vie de petite fille ordinaire. Malheureusement, les épidémies hivernales traditionnelles de grippe et varicelle empêchent rapidement Zoé d'y aller. Fin janvier, le rêve d'école prend fin… Au mois de mars, un autre virus, la Covid-19, prend le relais sur la varicelle. Cette fois, tous les enfants étant privés d'école, Zoé profite d'avoir ses frères à la maison. Le confinement, malgré toutes les difficultés associées, est bénéfique pour notre famille, qui a souffert de trop nombreuses séparations. Il nous offre du temps passé ensemble, des souvenirs, l'occasion de reconstruire des liens parfois brisés.

Malheureusement au fil des mois, l'état de Zoé se dégrade. Les maux de ventre s'intensifient. D'occasionnels, ils deviennent quotidiens. Les difficultés à s'endormir réapparaissent. Les chimiothérapies, certes moins dosées que celles précédemment administrées par voie intraveineuse, restent très toxiques. Et sur la durée, le corps ne résiste plus. Les problèmes de peau s'ajoutent aux problèmes intestinaux : zona, impétigo, brûlures. Zoé n'est pas épargnée. Le foie aussi rend les armes. Les dernières semaines pour arriver au mois d'octobre qui signe l'arrêt des traitements, sont interminables. Les médecins évaluent continuellement les risques et les bénéfices liés aux traitements, pour ajuster les doses et éviter tout dommage irréversible sur les organes. Des doses bien tolérées quelques mois auparavant ne le sont plus. Nous ne réussissons pas à boucler le traitement avec les doses préconisées par son protocole, il faut les réduire. Comme c'est dur de lui donner ces cachets qui sont à l'origine de tant de souffrances ! Le sentiment d'empoisonner son enfant est terrible. Zoé aussi ne comprend pas. Des médicaments censés la guérir la rendent si mal… Pourquoi ?

Enfin, le 12 octobre 2020 arrive. Une date que je ne pensais jamais atteindre, la fin de ce lourd protocole. Une joie, une émotion et un soulagement incroyables. Nous y sommes arrivés ! Et maintenant ? Un nouveau défi pour la suite. Vivre, revivre « normalement ». Est-ce possible de remonter dans le train de notre vie d'avant la maladie, train duquel je suis descendue le 10 octobre 2018 ? Je remonte à bord mais avec de lourdes valises et un nouveau regard. Changée à jamais.

En parallèle du combat de Zoé, je me suis retrouvée bien malgré moi dans une autre bataille… Rappelez-vous dès le lendemain du diagnostic de Zoé, nous avions appris qu'un autre enfant de notre petit village avait une leucémie, ce qui nous avait surpris. Deux cas dans un petit village, c'est une sacrée coïncidence, mais soit, cela peut être un hasard. Comprendre la maladie et en rechercher les causes nous a intéressés depuis le début avec Sébastien. Car pour guérir, ne faut-il pas s'attaquer aux racines du mal ? Malheureusement, nous apprenons au fil des semaines et des mois que d'autres enfants de notre village et des villages alentour sont également frappés d'un cancer. C'est un deuxième coup de massue. De la tristesse déjà de savoir tant d'enfants mener de tels combats pour vivre. Mais aussi beaucoup d'inquiétude de soupçonner notre environnement être responsable de ces drames. Y aurait-il un ou plusieurs facteurs dans notre environnement qui auraient favorisé la maladie de Zoé et de ces enfants ? Si c'est le cas, il faut absolument les identifier, prendre les mesures nécessaires pour éviter que d'autres enfants ne tombent malades. Alors que mon inquiétude grandit, j'entends dans les médias parler d'un regroupement inquiétant de cancers pédiatriques en Loire-Atlantique. Une alerte a été donnée auprès des autorités sanitaires et un collectif vient d'être créé pour suivre les investigations. Je rentre alors en contact avec Marie Thibaut, à la tête de ce collectif, qui m'explique en détail comment procéder pour alerter les autorités sanitaires. Juillet 2019, j'envoie l'alerte pour suspicion d'excès de cancers pédiatriques sur mon secteur auprès de l'Agence Régionale de Santé. En octobre, l'ARS me convie, ainsi que les autres familles concernées, à une réunion au cours de laquelle on nous confirme qu'il y a bien un excès de cancers pédiatriques sur notre secteur du Haut-Jura. L'enquête démarre et elle est alors confiée à Santé Publique France. Elle se résume à l'envoi d'un questionnaire aux familles et à un contrôle rapide des zones polluées, de la qualité de l'air et de l'eau du secteur. Elle ne mettra en évidence aucun facteur pour ce regroupement de cas de cancers. Les autorités sanitaires annoncent aux familles en octobre 2020 que l'enquête, bien que non résolue, prend fin.

Au travers de cette enquête, nous avons découvert les facteurs de risques des cancers des enfants et ils ne se résument pas à Tchernobyl et à la radioactivité ! Il existe d'autres causes reconnues ou suspectées. Nous avons découvert que la prévention n'existe pas pour les cancers de l'enfant et que très peu de budgets sont alloués à la recherche. Après avoir croisé le chemin d'enfants, d'adolescents, perdant la vie, je ne peux être que révoltée du peu d'intérêt de la part de nos politiques et de nos systèmes de santé. Il y a aussi tant à faire pour mieux accompagner les familles pendant la maladie de leur enfant. Ces constats m'ont motivée à soutenir les actions de la fédération ***Grandir Sans Cancer***. Il me semble indispensable de faire entendre la voix des associations et de solliciter l'État pour que soient déployés les moyens nécessaires pour aider les enfants et leurs familles.

Il m'est également apparu comme une évidence de créer une association pour contribuer à cultiver l'espoir que tous les enfants grandissent. L'association, ***Les petites Z'étincelles,*** a pour vocation de soutenir la recherche pour prévenir et guérir le cancer des enfants.

Pour conclure, je dirai qu'il y a indéniablement un avant/après la maladie. Tout parent connaît le fossé entre le monde d'avant la naissance de son premier enfant et le monde d'après ! Ce sentiment que tout a changé ! Nos priorités, nos repères, nos envies présentes et futures. C'est la même chose pour l'arrivée d'une maladie grave. C'est un deuxième cataclysme. À la naissance de mon premier enfant, j'ai pris conscience de la beauté et de la magie de la vie. À l'annonce de la maladie de Zoé, j'ai réalisé à quel point elle était fragile. Tout comme on apprend à être parent, j'ai le sentiment d'apprendre à vivre avec la maladie. Le cheminement intérieur est long et il y a eu et il y aura encore des moments d'effondrement, où je me sentirai envahie de tristesse et incapable de supporter l'angoisse.

Guérit-on vraiment d'un cancer ? La rechute ne plane-t-elle pas toujours au-dessus de nos têtes ? Je n'ai pas la réponse quant à ce que l'avenir réserve à ma famille… Je ne sais si je serai à nouveau un jour, sereine, insouciante et confiante pour l'avenir de mes enfants. Tout ce que je sais, c'est que la vie m'a forcée à prendre conscience du cadeau d'avoir chaque matin, au réveil, les cris de mes enfants, vivants. À savourer peut-être un peu plus les moments simples de la vie, à vivre comme si chaque jour était le dernier !

Chloé Fourchon,
lanceuse d'alerte cluster de cancers pédiatriques Haut-Jura

Association : **Grandir Sans Cancer - Jura et Haute-Savoie**

https://www.facebook.com/GrandirSansCancerJuraetHauteSavoie

Association : **Les petites Z'étincelles**

https://www.facebook.com/AssociationlespetitesZetincelles

GRANDIR SANS CANCER

Grandir Sans Cancer

Cancers & maladies graves de l'enfant : Pour l'amélioration des moyens alloués en faveur de la recherche, de l'aide aux familles & du don de vie

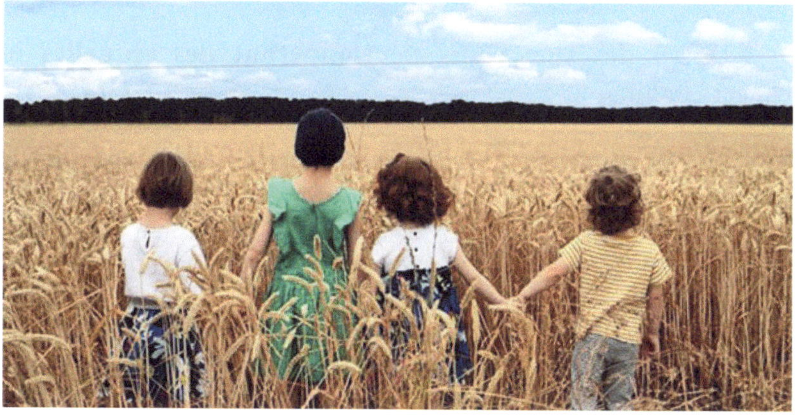

Les faits, en quelques chiffres

• **Chaque année en France, 2 550 enfants sont diagnostiqués d'un cancer. 30 000 en Europe.**

• **C'est la 1ère cause de mortalité infantile par maladie : 500 décès par an en France, 6 000 en Europe. Soit l'équivalent de 240 classes d'école.**

• **Parmi les 60 types de cancers qui affectent l'enfant, le taux de survie à 5 ans est très variable** : 98 % pour les rétinoblastomes (l'enfant perd souvent la vue), 67 % pour les tumeurs osseuses, 58 % pour les leucémies du nourrisson, moins de 1 % pour les tumeurs du tronc cérébral…

• **Le taux de survie est de 80 % sur 5 ans, 70 % sur 10 ans après le diagnostic.** Or, un enfant qui décède d'un cancer **perd en moyenne 70 ans de vie**.

• **2/3 des survivants développeront des séquelles** ou des cancers induits.

• **Les moyens actuels alloués par l'État ne permettent de soutenir qu'une faible partie des projets de recherche en oncopédiatrie.** Et les industriels du médicament sont très peu engagés.

La genèse de Grandir Sans Cancer

La Fédération ***Grandir Sans Cancer*** a été créée en novembre 2017, peu de temps après le rejet de l'amendement de Benoit Simian, qui visait à flécher 20 millions d'euros par an dédiés à la recherche oncopédiatrique, en plus des moyens existants.

Elle est le fruit d'une volonté de 2 associations – ***Eva Pour La Vie*** & ***Aidons Marina*** - qui souhaitaient que l'ensemble des associations de lutte contre les cancers de l'enfant s'unissent pour obtenir des avancées auprès de l'État.

Elle est à l'origine d'un manifeste pour le financement de la recherche sur les cancers de l'enfant, qui rassemble **une centaine d'associations de parents, ainsi que de nombreux professionnels de santé, chercheurs et citoyens sur l'ensemble du territoire français.**

La Fédération *Grandir Sans Cancer* est à 100 % bénévole, non subventionnée par les autorités de santé, ce qui lui garantit une totale indépendance.

La fédération agit à différents niveaux pour **faire évoluer les lois, en particulier en ce qui concerne la recherche et l'aide aux familles d'enfants malades : cancer, handicap, maladie rare, accident de la vie…** elle souhaite également contribuer au **développement du don de vie**.

Les avancées obtenues

• **Novembre 2018 – vote d'un amendement allouant un budget de 5 millions d'euros par an dédié à la recherche fondamentale sur les cancers de l'enfant** (Frédérique Vidal)
Grandir Sans Cancer participe depuis aux réunions « *task force* » de l'INCa, organisme qui gère ce budget. Un membre de ***Grandir Sans Cancer*** participe également aux comités d'évaluations scientifiques des projets de recherche, ainsi qu'aux comités de suivi. Nous sommes force de proposition sur de nombreux sujets (recherche, prévention, sciences sociales), mais les décisions finales incombent à l'INCa.

• **Mai 2020 - Vote d'un projet de loi visant à améliorer les droits des travailleurs et l'accompagnement des familles après le décès d'un enfant** (Guy Bricout).
Extension du congé de deuil, création du forfait obsèques, maintien des aides, amélioration de la protection des familles face à l'emploi… Plusieurs mesures sont inspirées des propositions faites par les membres fondateurs de la fédération.

• **Novembre 2020 : vote d'une proposition de loi visant à améliorer les conditions de présence parentale auprès d'un enfant dont la pathologie nécessite un accompagnement soutenu** (Paul Christophe)

Ce texte double la durée de l'AJPP, passant ainsi de 310 à 620 jours sur trois ans.

Les combats restant à gagner

• **L'augmentation du financement de la recherche sur les cancers de l'enfant, et une inscription dans la loi** afin de soutenir l'ensemble des projets bien évalués, pour comprendre, soigner et mener de réelles actions de prévention. Selon plusieurs estimations, ce fond devrait s'élever à 20 millions d'euros par an, en plus des financements généraux.

• **La protection des familles d'enfants touchés par une maladie grave, un accident de la vie : création d'un statut de parent protégé**

Nous proposons que les familles concernées soient protégées face au licenciement, aux créanciers (prêt immobilier, crédits…), à l'administration fiscale sur une durée adaptée.

• **La simplification de l'accès aux aides par accord tacite & l'amélioration de l'information**

Cette procédure simplifierait fortement les démarches et accélérerait le versement des aides aux familles.

• **La prise en charge des thérapies non remboursées**

Nous demandons, dans le cadre du parcours de soins de l'enfant, la prise en charge des compléments alimentaires ainsi que des thérapies effectuées par des libéraux (en ville ou en centre). De plus, nous souhaitons que la sécurité sociale prenne en charge systématiquement les soins émanant de l'étranger dès lors qu'aucune voie aussi efficace n'est disponible en France, en particulier face aux pathologies très graves.

• Améliorer la qualité d'accueil et de traitement des enfants au sein des hôpitaux

La mise en place d'audits indépendants réguliers dans les services de pédiatrie, avec la collaboration des associations et des familles, permettrait d'apporter de l'aide aux personnels et aux patients.

• Le don de vie : le rôle essentiel de l'Éducation Nationale

Nous proposons d'inclure dans le parcours citoyen des élèves l'information et la sensibilisation aux dons de vie (sang, plaquette, moelle osseuse) afin d'améliorer le nombre de donneurs sur le court, moyen et long terme.

Fédération : **Grandir Sans Cancer**

www.grandirsanscancer.com

Mail : contact@grandirsanscancer.com

Grandir Sans Cancer

et autres maladies incurables

L'ESSENTIEL DE NOS PROPOSITIONS

RECHERCHE SCIENTIFIQUE SUR LES CANCERS DE L'ENFANT

PLUS DE MOYENS :
porter progressivement le fonds dédié **de 5 à 15 M€/an** *(+10 M€)*
PLUS DE STABILITÉ :
l'inscrire dans la loi pour assurer sa pérennité
PLUS DE TRANSPARENCE :
faciliter le suivi des dépenses par **les élus et les associations**

L'AIDE AUX FAMILLES PAR L'ETAT D'ENFANTS MALADES OU VICTIMES D'UN ACCIDENT DE LA VIE

MIEUX PROTÉGER
Création d'un statut de parent protégé face au licenciement, aux créanciers *(prêt immobilier, loyer, impôts…)* qui interdirait l'expulsion ou la saisie des biens mobiliers et immobilier de 1ère nécessité des familles concernées

ACCÉLÉRER & SIMPLIFIER L'ACCÈS AUX AIDES FINANCIÈRES

- **Réduire le délai de réponse** de l'administration à 48H
- **AJPP : supprimer le double verrou 310 jours sur 3 ans**
- **Rembourser l'ensemble des thérapeutiques efficaces** *(y compris à l'étranger)*

LE DON DE VIE

L'ÉDUCATION NATIONALE
Inclure la sensibilisation aux dons de vie dans le programme scolaire des élèves, du CP jusqu'au BAC, *(sang, plaquette, moelle osseuse)*

LES MÉDIAS, TV, RADIO, PRESSE, WEB

- **Créer une campagne durable d'information** aux heures de grande écoute
- **Veiller à ce que l'EFS dispose des moyens nécessaires** pour réagir rapidement face aux donneurs potentiels.

Le mot de l'éditrice.

Réunir une quarantaine de familles, les faire œuvrer ensemble dans un but altruiste et adopter pour outil l'écriture, cet exercice si solitaire de mise à nu, était-ce un projet raisonnable ?

Lorsque Laurent Lalo a évoqué l'idée de réunir des témoignages de parents et proches d'enfants touchés par des maladies graves dans la perspective de sensibiliser le plus grand nombre à un univers intensément affectif mais aussi à l'état actuel des moyens matériels, financiers et humains, et, conséquemment aux besoins, il a immédiatement su qu'il s'était adressé au bon partenaire !

Tant de points communs entre ce projet et la raison d'être de la maison d'édition « Les Plumes d'Ocris » créée en 2012 pour publier de façon associative, solidaire et équitable !

Avec « Regards » l'écriture allait servir ; toucher d'émotion le public à ce que notre société a de plus précieux, nos enfants et leur santé ; être support à une sensibilisation permettant d'envisager une vraie prise en compte des actions à mener par les pouvoirs politiques.

« On ne pleure pas devant les chiffres » disait l'abbé Pierre.

Les Plumes d'Ocris et moi-même sommes honorées d'avoir encouragé et participé à cet ouvrage, une histoire d'amours éternelles et de guérisons, de souffrances et d'incompréhensions, un formidable espoir pour atteindre quelques marches de plus dans son écoute vers des réponses tant attendues !

Hélène Rollinde de Beaumont
Présidente des Plumes d'Ocris

Sommaire

PRÉFACE 5
INTRODUCTION 7
- 1 - ALBAN 9
- 2 - ALICE ET LOUIS, ARTHUR, PAULINE, ... 25
- 3 - ANATOLE 29
- 4 - ANNE-LAURE 39
- 5 - AUGUSTINE 49
- 6 - BAPTISTE 59
- 7 - CAPUCINE 75
- 8 - CONSTANCE 85
- 9 - DIEGO 95
- 10 - ELSA 101
- 11 - ENGUERRAND 107
- 12 - ESTEBAN 117
- 13 - ÉVA 131
- 14- ÉVA 145
- 15 - EWEN 175
- 16 - JULIETTE 183
- 17 - LEINA 193
- 18 - LOUIS B. 201
- 19 - LOUIS K. 211
- 20 - PETITE LUMIÈRE 215

- 21- LUKA 233
- 22 - MAËLYNE 247
- 23 - MARIE-CLAUDE 251
- 24 - MARINA, « Mon bébé d'amour » 257
- 25 - MATEO 263
- 26 - MATHIS 271
- 27 - MAXENCE 283
- 28 - MELVIL 287
- 29 - OWEN 295
- 30 - PALOMA 305
- 31 - RENAN 309
- 32 - RUBEN 317
- 33 - SARAH 329
- 34 - SCOTT 341
- 35 - SÉBASTIEN 351
- 36 - YOUNES 357
- 37 - ZOÉ 369
GRANDIR SANS CANCER 383
LE MOT DE L'ÉDITRICE. 391
SOMMAIRE 392

Contacter l'association initiatrice du projet
Grandir sans cancer Oise
grandirsanscancer60@gmail.com

Contacter l'éditeur :
Éditions Les Plumes d'Ocris
10, allée des peupliers
77100 MEAUX
plumesdocris@orange.fr
www.editionsplumesdocris.fr

Achevé d'imprimer le 15/02/2021
Imprimé en Pologne
ISBN : 978-2-36728-133-9
Dépôt légal B.N.F.10000000606985
Photos de couverture et intérieures : propriétés des auteurs